高等卫生职业教育"十四五"规划·校企双元制创新教材

护理临床思维实训手册

主审 ⊙ 王红红

主编 ⊙ 欧尽南 杨波 肖有田

HULI LINCHUANG SIWEI

SHIXUN SHOUCE

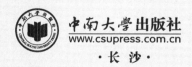

中南大学出版社
www.csupress.com.cn
·长沙·

《护理临床思维实训手册》
编委会

主　审　王红红

主　编　欧尽南　杨　波　肖有田

副主编　吴丽元　蒋开明　吴孟波　米　棋　赵其辉

　　　　范国正　周　娟

编　者　（按姓氏笔画排序）

　　　　王丽炜　米　棋　刘　慧　李双景　李　仁

　　　　李宣辰　李妮吉娜　李雅湘　吴丽元　吴孟波

　　　　肖建芬　肖雪玲　陈玉梅　陈琦蓉　张晓娟

　　　　张玻薛　张海霞　张霞平　杨亚平　杨　波

　　　　范文文　范国正　欧尽南　罗　果　周　娟

　　　　赵其辉　徐小晶　徐芬妹　徐　颖　黄　芬

　　　　龚丽清　曹立芳　曹李欢　蒋开明　韩欣芮

　　　　彭雪英　熊　洋

摄　影　韩欣芮

插　图　张晓娟

前　言

在 2019 至 2021 年间，国务院、中共中央办公厅和教育部等九部委先后分别发布了三个关于职业教育的重要文件：《国家职业教育改革实施方案》、《职业教育提质培优行动计划（2020—2023 年）》和《关于推动现代职业教育高质量发展的意见》，其核心精神就是要构建全员、全程、全方位的"三全育人"新格局，落实立德树人的根本任务，推动"三教"改革，深化产教融合、校企合作，强化知行合一，倡导校企"双元"合作开发国家规划教材和使用新型活页式、工作手册式教材并配套开发信息化资源。

护理学是一门临床实践性很强的学科，如何紧跟临床护理专业发展，真正做到校企融合，培养高质量临床实用型人才，是广大护理教育者的根本任务，其中护理临床思维训练又是重中之重。在此背景下，中南大学湘雅二医院的临床护理专家联合多家高职院校护理教育专家，经过广泛的调研，对国家政策、学校及学生的实际情况进行了深度剖析，对临床需求进行了全方位调研后，组织编写了这部《护理临床思维实训手册》。

全书以目前临床常见护理操作为主线，根据其适用对象和场景不同分为三章：第一章为基本护理技术，介绍了 36 项普适性操作技术；第二章为专科护理技术，介绍了专科性较强的 18 项操作技术；第三章为急危重症护理技术，介绍了 10 项常用危重症护理及现场急救技术。每章中设每一项护理技术为一节，每节围绕四个模块展开培训。①操作概述：介绍操作的基本概念与应用；②学而思政：围绕操作相关主题，将人文素养（尊重、文化、沟通、共情）、职业道德品质（职业道德、职业伦理、职业法律、职业安全、职业价值认同）、政治认同与家国情怀（大健康观、理想信念、无私奉献、敬畏生命、中国精神、抗疫精神）、认识与方法论（唯物辩证观、科学思维、创新意识、循证实践）四大思政元素融入其中，以案例或问题导入的形式由教师诱导学生进行思考；③示范案例：将实训操作融入临床实际案例中，在针对操作进行规范性实训的过程中，给出临床思维点，诱导学生基于案例进行思考和决策，促使理论联系实际习惯的养成。为方便学生自学，将部分实训操作拍成视频，扫码可以观看学习。同时，将实训案例相关的理论知识、临床新进展以知识拓展的形式补充，部分临床指南与共识以二维码的形式呈现，方便教师和学生拓展阅读；④拓展案例：作为示范案例补充，供教师和学生在培训和考核中参考应用。

本教材从内容到形式充分体现贴近临床，以临床案例为载体，将思政、技能实训、临床思维训练、知识巩固与强化有机地融入其中，适用于各类护理院校在校学生护理实训课程教学以及医院三年内护士规范化培训，以学生为中心全方位育人。对于书中的疏漏之处，恳请广大师生及临床护理专家斧正，我们将在以后的版本中完善修订。

编　者

2022 年 4 月

目 录

第一章
基本护理技术

第一节 铺备用床

一、操作概述

铺备用床是指在患者出院后,将床单位经终末消毒处理后铺成备用床状态,其目的是保持病室整洁,准备迎接新入院患者。

> 【学而思政】
> 　　元素:人文精神;评判性思维。
> 　　内涵:操作实践中自觉践行促进舒适的理念,养成善于思考、计划周密的习惯,在铺床操作中体现人文关怀、节力省时的原则。
> 　　任务:课前讨论。
> 　　请问:你认同甲护生的做法吗?想想你今后在做一些看似简单的事情时是否也能做到像甲护生那样?

实习生铺床的故事

二、示范案例

▶【案例导入——乙型肝炎】

　　案例　24床,李某,男,46岁,住院号1733765。因上腹部隐痛1周余来医院就诊,经检查诊断为胆囊结石,患者既往有慢性乙型病毒性肝炎病史,目前为非活动性病毒携带状态。在院对症治疗后,患者现准备出院。床体高于常规高度20 cm,护士已做好床单位终末消毒处理,请你铺备用床,准备迎接一位急性胰腺炎的急诊患者。

1.用物准备

铺备用床用物准备如图1-1-1所示。

护理车上层:枕套、枕芯、棉被或毛毯、被套、床褥、大单、速干手消毒剂。

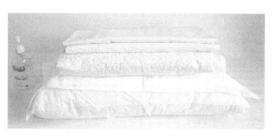

图1-1-1　铺备用床用物摆放顺序

2. 操作标准

铺备用床评分标准见表1-1-1。

表1-1-1 铺备用床评分标准

项目（分）	具体内容和评分细则	满分（分）	得分（分）
准备（10）	自身准备：着装整洁、规范，洗手，戴口罩	2	
	用物准备：枕套、枕芯、棉被或毛毯、被套、床褥、大单、速干手消毒剂	4	
	环境评估：环境清洁、光线充足、同室病友无进餐、治疗、换药等	4	
操作过程（70）	调整放置：固定脚轮闸，*调整床的高度*，移开床旁椅放于床尾处，自下而上将枕芯、棉被、床褥摆放于椅面上	6	
	移桌：向左侧移开床旁桌，距床20 cm左右	2	
	检查床垫：检查床垫或根据需要翻转床垫	4	
	铺放床褥：将床褥齐床头平放于床垫上，将对折处下拉至床尾，铺平床褥	4	
	铺放大单：将大单横、纵中线分别对齐床面横、纵中线放于床褥上，同时向床头、床尾依次打开	4	
	散开大单：将靠近护士一侧大单向近侧下拉散开，将远离护士一侧大单向远侧散开	2	
	铺平大单：先床头，后床尾，先近侧，后对侧，将大单铺平整（也可用床褥罩套代替大单，同大单法打开床褥罩套，先床头后床尾套好四角）	8	
	铺放被套：将被套横、纵中线分别对齐床面横、纵中线放于大单上，向床头侧打开被套，使被套上端距离床头15 cm，再向床尾及两侧打开被套并拉平	6	
	铺放棉被：将被套尾部开口端上层打开至1/3处，将棉被放于被套尾端开口处，棉被底边与被套开口缘平齐	6	
	套棉被：拉棉被上缘至被套封口处，拉开铺平，系好系带	4	
	折被筒：被头平床头，两侧被缘向内折叠与床缘平齐，尾端向内折叠与床尾平齐	6	
	套枕套：将枕套套于枕芯外，使四角充实，开口端背门，置于床头	4	
	移回桌椅：移回床旁桌、床旁椅	2	
	安置患者：安置患者于床，协助取弯腰、屈膝侧卧位	4	
	健康教育：①调整床的高度；②入院宣教	6	
	洗手、垃圾分类处理	2	
评价（20）	整体评价：手法正确，熟练，符合节力原则，舒适，美观	10	
	评判性思维（*见斜体处*）		
	人文关怀：同室病友进餐或治疗时暂停铺床，动作轻柔、隐私保护	10	
共计		100	

注：表中斜体部分为临床思维点

3. 临床思维

（1）调整床的高度：案例中病床的高度比一般床体高度高出 20 cm，应降低病床的高度到合适位置，一般为 50 cm 左右，具体应根据患者的身高及腿长来调节合适高度，以方便患者上下床为原则。护士在执行护理操作时，应注意节力。

（2）健康教育：

①禁食禁饮：新入院为急性胰腺炎的患者，患者腹痛常剧烈，呈持续性、刀割样疼痛，应妥善将患者安置于床上，告知需要禁食禁饮，以减少胰液对胰腺及周围组织的刺激。禁食期间予以输液，给予营养支持。

②通知主管医生查看患者，责任护士仔细介绍住院环境及相关制度，以消除患者及亲属紧张、焦虑情绪。

4. 注意事项

（1）铺床前后均应洗手，避免院内交叉感染。

（2）符合铺床的实用、耐用、舒适、安全的原则。

（3）操作前应仔细评估床的各部有无损坏，以确保患者安全。

（4）枕头平整、充实，开口背门。

（5）注意节时、省力。

（6）同室病友在进行治疗、换药或进餐时应暂停铺床。

5. 知识拓展

传染病患者病室及物品的终末处理：①关闭病室门窗、打开床旁桌、掀开棉被、竖起床垫，用消毒液熏蒸或用紫外线照射；②打开门窗，用消毒液擦拭家具、地面；③体温计用消毒液浸泡，血压计及听诊器放熏蒸箱消毒；④被服类消毒处理后再清洗。

第二节　铺暂空床

一、操作概述

暂空床是供新住院患者或离床患者使用，铺暂空床目的是保持病室整洁。

【学而思政】

　　元素：敬业爱岗。

　　内涵：操作实践中自觉践行减轻痛苦、维护尊严、促进舒适的理念；学会换位思考并予以共情。

　　任务：课前讨论。

　　1. 你能否给小张做做思想工作，让她开心地工作？

　　2. 如何能通过铺床这一项操作将护理的专业性体现其中？

能否给小张做做思想工作？

二、示范案例

▶【案例导入——胫骨骨折】

　　案例　25床，陈某，男，36岁，住院号1745632。因车祸致右膝部肿胀疼痛，活动受限1天，由亲属轮椅推送急诊入院，肥胖体型。X线摄片示右胫骨平台骨折。入院后完善相关检查行开放复位内固定术。术后第2天下午拟由亲属陪同外出检查，亲属诉患者怕热，出汗较多，请你作为责任护士整理患者床单位。

1. 用物准备

铺暂空床用物准备如图1-2-1所示。

护理车上层：枕套、枕芯、毛毯、被套、床褥、大单、速干手消毒剂。

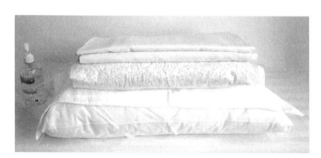

图1-2-1　铺暂空床用物摆放顺序

2. 操作标准

铺暂空床评分标准见表1-2-1。

表 1-2-1　铺暂空床评分标准

项目（分）	具体内容和评分细则	满分（分）	得分（分）
准备（10）	自身准备：着装整洁、规范，洗手，戴口罩	2	
	用物准备：枕套、枕芯、**毛毯**、被套、床褥、大单、速干手消毒剂	4	
	环境评估：环境清洁、光线充足、同室病友无进餐、治疗、换药等	4	
操作过程（70）	调整放置：固定脚轮闸，调整床的高度，移开床旁椅放于床尾处。自下而上将枕芯、棉被、床褥摆放于椅面上	6	
	移桌：向左侧移开床旁桌，距床 20 cm 左右	2	
	检查床垫：检查床垫或根据需要翻转床垫	4	
	铺放床褥：将床褥齐床头平放于床垫上，将对折处下拉至床尾，铺平床褥	4	
	铺放大单：将大单横、纵中线对齐床面横、纵中线放于床褥上，同时向床头、床尾依次打开	4	
	散开大单：将靠近护士一侧大单向近侧下拉散开，将远离护士一侧大单向远侧散开	2	
	铺平大单：先床头，后床尾，先近侧，后对侧，将大单铺平整（也可用床褥罩套代替大单，同大单法打开床褥罩套，先床头后床尾套好四角）	8	
	铺放被套：将被套横、纵中线对齐床面横、纵中线放于大单上，向床头侧打开被套，使被套上端距离床头 15 cm，再向床尾及两侧打开被套并拉平	6	
	铺放毛毯：将被套尾部开口端的上层打开至 1/3 处，将棉被放于被套尾端开口处，棉被底边与被套开口缘平齐	6	
	套毛毯：拉棉被上缘至被套封口处，拉开铺平，系好系带	4	
	折被筒：被头平床头，两侧被缘向内折叠与床缘平齐，尾端向内折叠与床尾平齐	6	
	叠被：将被子上端向内折，然后扇形三折于床尾，并与之平齐	4	
	套枕套：将枕套套于枕芯外，使四角充实，开口端背门，置于床头	4	
	移回桌椅：移回床旁桌、床旁椅	2	
	健康教育：**①功能锻炼；②预防血栓**	6	
	洗手、垃圾分类处理	2	
评价（20）	整体评价：手法正确，熟练，符合节力原则，舒适，美观	10	
	评判性思维（**见斜体处**）		
	人文关怀：同室病友进餐或治疗时暂停铺床	10	
共计		100	

注：表中斜体部分为临床思维点

3. 临床思维

（1）用物准备符合病情需要：患者体型肥胖、怕热、多汗，应将棉被更换为轻薄的毛毯，协助患者及时用温水擦拭，更换床单、被褥和病服，以保持皮肤的清洁、干燥，促进舒适，防止皮肤继发感染。

（2）健康教育：

①功能锻炼：复位内固定术后尽早开始趾间和足部关节的屈伸活动，做股四头肌等长舒缩运动以及髌骨的被动运动。有夹板外固定者可进行踝关节和膝关节活动，但禁止在膝关节伸直情况下旋转大腿，以防发生骨不连。去除牵引或外固定后遵医嘱进行踝关节和膝关节的屈伸练习和髋关节各种运动，逐渐下地行走。

②预防血栓：术后早期应教会患者正确进行踝泵运动。踝泵运动是深静脉血栓物理预防措施中最方便、有效的方式，能够借助肌肉的舒张与收缩产生对血管的压力促进下肢静脉回流。其主要方法为：仰卧或坐于床上，下肢伸展，大腿放松，缓慢勾起脚尖，保持一定时间，脚尖缓缓下压，保持一定时间，然后放松，此为一组屈伸动作。接下来脚以踝关节为中心作360°环绕动作，顺时针和逆时针交替进行。

4.注意事项

（1）用物准备符合病情需要，患者上下床方便。

（2）病室及患者床单位环境整洁、美观。

（3）其余参考铺备用床。

5.知识拓展

普通患者床单位终末消毒方法：床垫、褥、枕芯、棉絮或毛毯放于日光下暴晒6小时，或用紫外线照射消毒；病床、床旁桌椅用消毒溶液擦拭；病室开门窗通风。

第三节　铺麻醉床

一、操作概述

铺麻醉床的目的是便于接收和护理麻醉手术后的患者，使患者安全、舒适，预防并发症。

【学而思政】

元素：以人为本；评判性思维。

内涵：操作实践中自觉践行减轻痛苦、维护尊严、促进舒适的理念；培养理论联系实际的批判性思维。

任务：请你点评。

请问：护士小张有哪些地方做得不对？为什么？假如是你该怎么做？

小张哪里不对

二、示范案例

【案例导入——脾破裂】

案例1　23床，谢某，男，78岁，住院号1745632。身高172 cm，体重52 kg，高血压卒中后3年，一侧肢体活动障碍。今日外出散步被电动车撞倒急诊入院，主诉左上腹疼痛、腹胀、口渴、心慌、心悸、四肢湿冷。查体：T 37.0℃、P 110次/min、R 24次/min、BP 90/62 mmHg、SpO_2 97%。血常规显示：血红蛋白70 g/L。B超检查显示脾破裂，腹腔积液。临床诊断：脾破裂伤。现已接往手术室急诊行脾切除术。护士备麻醉床为患者术后回病房做准备。

1. 用物准备

铺麻醉床用物准备如图1-3-1所示。

护理车上层：枕套、枕芯、棉被或毛毯、被套、床褥、大单、中单2个、气垫床、速干手消毒剂。

必要时备麻醉护理盘：①治疗巾内：开口器、舌钳、通气导管、牙垫、治疗碗、氧气导管或鼻塞管、吸痰导管、棉签、压舌板、平镊、纱布或纸巾；②治疗巾外：电筒、心电监护仪（血压计、听诊器）、治疗巾、弯盘、胶布、护理记录单、笔。

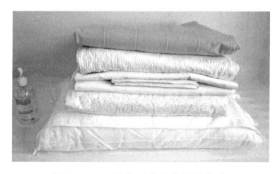

图1-3-1　铺麻醉床用物摆放顺序

2. 操作标准

铺麻醉床评分标准见表1-3-1。

表 1-3-1　铺麻醉床评分标准

项目（分）	具体内容和评分细则	满分（分）	得分（分）
准备（10）	患者评估：病情、手术和麻醉方式、术后需要的抢救或治疗物品等	2	
	自身准备：着装整洁、规范，洗手，戴口罩	2	
	用物准备：枕套、枕芯、棉被或毛毯、被套、床褥、大单、橡胶单2个、中单2个、**气垫床**、速干手消毒剂，必要时备麻醉护理盘	4	
	环境评估：环境清洁、光线充足、同室病友无进餐、治疗、换药等	2	
操作过程（70）	调整放置：固定脚轮闸，调整床的高度，移开床旁椅放于床尾处。自下而上将枕芯、棉被、床褥摆放于椅面上	6	
	移桌：向左侧移开床旁桌，距床 20 cm 左右	2	
	检查床垫：检查床垫或根据需要翻转床垫	4	
	铺放床褥：将床褥齐床头平放于床垫上，将对折处下拉至床尾，铺平床褥	4	
	铺气垫床于床褥上	4	
	铺放大单：将大单横、纵中线对齐床面横、纵中线放于气垫床上，同时向床头、床尾、近侧、对侧依次打开	4	
	铺平大单：先床头，后床尾，先近侧，将大单铺平整	4	
	铺近侧中单：于**床头**、**床中部**各铺一中单，余下部分塞于床垫下	2	
	铺对侧单：转至对侧，铺好大单、中单	2	
	铺放被套：将被套横、纵中线对齐床面横、纵中线放于大单上，向床头侧打开被套，使被套上端距离床头 15 cm，再向床尾及两侧打开被套并拉平	6	
	铺放棉被：将被套尾部开口端上层打开至 1/3 处，将棉被放于被套尾端开口处，棉被底边与被套开口缘平齐	6	
	套棉被：拉棉被上缘至被套封口处，拉开铺平，系好系带	4	
	折被筒：将背门一侧盖被内折，将近门一侧盖被边缘向上反折，对齐床缘，将盖被三折叠于背门一侧	6	
	套枕套：将枕套套于枕芯外，使四角充实，开口端背门，置于床头	4	
	酌情准备：麻醉护理盘置于床旁桌上，其他物品按需放置	2	
	移回桌椅：移回床旁桌、床旁椅	2	
	健康教育：*①气垫床使用目的；②勿坐床睡床*	6	
	洗手、垃圾分类处理	2	
评价（20）	整体评价：手法正确，熟练，符合节力原则，中单位置合适，舒适，美观	10	
	评判性思维（**见斜体处**）		
	人文关怀：同室病友进餐或治疗时暂停铺床	10	
共计		100	

注：表中斜体部分为临床思维点

3. 临床思维

（1）铺气垫床：患者卒中后一侧肢体活动障碍，常处于被动体位，又面临脾切除手术，术后需要一段时间卧床。气垫床的使用能有效缓解患者较长时间卧床而导致皮肤表面受到的压力，可以分散身体压力、增加与床垫接触面积，从而降低隆突部位皮肤所受的压力，能够有效预防压力性损伤的发生，增加患者舒适度，促进疾病康复。

（2）将中单铺放于床头部、中部：患者拟行脾切除手术，所实施的麻醉方式是全麻，为了避免麻醉药所致的恶心、呕吐污染床单位，需要预防性地在床头铺放中单保护；脾脏手术的切口在腹部，应将中单铺在床中部，上端应距床头 45～55 cm。颈胸部手术应将中单铺在床头；下肢手术铺在床尾。

（3）健康教育：告知患者亲属已铺好麻醉床，为患者手术后返回病房做好准备，亲属不能坐床或睡床，床头已经备好了吸氧及吸痰装置，氧气是易燃易爆气体，不能在病房吸烟及使用明火，不能自行打开氧气及负压装置的开关，使其知晓危险性，取得亲属的配合。

4.注意事项

（1）同备用床注意事项。

（2）保证护理术后患者用物齐全，处于备用状态，患者能及时得到抢救和护理。

5.知识拓展

气垫床的使用：临床上常用的气垫床有 3 种，分别是按摩式气垫床、波动喷气式气垫床、交变压力空气床垫。按摩式气垫床是利用波浪式的交替充气减压来改变各部位皮肤承受的压力，软硬交替具有按摩的作用，不仅能防治压疮，还能提升患者的舒适度；波动喷气式气垫床以每25～30分钟交替充气放气的形式来不断改变患者身体各部分的受压点，以减少局部受压时间，减轻疼痛。从喷气微孔喷出气体，有按摩作用，有利于加快血液循环，提高皮肤的抗摩擦和抗剪切力；交变压力空气床垫是通过充气细胞的收缩和膨胀，在身体和支持曲面间产生高低交替的接口压力，使血液供应得到有效的恢复。

使用气垫床可间断分散重症患者承受自身重力，减轻或释放皮肤和突出的骨骼之间产生的压力，防止局部血液循环受阻，保持床铺透气、干燥，增加舒适感，从而预防压力性损伤的发生。在使用气垫床的过程中，应注意检查气垫床的工作状态，应同时做好翻身、皮肤护理等。

三、拓展案例

【案例导入——视网膜脱离】

> 案例2　22床，杨某，女，18岁，住院号1798458。因双眼视物不清伴右眼视物发暗，遮挡感5天入住眼科日间病房，临床诊断：右眼视网膜脱离。完善相关检查，患者现已接往手术室，护士备好用物来为患者准备麻醉床时同病室21床患者正在进餐。请你作为责任护士予以处理。

1.用物准备及操作标准

用物准备及操作标准参考表 1-3-1 及图 1-3-1。

2.临床思维

（1）环境评估：在准备进行铺床前，要评估环境是否符合要求，当发现同病室其他病友进餐时应暂缓铺床，待进餐完毕后方可进行操作。

（2）铺中单于床头部：眼科手术在头面部，应将中单铺在床头的位置。

3. 知识拓展

全麻术后体位护理新进展:

(1)全麻行腹部手术后:患者意识清醒、生命体征平稳后,宜早期采取半卧位,即头颈下垫枕、床头抬高 $10° \sim 45°$,研究发现半卧位可有效缓解腰肌酸痛和腹部疼痛,同时改善呼吸,促进腹部引流。

(2)全麻行头面部手术后:清醒、生命体征平稳的患者,研究文献中建议循序渐进地抬高床头至半卧位,其间协助患者翻身。

(3)全麻行胸部手术后:研究发现心脏手术患者术后早期的低坡卧位或休克卧位,不仅对患者的血流动力学无明显不良影响,反而使膈肌下移,促进肺膨胀,利于肺通气。同时,由于重力作用,使得气道分泌物易于清除,减少了肺部并发症的发生。

第四节 生命体征测量

一、操作概述

生命体征是体温、脉搏、呼吸、血压及疼痛的总称。生命体征是机体内在活动的一种客观反映，是衡量机体身心状况的可靠指标。疼痛是一种与组织损伤或潜在的损伤相关的不愉快主观感受和情感体验。1995年，时任美国疼痛学会主席James Campbell教授提出将疼痛列为"第五大生命体征"。生命体征的测量是患者病情观察的基础，是临床上常见的护理技术。

【学而思政】

　　元素：以人为本，评判性思维，实事求是科学精神。

　　内涵：操作实践中践行生命至上、救死扶伤、减轻痛苦的理念；培养理论联系实际的评判性思维。

　　任务：请学生思考，教师诱导。

　　思考：1.护士小王的哪些行为体现了她的评判性思维？

　　2.应该如何正确处理李阿姨的优先转运要求？

买菜的李阿姨

二、示范案例

▶【案例导入——肺炎链球菌肺炎】

　　案例1　30床，王某，男，58岁，住院号643897。因咳嗽咳痰2天，加重1天伴左侧胸痛1小时急诊入院。患者自诉2天前淋雨。初步评估见患者面部潮红，呼吸浅快，咳铁锈色痰液。请你为该患者进行入院生命体征测量。

1.用物准备

生命体征测量用物摆放顺序如图1-4-1。

治疗车上层：体温计、容器两个（一个为清洁容器盛放已消毒的体温计；另一个为含消毒液容器盛放测温后的体温计）、无菌纱布、血压计、听诊器、表（有秒针）、记录本、笔、速干手消毒剂。若测肛温，另备润滑油、棉签。必要时备棉球。

治疗车下层：生活垃圾桶、医用垃圾桶（图略）。

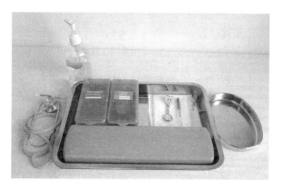

图1-4-1　生命体征测量用物摆放顺序

2.操作标准

生命体征测量操作评分标准见表1-4-1。

表1-4-1　生命体征测量操作评分标准

项目 (分)	具体内容和评分细则	满分 (分)	得分 (分)
准备 (10)	核对：医嘱、治疗卡并签名	2	
	自身准备：着装整洁、规范，洗手，戴口罩	2	
	用物准备：体温计、容器两个(一个为清洁容器盛放已消毒的体温计，另一个为含消毒液容器盛放测温后的体温计)、卫生纸、血压计、听诊器、表(有秒针)、记录本、笔、速干手消毒剂。若测肛温，另备润滑油、棉签。必要时备棉花	4	
	环境评估：环境清洁、光线充足、调节室温，拉床帘	2	
操作 过程 (70)	患者评估：核对床号、姓名、手腕带、交代目的、注意事项、配合要点，进行全身及局部评估	10	
	体位：协助患者取舒适体位	2	
	根据病情选择合适体温测量方式(*此案例选测量腋温*)		
	测量腋温：擦干腋窝，将体温计置于腋窝深处，嘱患者屈臂过胸夹紧并紧贴皮肤，测量时间10分钟	6	
	测量口温：将口温表斜放于舌下热窝处，嘱患者紧闭口唇勿咬，用鼻子呼吸，测量时间3分钟		
	测量肛温：患者屈膝仰卧、俯卧或侧卧位，暴露臀部，润滑肛表水银端，轻轻插入肛门3~4 cm，手持肛温表，测量时间3分钟		
	读取体温：取出体温表，用纱布擦拭；若测量肛温，用卫生纸擦净肛门处，读数，体温计消毒	2	
	根据病情选择合适脉搏测量方式(*此案例选正常脉搏测量*)		
	正常脉搏：嘱患者手腕伸展，以食指、中指、无名指指端按压桡动脉处，正常脉搏测30秒，测得数乘以2为每分钟脉搏	8	
	异常脉搏：脉率/脉律异常测量1分钟。若患者房颤/脉搏短绌，由两名护士同时分别测量心率和脉率，由听心率者发口令，以分数式(心率/脉率)记录		
	根据病情选择合适呼吸测量方式(*此案例选正常呼吸测量*)		
	正常呼吸：将手放在患者的诊脉部位似诊脉状，用余光观察胸部或腹部的起伏，一起一伏为1次呼吸，正常呼吸测30秒，测得数乘以2为呼吸频率值	8	
	异常呼吸：异常呼吸应测量1分钟。危重患者呼吸微弱，可用少许棉花置于患者鼻孔前，观察棉花被吹动的次数，测量时间1分钟		
	根据病情选择合适血压测量部位(*此案例选上臂测压*)		
	手臂：卷袖露臂，掌心向上，手臂稍向外展，肘部伸直	2	
	放血压计：放平并打开血压计，排尽袖带内空气，保持血压计零点、肱动脉与心脏同一水平	2	
	缠袖带：缠于上臂中段，下缘距离肘窝2~3 cm，松紧度以插入一指为宜	2	

续表1-4-1

项目（分）	具体内容和评分细则	满分（分）	得分（分）
操作过程（70）	充气放气：将听诊器紧贴肱动脉搏动最明显处并固定，关气门，充气至肱动脉搏动消失再升高 20~30 mmHg。缓慢放气，速度以水银柱下降 4 mmHg/s 为宜，听诊出现的第一声搏动音，水银柱所指的刻度为收缩压；当搏动音突然变弱或消失，水银柱所指的刻度为舒张压	6	
	关血压计：松开袖带，排尽余气，拧紧压力气门，将血压计右倾 45°至水银流回槽内，关闭血压计	2	
	疼痛评估：根据患者理解程度选用合适的疼痛评估方法（此案例选择数字评分法）		
	询问患者：询问疼痛部位、性质、持续时间、频次及有无其他伴随症状	2	
	数字评分法：评估疼痛强度，确定疼痛等级（0 分为无痛，1~3 分为轻度疼痛，4~6 分为中度疼痛，7~10 分为重度疼痛）	2	
	影响程度：询问疼痛对睡眠、日常生活的影响程度	2	
	告知结果：告知测量数值，若结果异常，应复测并告知医生	2	
	整理：协助取舒适体位，整理床单位	2	
	洗手，记录	2	
	健康教育：①饮食指导；②卧床休息；③疾病指导	6	
	垃圾、用物分类处理	2	
评价（20）	整体评价：规范，熟练，安全，按时完成	10	
	评判性思维（*见斜体处*）		
	人文关怀：动作轻柔、隐私保护、拉好床栏、保暖	10	
共计		100	

注：表中斜体部分为临床思维点

3. 临床思维

（1）根据病情选择合适的生命体征测量方式：该患者为成年男性，神清配合，应选用腋温测量；测量桡动脉处脉搏、呼吸各 1 分钟；测量肱动脉处血压。

（2）评估疼痛：该患者的主诉中有左侧胸部疼痛，应在常规测量体温、脉搏、呼吸、血压的同时评估疼痛。

（3）健康教育：鼓励进食高热量、高蛋白、富含维生素、易消化的流质或半流质饮食，鼓励多饮水，每日 3000 mL 为宜，少食多餐；卧床休息，鼓励患者勤翻身；对患者进行有关肺炎知识的宣教，使其了解肺炎的病因和诱因。

4. 注意事项

（1）测量生命体征前 30 分钟避免进行冷热敷、进食冷热饮、沐浴、运动、灌肠等，保持情绪稳定。

（2）如为特殊人群，如婴幼儿、意识不清者测体温时专人守护。

（3）婴幼儿、精神异常、昏迷、不合作、口鼻手术、呼吸困难者禁忌测口温。

（4）腋下有伤口、感染、出汗多者不宜测腋温，沐浴后应在 30 分钟后测腋温。

（5）腹泻、直肠肛门手术、心肌梗死患者不宜测肛温。

（6）定期检查体温计准确性，操作前确认体温计刻度低于35℃；检查血压计有效性，定期检测、校对血压计。

（7）体温计不慎被患者咬破，应立即清理口腔，服蛋清或牛奶或粗纤维食物，加速汞的排出。

（8）血压测量遵循四定原则：定时间、定体位、定部位、定血压计。首次测量两上臂血压，以后通常测量较高读数一侧的上臂血压。若发现测量结果与实际病情不相符需重复测量，应驱尽血压计袖带内空气，使血压计水银汞柱降至"0"，休息片刻后重测。

（9）测量脉搏勿用拇指诊脉，以免拇指小动脉的搏动影响脉搏测量。

（10）测量呼吸前不要告知患者；婴幼儿需要测量1分钟。

（11）疼痛是一种主观感受，在对患者应用疼痛评估工具得出疼痛分数的基础上，要注意以患者主诉的疼痛强度为金标准；对于交流障碍或意识不清患者，可选用疼痛客观评估工具，如行为疼痛评估量表等；应用数字评分法评估疼痛时，医护人员不要将分值给予主观的解释和比喻；应用脸谱法评估患者疼痛时，注意不要用医护人员自己所看到的患者的表情代替患者疼痛程度；应用语言描述法评估患者疼痛时，不要加入医护人员自己的疼痛程度描述词；特殊患者（如ICU患者、老年痴呆、精神异常等）应选用专用评估工具。

5. 知识拓展

疼痛评估方法：

（1）数字评估法：使用数字评估工具，向患者解释"0分为无痛、10分是您想象的最剧烈的疼痛"，请患者在0~10分之间选择一个合适的数字表达当前的疼痛强度。

（2）语言描述法：使用语言描述法评估工具，向患者解释疼痛强度，由轻到重分别是无痛、有点痛、轻微疼痛、疼痛明显、疼痛严重、剧烈疼痛，请患者选择一个适合表达当前疼痛强度的词语。

（3）脸谱法：使用脸谱法评估工具，向患者解释六个脸谱表达不同程度的疼痛强度，请患者选择一个适合表达当前疼痛强度的脸谱。

三、拓展案例

▶ 【案例导入——脑出血急性期】

> **案例2**　10床，赵某，男，59岁，住院号1796500。患者因"头晕、头痛伴呕吐1天加重4小时，左侧肢体偏瘫6小时"急诊平车入院。身高175 cm，体重45 kg，CT检查提示右侧基底节区高密度影。既往有高血压病史，30年吸烟史，每日饮8两白酒，未规律口服降压药，请你为该患者进行入院生命体征测量。

1. 用物准备及操作标准

用物准备及操作标准参考表1-4-1及图1-4-1。

2. 临床思维

（1）根据病情选择合适的生命体征测量方式：该患者身体质量指数（BMI）<18.5 m²，消瘦患者可能夹不紧体温表，故选用肛温表或口温表进行体温测量；因患者左侧肢体偏瘫，选用健侧肢体测

量脉搏、血压，因此测量右侧桡动脉处脉搏、呼吸各 30 秒；测量右侧肱动脉处血压。

（2）疼痛评分：该患者意识清楚，可选用数字评分法、语言描述法或脸谱法进行疼痛评估，确定患者疼痛强度等级。

（3）健康教育：

①绝对卧床休息，避免加重出血。

②指导有效翻身，预防压力性损伤。

③指导限酒戒烟。

④指导患者长期遵医嘱规律服药，不可擅自减少剂量或停药，以免导致血压突然升高。

⑤指导亲属为患者进行肢体按摩；鼓励患者行主动运动；必要时酌情联系康复科进行康复功能训练。

3. 知识拓展

体温计的消毒方法：①水银体温计消毒法：将使用后的体温计放入消毒液中消毒，清水冲洗擦干后放入清洁容器中备用（注意口表、肛表、腋表应分别消毒和存放）；②电子体温计消毒法：仅消毒电子感温探头部分，消毒方法应根据制作材料的性质选用不同的消毒方法，如浸泡、熏蒸等。

【案例导入——车祸外伤】

案例 3　李某，男，58 岁。因被摩托车撞倒后受伤。患者神志清楚，右上肢皮肤擦伤，伤口有渗血，20 分钟后你作为 120 救护人员到达事故现场，请你为该患者进行生命体征测量。

1. 用物准备及操作标准

用物准备及操作标准参考表 1-4-1 及图 1-4-1。

2. 临床思维

（1）环境评估：保证救援环境安全，放置警示牌，拉警戒线。

（2）根据伤情选择合适的生命体征测量方式：该患者神清、合作，因右上肢有皮肤擦伤，因此测量左侧桡动脉处脉搏及测呼吸各 1 分钟；测量左侧肱动脉处血压。该患者优先测量血压、脉搏，另外可选用腋温测量体温。

（3）伤情评估：对患者伤情进行初步评估，进行快速全身体格检查，评估患者病情、生命体征情况，采取正确处理措施。

3. 知识拓展

院前急救原则：①安全原则：树立整体意识，保护伤员和自身安全；②优先原则：呼吸、心跳停止或即将停止者，立即实施复苏；已死亡或无救治希望者，暂不处理；呼吸循环不稳定、随时有生命危险者，紧急护送；伤情较重，但生命体征平稳者，优先护送；轻伤，暂缓护送；③救命第一原则；④迅速止血，尽可能止痛；⑤按受伤部位先包扎头部、胸部、腹部及外露内脏和骨骼，减少污染和保护重要脏器避免继发损伤；⑥先固定颈部，再固定肢体；⑦正在恶心、呕吐的伤者或有腹部、颈部伤时不要随意经口给服液体；⑧操作动作迅速、准确，关心和安抚伤员；⑨尽可能佩戴个人保护用品，比如手套、塑料布、毛巾。

第五节　患者转运

一、操作概述

患者转运是为了运送不能自行移动的患者出院、入院、转科、做各种特殊检查、治疗和手术,将患者正确、安全地运送到目的地。对于危重患者安全转运的关键在于掌握转运的指征及风险评估、转运人员的组成、转运的急救器械药品的准备、转运前的预防处理、途中的观察与抢救。对于心跳、呼吸停止且有紧急插管指征需要插管者及血流动力学不稳定未予插管者禁止转运。

【学而思政】

　　元素:以人为本;预见性思维。

　　内涵:操作实践中通过团队合作、周密计划,践行保证安全、减轻痛苦、促进舒适;培养举一反三的评判性思维,从实际操作中积累经验。

手足无措的新护士小王

　　任务:请你点评。

　　请问:如果小王护士向你求助,你该如何帮助她?胸腔闭式引流管在转运过程中该如何护理?在转运患者的过程中应重点关注哪些情况?

二、示范案例

▶ 【案例导入——轮椅转运法】

　　案例1　25床,刘某,男,58岁,住院号1527203。因双足麻木、疼痛1个月余,加重伴间歇性跛行10天来医院就诊,门诊以"动脉硬化闭塞症"收入血管外科。查体:T 36.2℃、P 82次/min、R 21次/min、BP 123/67 mmHg、SpO_2 99%。专科检查:Buerger试验阳性,为进一步明确诊断,现必须送患者出行做双下肢CT血管造影术。

1.用物准备

患者转运用物如图1-5-1所示。
轮椅,另根据患者需要备毛毯、别针、软枕。

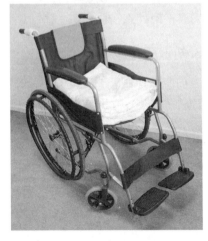

图1-5-1　患者转运用物—轮椅

2. 操作标准

患者转运操作评分标准见表 1-5-1。

表 1-5-1 患者转运操作评分标准

项目（分）	具体内容和评分细则	满分（分）	得分（分）
准备（12）	*患者评估*：病情、意识状态、肢体活动度、心理反应及配合程度，征求患者及亲属同意	4	
	自身准备：着装整洁、规范，洗手，戴口罩	2	
	用物准备：轮椅，另根据患者需要备毛毯、别针、软枕	4	
	环境评估：环境宽敞、调节室温	2	
操作过程（68）	患者核对：核对床号、姓名、手腕带，交代目的、注意事项、配合要点	6	
	放置轮椅：轮椅背与床尾平齐，面向床头或与床呈45°放置（若为偏瘫患者，轮椅放置在健侧），轮椅制动，翻起脚踏板	6	
	协助下床：嘱患者双手置于转运者肩上，转运者双手环抱患者腰部，协助患者下床	6	
	协助坐椅：协助患者转身，嘱患者用手扶住轮椅把手，坐于轮椅中	6	
	放双足：翻下脚踏板，协助患者将双足置于脚踏板上	4	
	整理：整理床单位，铺暂空床	4	
	运送患者：观察患者，确定无不适后，放松制动闸，推患者至目的地	4	
	停放轮椅：将轮椅推至床尾，使椅背与床尾平齐，患者面向床头	6	
	制动：制动轮椅，翻起轮椅踏板	4	
	转运者站立：转运者面向患者，两腿前后分开，屈膝站立	4	
	协助上床：双手移至患者腰部，患者双手放在转运者肩上，协助站立，移坐于床上	6	
	安置整理：协助脱去鞋子，躺卧舒适，盖好盖被，整理床单位	4	
	健康教育：①配合要点；②检查注意事项；③疾病相关宣教	6	
	推轮椅至原处放置，洗手	2	
整体评价（20）	整体评价：规范，熟练，安全，*注意节力原则*；转运过程中无不良事件发生	10	
	评判性思维（*见斜体处*）		
	人文关怀：动作轻柔、隐私保护、拉好床栏、保暖	10	
共计		100	

注：表中斜体部分为临床思维点

3. 临床思维

（1）评估患者：充分评估者病情、意识状态、肢体活动、配合程度。该患者神志清楚，配合良好，可以选择用轮椅转运，转运前向患者讲解清楚配合要点，患者下肢无力，转运至轮椅时，护士要注意在外围保护患者，防止患者因下肢无力而跌倒。

（2）注意节力原则：该患者清醒合作、上肢活动无障碍，可以指导患者双手扶轮椅双侧扶手，自行移坐入轮椅。也可采用扶抱方式协助患者转运，转运者使用整个上臂和前臂并向患者靠至最近，开始扶抱时，转运者双膝必须屈曲，以便借助臀部及腿部的肌肉力量，提高杠杆效应。

4. 注意事项

（1）轮椅转运下坡时应减速并调转轮椅。过门槛或上台阶应翘起前轮，并使患者头背部后倾，转运全程系好安全带。

（2）经常检查轮椅各部件，保持完好，便于随时取用。

（3）患者如有下肢溃疡或关节疼痛，可在轮椅脚踏上垫一软枕。

（4）上下轮椅时将脚踏板翻起，严禁踩踏板，防止跌倒。

（5）运送患者途中，注意观察患者的面色和脉搏，有无疲劳、头晕等不适。

（6）搬运过程中妥善固定各种管道，并注意保暖。

5. 知识拓展

动脉硬化闭塞症是一种全身性疾病，表现为动脉内膜增厚、钙化、继发血栓形成等，是导致动脉狭窄甚至闭塞的一种慢性缺血性疾病。本病多见于50岁以上的中老年男性，以腹主动脉远端及髂股-腘等大动脉、中动脉受累为常见。

下肢动脉硬化
闭塞症诊治指南

三、拓展案例

▶【案例导入——平车转运法】

> 案例2　25床，张某，女，52岁，住院号1527101。患者因头痛1年加重半年余入院，头部CT提示垂体大腺瘤。入院完善检查后于昨日在全麻下行鼻鞍区病变切除术，术后返回监护室，现病情稳定，神志清楚，四肢活动正常，留置鼻腔封堵管、导尿管，正在进行静脉输液，遵医嘱将患者由监护室转回病房。

1. 用物准备及操作标准

患者转运用物如图1-5-2所示。
平车、棉被、输液架、病历等。

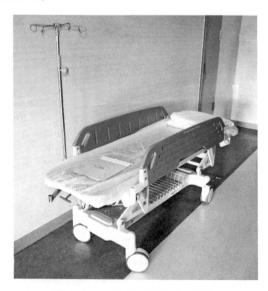

图1-5-2　患者转运用物—平车

2. 操作标准

患者平车转运操作评分标准见表1-5-2。

表1-5-2　患者平车转运操作评分标准

项目（分）	具体内容和评分细则	满分（分）	得分（分）
准备（12）	*患者评估*：病情、意识状态、伤口、管路情况、肢体活动度、心理反应及配合程度，征求患者及亲属同意	4	
	自身准备：着装整洁、规范，洗手，戴口罩	2	
	用物准备：平车、棉被、输液架、病历等	4	
	环境评估：环境宽敞、调节室温	2	
操作过程（68）	患者核对：核对床号、姓名、手腕带，交代目的、注意事项、配合要点	6	
	安置管路：*安置好管道*，松开盖被	8	
	挪动法：选择挪动法将患者转移至平车	5	
	移动患者：移开床旁桌、椅，协助患者穿衣并移向床边	5	
	平车固定：将平车与床平行并紧靠床边，调整平车高度与床同高或稍低，搬运者抵住平车，大轮靠床头，将闸制动	8	
	协助上平车：协助患者将上半身、臀部、下肢依次向平车挪动（回床时，先助其移动下肢，再移动上肢），使患者头部卧于大轮端，协助平卧于平车中央	8	
	保证安全：转运至平车后，根据病情协助取舒适体位，重新检查各种管道，拉好护栏，盖好盖被	6	
	运送患者：松闸，上下坡时头部处于高位，注意保暖，推至指定地点，转运过程中观察患者病情变化	8	
	交接：到达目的科室（患者身份确认，安全将患者转运至病床，床旁交接），和病房护士共同填写转运交接单	6	
	健康教育：①配合要点；②管道宣教；③疾病相关宣教	6	
	将平车推至原处放置，洗手	2	
评价（20）	整体评价：规范，熟练，安全，注意节力原则；转运过程中无不良事件发生	10	
	评判性思维（*见斜体处*）		
	人文关怀：动作轻柔、隐私保护、拉好床栏、保暖	10	
共计		100	

注：表中斜体部分为临床思维点

3. 临床思维

（1）患者评估：充分评估患者病情，向患者及亲属做好解释工作，提前电话通知做好相关准备，选择平车进行转运，携带转运途中所需的相关资料等。

(2)安置好管道：该患者留置鼻腔封堵管、静脉输液通路、导尿管，转运时要注意妥善固定，鼻腔封堵管不能用力牵扯，防止脱出；转运前倾倒储尿袋内的尿液并做好记录，夹闭导尿管，防止尿液回流引发泌尿系统感染；关闭静脉输液通路，防止血液回流。

4. 注意事项

(1)搬运时动作要轻稳，协调一致，推车速度适宜，确保患者的安全、舒适。

(2)搬运时尽量让患者身体靠近搬运者，使重力线通过支撑面保持平衡，缩短重力臂距离达到省力。

(3)推车时护士应站在患者头侧，以便于观察病情。患者的头部应位于大轮一端，可减少颠簸引起的不适；推患者上下坡时，患者的头应在高处一端，以免引起不适。推车出门时应先将门打开，不可用车撞门，避免震动患者或损坏建筑物。

(4)搬运骨折患者，在平车上应垫木板，注意固定好骨折部位再搬运。

(5)尽量减少运送途中停留，危重患者利用绿色通道。

(6)有静脉输液管及引流管患者，须注意保持输液和引流管道通畅。

5. 知识拓展

危重患者院内转运准备：包括转运人员、转运装备、患者及接收方的准备：①转运人员准备：一是按照转运分级人员配备标准要求选定相应的医护人员；二是做好转运人员分工，明确职责，熟悉工作流程以及应急方案，由转运护士来担当领队，负责转运过程中的协调管理工作；②转运装备准备：一是按照转运分级装备配备标准要求配备相应的仪器设备和药品；二是转运仪器设备调试并试运行，及时发现问题并解决问题；③患者准备：出发前按照转运分级再次评估病情(主要包括生命体征、意识、呼吸及循环情况等)，并检查各种管路固定妥当，确保通畅，尽量在患者病情稳定的情况下转运；④接收方准备：告知接收方患者的病情及生命体征、所用仪器设备、用药情况及到达时间等，使其做好充分接收患者的准备。

▶【案例导入——平车转运法】

案例3　23床，张某，男，43岁，住院号1527104。因头痛8个月余入院。CT示：颅内占位性病变。入院后第3日，因用力排便时突然出现剧烈头痛、呕吐，随即意识丧失。查体：T 36.7℃、P 56次/min、R 15次/min、BP 158/88 mmHg、SpO$_2$ 94%。专科检查：左侧瞳孔直径5 mm，对光反射消失，右侧瞳孔直径3 mm，对光反射迟钝，病理征阳性。遵医嘱给予甘露醇脱水后患者神志转为嗜睡，双侧瞳孔直径3 mm，对光反射迟钝，现外出行急诊CT检查。

1. 用物准备及操作标准

用物准备及操作标准参考表1-5-2及图1-5-2。

2. 临床思维

(1)评估患者：患者出现典型脑疝症状，应立即给予脱水治疗以缓解病情，外出行CT检查时应密切关注患者神志、瞳孔以及血氧饱和度情况，必须由医生、护士及工作人员共同转运。

(2)转运过程中观察患者病情变化：在危重患者转运过程中做到看、摸、问、听。看：看面色、口唇、呼吸，看监护数据与屏幕参数显示，看穿刺部位、补液速度，看各种管道是否滑脱、扭转、折叠，看搬运用具是否对患者有损伤，看患者体位是否正确；摸：摸患者头颅及四肢皮肤温度，按压甲床判断末梢再充盈时间，轻拍患者肩膀，判断患者及反应；问：询问患者叫什么名字、现在几点钟、在哪里，判断患者意识，护士有意识和患者交谈，判断意识转变情况；听：听机器运转声音，有无漏气声音，听患者呻吟声，听患者有无哮鸣音。

3.注意事项

(1)转运时抬起床栏或采用约束带交叉固定，保持安全合适的转运体位，意识障碍的患者采取平卧位，头偏向一侧。

(2)平车转运上下坡时患者头部应位于高位，平车应以大轮为头端，避免剧烈震荡，推床时防止过快、过猛。

(3)注意观察患者生命体征变化，转运途中突然出现呼吸心搏骤停，立即就地抢救，同时呼叫附近医务人员协助，做好转运中记录，记录内容包括患者的各项监测指标数值、意识活动状态、检查或治疗期间情况及转运过程中发生意外的救治等。

(4)注意保暖。

(5)尽量减少运送途中停留，危重患者利用绿色通道运送。

4.知识拓展

(1)脑疝的定义：当颅腔内某一分腔有占位性病变时，该分腔的压力高于邻近分腔，使脑组织由高压区向低压区移动，部分脑组织被挤入颅内生理空间或裂隙，产生相应的临床症状和体征，称为脑疝。

(2)脑疝的护理要点：脑疝确诊后应立即采取紧急降低颅内压的措施，为手术争取时间。主要有快速静脉输入20%甘露醇200~500 mL、静脉注射地塞米松10 mg，以便暂时降低颅内压；保持呼吸道通畅，吸氧，对呼吸功能障碍者，立即气管插管行人工辅助呼吸；密切观察意识、生命体征、瞳孔变化和肢体活动情况，同时迅速做好术前准备。

第六节   患者约束

一、操作概述

广义的身体约束是指干预患者作出某种决定或限制其身体自由活动的行为，以及由于各种原因，通过物理或化学方法对患者采取的约束，其中化学约束是指使用药物使患者镇静，进而控制其躁动不安的行为。国内提到身体约束，通常是指物理性约束手段。医用约束是一种保护患者安全的措施，用于防止躁动患者自伤或坠床，或因治疗需要固定身体某一部位时，限制其身体或肢体的活动。常用的约束工具是各种约束带，分为宽绷带、肩部约束带、膝部约束带、尼龙搭扣约束带等；约束方式分为肢体约束法、肩部约束法、全身约束法。

> 【学而思政】
>
> 元素：以人为本；职业伦理。
>
> 内涵：操作实践中自觉践行维护尊严、减轻痛苦、人文关怀；遵守职业伦理道德规范。
>
> 任务：请你点评。
>
> 请问：医生为什么对两位患者采取了不同的措施？是从哪方面考虑后做出的决定？

医生拒绝约束患者

二、示范案例

▶【案例导入——肝性脑病】

> **案例1**   01床，李某，女，52岁，住院号1527401。因突发精神异常、言语错乱12小时急诊入院，亲属代诉患者已患乙型肝炎20余年，未服用抗病毒药物，昨晚进食鸭肉鸭汤后出现口齿不清、躁动不安、无法入睡，随之来医院就诊。查体：T 36.4℃、P 124次/min、R 23次/min、BP 159/89 mmHg、SpO₂ 98%。专科检查：肝区可触及肿大肝脏，有叩击痛。抽血查：血氨60 μmol/L，显示增高予对症处理。现患者躁动异常，有攻击他人倾向，遵医嘱予保护性约束。

1. 用物准备

患者约束用物摆放顺序如图1-6-1所示。

约束带、棉垫。

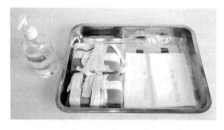

图1-6-1   患者约束用物摆放顺序

2. 操作标准

患者约束操作评分标准见表1-6-1。

表1-6-1　患者约束操作评分标准

项目（分）	具体内容和评分细则	满分（分）	得分（分）
准备（12）	核对：医嘱、执行卡并签名	2	
	患者评估：病情、意识状态、肢体活动度、约束部位皮肤色泽、温度及完整性，身上是否有首饰等硬物；是否签署《保护性约束同意书》，使用*肢体约束法*	4	
	自身准备：着装整洁、规范，洗手，戴口罩	2	
	用物准备：约束带、棉垫	2	
	环境评估：环境清洁、安静，拉床帘	2	
操作过程（68）	患者核对：核对床号、姓名、手腕带，交代目的、注意事项、配合要点	6	
	选择宽绷带进行约束	10	
	暴露患者腕部和踝部	4	
	用棉垫包裹腕部和踝部	10	
	将保护带打成双套结套在棉垫外	10	
	稍拉紧，使之不松脱	4	
	将保护带系于两侧床缘	6	
	协助舒适卧位，整理床单位及用物	6	
	健康教育：①约束目的；②约束的观察要点；③饮食指导；④疾病相关宣教	6	
	洗手，记录约束时间、约束部位	6	
评价（20）	整体评价：规范，熟练，安全，按时完成；确保约束有效	10	
	评判性思维（*见斜体处*）		
	人文关怀：动作轻柔、隐私保护、拉好床栏、保暖	10	
共计		100	

注：表中斜体部分为临床思维点

3. 临床思维

（1）肢体约束法：患者为肝性脑病，神志不清，存在误伤自己及他人的可能性，若不加以约束存在皮肤被搔抓导致皮肤完整性受损的可能，因此选择肢体约束法进行约束。

（2）宽绷带进行约束：评估患者需要使用保护具的种类和时间。约束带是用于保护躁动患者，限制身体或肢体活动，防止自伤或坠床。在此案例中可选择宽绷带进行约束，此方法可以预防患者在意识不清的情况下拔管以及搔抓皮肤，减少皮肤感染的可能性。具体约束时间根据患者的病情变化而定。

4. 注意事项

（1）严格掌握适应证，可用可不用者，尽量不用，维护患者尊严。使用前应向亲属说明目的、注意事项并征得同意。

（2）保持肢体关节在功能位置，固定松紧适宜，每 2 小时松解一次，每 15~30 分钟观察一次受约束部位的血液循环，包括皮肤的颜色、温度、活动及感觉等。

（3）记录使用保护具的原因、时间、每次观察结果，相应的护理措施、解除约束的时间。

（4）约束只能短期使用。

5. 知识拓展

对患者施行约束的原则：约束应在取得患者监护人知情同意、医生开具医嘱（紧急情况下可使用口头医嘱）、对患者亲属充分告知后，在无其他可替代措施时实施；使用最低程度且最短时间的约束；在约束的过程中考虑患者的健康状况、年龄以及患者陪住亲属的意愿；评估使用约束的潜在危害程度与利弊。

三、拓展案例

【案例导入——双相情感障碍】

> 案例 2　02 床，詹某，男，33 岁，住院号 1527402。一年前患者感到异常疲倦、情绪低落，终日郁郁寡欢，莫名觉得前途暗淡、悲观失望，经常说"感到活着没意思……"。3 个月前由于情绪异常低落，工作中错误频出，后因无法胜任正常工作被辞退。近半个月来，詹某整天兴高采烈，精力旺盛，兴趣广泛，未经别人求助常主动帮别人做事，但做事时不能专心，情绪反应极不稳，常为小事而勃然大怒。心急如焚的家人发现他的异常后连忙带他到医院就诊，临床诊断为：双相情感障碍。入院后患者不配合治疗，有攻击医护人员的行为，遵医嘱行保护性约束。

1. 用物准备及操作标准

用物准备及操作标准参考表 1-6-1 及图 1-6-1。

2. 临床思维

（1）评估患者时保护自身安全：患者年轻男性，躁狂发作时有攻击行为，行约束时需征得亲属同意，向亲属做好解释工作。早期识别躁狂发作的征兆，及时做好准备工作，约束过程中注意保护自身安全。

（2）予以肩部约束及肢体约束：该患者可优先选择肩部约束及肢体约束，待情绪稳定后立即减少约束，以防止加重对患者的刺激。肩部约束带不能过紧，并使上肢处于良好的肢位，防止臂丛神经损伤。

3. 知识拓展

解除约束的评估要点：在清醒状态下评估患者的情绪、情感是否稳定或能否自控；评估攻击程度是否减弱或消失；对治疗护理及生活照料的合作程度；对约束相关健康教育的理解与接受程度；意识状态。

【案例导入——脑挫裂伤】

案例3 03床，聂某，男，81岁，住院号1527403。因30分钟前散步时被一摩托车撞伤，头部着地，当即呼之不应，立即就诊于急诊科，急诊做头部CT提示右侧额颞叶脑挫裂伤、颅内血肿形成，立即行颅内血肿清除术。术后患者神志谵妄，躁动不安，有拔管倾向，遵医嘱行保护性约束。

1.用物准备及操作标准

用物准备及操作标准参考表1-6-1及图1-6-1。

2.临床思维

（1）评估患者：患者年龄大，皮肤薄，末梢血液循环差，选用宽绷带约束手腕部位时应注意多加衬垫，加强皮肤保护，定时检查局部皮肤的颜色、温度、感觉等；按时翻身，防止压力性损伤的发生。患者躁动是由疾病引起，可及时与医生沟通，适当予以镇静，减少不良事件的发生。

（2）选用宽绷带肢体约束法：该患者有拔管倾向，可选择宽绷带约束手腕，防止拔管。宽绷带使用时间不宜过长，病情稳定后应及时解除，需长时间约束者每2小时松解宽绷带一次，并活动肢体，协助患者翻身。

3.知识拓展

实施约束后的护理要点：①将患者安置在由护士提供不间断照护的病室，注意保护患者的隐私；②床头交接班，包括护士与护士、护士与医生2个层面的床头交接班；③保持患者肢体处于功能位，约束带松紧适宜，以能插入1~2指为宜；④护士每30分钟巡视评估1次，每2小时活动肢体1次，并记录于相关护理记录单；⑤做好患者的基础护理及心理护理，满足患者的生理需求；⑥对患者及陪住亲属进行解释工作和健康教育。

第七节　卧床患者更换床单

一、操作概述

卧床患者更换床单是一项常用的护理技术，目的是为了保持患者床单位的清洁，预防压力性损伤等并发症，满足患者舒适的需要。

> 【学而思政】
>
> 　　元素：以人为本；评判性思维。
>
> 　　内涵：操作实践中践行维护尊严、促进舒适、保护隐私的理念。
>
> 　　任务：请点评。
>
> 　　请问：你觉得护士长批评得对吗？请说明理由？

护士长批评得对吗？

二、示范案例

▶【案例导入——颅内压增高】

> 　　案例1　01床，曾某，女，85岁，住院号1527309。因外伤致神志不清并恶心、呕吐1天以"颅脑外伤"收治入院，急诊做头部CT示：弥漫性脑肿胀。医生查看患者后予以心电监护、氧气吸入，20%甘露醇125 mL快速静脉滴注。心电监护示：P52次/min、R17次/min、BP 163/97 mmHg、SpO_2 96%。现患者床单位被呕吐物污染，左手正在静脉输液，请护士更换床单。

1. 用物准备

卧床患者更换床单用物摆放顺序如图1-7-1所示。

护理车上备：（按操作先后顺序）清洁大单、一次性中单、被套、枕套各1套、床刷及床刷套、速干手消毒剂。

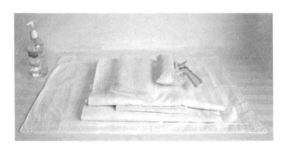

图1-7-1　卧床患者更换床单用物摆放顺序

2. 操作标准

卧床患者更换床单操作评分标准见表1-7-1。

表 1-7-1 卧床患者更换床单操作评分标准

项目(分)		具体内容和评分细则	满分(分)	得分(分)
准备(12)		自身准备：着装整洁、规范，洗手，戴口罩	2	
		患者评估：病情、意识状态、活动能力，配合程度。需两名护士协助完成	4	
		用物准备：清洁大单、一次性中单、被套、枕套各1套、床刷及床刷套、速干手消毒剂	2	
		环境评估：环境清洁、光线充足、调节室温、拉床帘、同室病友无进餐、治疗、换药等	2	
操作过程(68)		患者核对：核对床号、姓名、手腕带，交代目的、注意事项、配合要点	6	
	换床单	摇平床头，移开床旁桌、椅	2	
		松开被尾，移枕头至对侧，协助患者移向对侧，侧卧、背向护士	4	
		松近侧污单，分别卷一次性中单、大单至床中线，塞于患者身下	2	
		清扫床褥	2	
		铺近侧清洁大单，将对侧大单内折后卷至床中线处，塞于患者身下	4	
		床头铺一次性中单，对侧部分内折后卷至床中线处，塞于患者身下	2	
		协助患者平卧，将枕头移向近侧，移动患者至近侧，侧卧、面向护士，躺卧于已铺好床单一侧	4	
		松对侧污单，将中单、大单依次取下，卷好后分别置入医疗垃圾桶、污物袋	2	
		清扫床褥	2	
		铺对侧大单、一次性中单	3	
		协助患者平卧，将枕头移至床中间	4	
	换被套	将清洁被套平铺于盖被上	2	
		自污被套内取出棉絮，装入清洁被套内	4	
		撤出污被套，置入污物袋	2	
		将棉絮展平，系好系带	2	
		折被筒	2	
	换枕套	从患者枕下取出枕头	1	
		拆掉污枕套，置入污物袋	2	
		更换清洁枕套，将枕头置于患者枕下	2	
		移回床旁桌、椅	2	
		根据病情需要摇高床头	4	
		健康教育：①摇高床头；②口腔护理；③疾病相关宣教	6	
		垃圾分类处理，洗手	2	
评价(20)		整体评价：规范、熟练、安全、美观、按时完成	10	
		评判性思维（*见斜体处*）		
		人文关怀：动作轻柔、隐私保护、拉好床栏、保暖	10	
共计				

注：表中斜体部分为临床思维点

3.临床思维

（1）患者评估：患者病情重，神志欠清楚，无法配合操作，手部有输液通路，更换床单时需有另一护士协助，防止更换床单时出现拔管、脱管等不良事件，保证患者安全。

（2）根据病情需要摇高床头：该患者有明显颅高压症状，目前正在使用脱水药物降颅压，更换床单位时动作轻柔、快速，更换完成后及时摇高床头，以便促进颅内静脉回流，降低颅压。

4.注意事项

（1）操作过程中要注意与患者沟通并观察有无病情变化。

（2）操作中注意保护患者，防止着凉或坠床。

（3）为有导管的患者更换床单位时，应注意防止导管脱落、移位、扭曲、受压。

（4）颅脑损伤或颅脑手术的患者，翻身时动作要轻柔，头部不可剧烈震动，以免引起脑疝和呼吸骤停。

5.知识拓展

颅内压增高患者的护理要点

（1）体位：床头抬高15°～30°，以利于颅内静脉回流，减轻脑水肿。昏迷患者头偏向一侧，便于呼吸道分泌物排出。

（2）给氧：持续或间断给氧，降低 $PaCO_2$，使脑血管收缩，减少脑血流量，降低颅内压。

（3）饮食与补液：不能进食者，成人每日补液量控制在 1500～2000 mL，其中等渗盐水不超过 500 mL。保持每日尿量不少于 600 mL。控制输液速度，防止短时间内输入大量液体加重脑水肿。神志清醒者给予普通饮食，但需适当限盐。

（4）维持正常体温和防治感染：高热可使机体代谢率增高，加重脑缺氧，故应及时给予有效的降温措施。遵医嘱应用抗生素预防和控制感染。

（5）加强生活护理。

（6）防止颅内压骤然升高诱发脑疝：患者卧床休息、稳定情绪，保持呼吸道通畅，避免剧烈咳嗽和便秘，控制癫痫发作，积极处理躁动，适当镇静。

（7）密切观察病情变化：观察患者意识、生命体征、瞳孔和肢体活动变化，有条件者可监测颅内压。

三、拓展案例

▶【案例导入——颅骨骨折】

案例2　15床，陈某，男，38岁，住院号1527306。因右侧耳前部外伤5小时以颅脑外伤收治入院，急诊做 CT 示：颅底凹陷性骨折。查体：T 37.0℃、P70 次/min、R 17 次/min、BP 128/70 mmHg、SpO_2 96%；体检发现右颞部有瘀血斑及肿胀，鼻腔有血性液体流出，右耳脑脊液漏，造成床单位污染，要求更换床单。

1.用物准备及操作标准

用物准备及操作标准参考表 1-7-1 及图 1-7-1。

2. 临床思维

（1）评估患者：该患者有右耳脑脊液漏，禁止左侧卧位，防止脑脊液回流，引发颅内感染。更换右侧床单时，可协助患者平卧于床单位左侧。可在患者枕部垫中单，污染后便于更换，既能保证床单位整洁也可减轻护理工作。

（2）根据患者需要，摇高床头：更换床单位后，协助患者取半坐卧位，头偏向右侧，借助重力作用使脑组织移至颅底，促使脑膜形成粘连而封闭漏口，如果脑脊液外漏多，取平卧位，头稍抬高，防颅内压过低。

3. 知识拓展

颅骨骨折的体位护理：采取床头抬高 15~30°患侧卧位，凭借重力作用使脑组织移到颅底硬脑膜裂口处，使局部粘连而封闭漏口，维持此体位至停止漏液后 3~5 日，以后可变换其他体位。

【案例导入——脑脓肿】

> 　　**案例 3**　03 床，王某，男，55 岁，住院号 1527308。因头痛 3 天入院。患者诉有十余年"化脓性中耳炎"病史，左耳时有脓液流出，伴有恶臭，发作时自行使用消炎药，3 天前出现无明显诱因的头痛，伴随喷射性呕吐。门诊做头颅 CT 提示左侧顶叶占位，脑脓肿可能。查体：T 36.8℃、P 75 次/min、R 20 次/min、BP 90/58 mmHg、SpO_2 95%。今日在全麻下行颅内占位切除术。术后返回病房，目前麻醉未完全清醒，现床单位被呕吐物污染，予更换床单位。

1. 用物准备及操作标准

用物准备及操作标准参考表 1-7-1 及图 1-7-1。

2. 临床思维

（1）评估患者：该患者术后麻醉未完全清醒，无法配合翻身，因此需多名护士协同操作，在更换床单位前，要清除口鼻内的呕吐物，防止转换体位时误吸引起肺部感染和窒息；麻醉未清醒患者更要关注保暖问题，更换床单位时，及时调高室温。

（2）根据患者需要，放平床头：麻醉未清醒患者需去枕仰卧，枕头竖放于床头，不可摇高床头。该患者有呕吐现象，可将头部稍偏向一侧，防止呕吐物堵塞气道，注意固定头部，防止头部过偏。

3. 知识拓展

脑脓肿：指细菌入侵脑组织引起化脓性炎症，并形成局限性脓肿。可发生于任何年龄，以中青年占多数。脑脓肿多单发，也有多发，可发生在脑内的任何部位。

第八节 口服给药

一、操作概述

口服给药是临床上最常用、方便、经济、安全、适用范围广的给药方法，药物经口服后被胃肠道吸收入血液循环，从而达到局部治疗和全身治疗的目的。

> 【学而思政】
>
> 元素：以人为本；预见性思维训练。
>
> 内涵：操作实践中自觉践行宣教适时、沟通有效、促进舒适的理念；观察用药后反应，培养预见性思维
>
> 任务：课前讨论。
>
> 想一想：护士小张这样做会产生怎样的后果？有什么好办法能让李爷爷回来后记得按时吃药？

提醒李爷爷吃药

二、示范案例

▶【案例导入——糖尿病】

> 案例1　20床，刘某，女，62岁，住院号1745342，患者因血糖控制不佳2个月余，于8点钟入住内分泌病房。查体：T 36.2℃、P 72次/min、R 16次/min、BP 140/90 mmHg，测随机血糖14.2 mmol/l，血钾2.9 mmol/L。医嘱监测患者血糖、血压，二甲双胍0.5 g口服，每日2次，10%枸橼酸钾20 mL口服，每日3次。

1. 用物准备

口服给药法用物准备如图1-8-1所示。

口服药车、口服药单、小药卡、小药杯、药物、药匙、量杯、饮水管、一次性水杯（内盛温开水）、笔、速干手消毒剂。

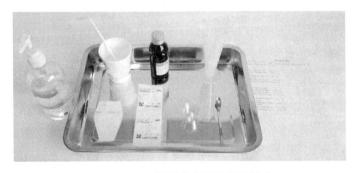

图1-8-1　口服给药法用物摆放顺序

2.操作标准

口服给药操作评分标准见表1-8-1。

表1-8-1 口服给药操作评分标准

项目（分）	具体内容和评分细则	满分（分）	得分（分）
准备（10）	核对：医嘱、口服药单并签名	2	
	自身准备：着装整洁、规范，洗手，戴口罩	2	
	用物准备：口服药单、小药卡、小药杯、药物、药匙、量杯、饮水管、一次性水杯（内盛温开水）、笔、速干手消毒剂	4	
	环境评估：环境清洁、安静、光线充足	2	
操作过程（70）	查看药物：根据口服药单查看药柜药物是否齐全	2	
	摆药前准备：根据床号、姓名填小药卡，按顺序插入口服药车，放好药杯	4	
	摆药：依据不同药物剂型采取不同的取药方法进行摆药	10	
	双人核对：摆完全部药品后，双人核对	4	
	备温开水：携带口服药卡，备温开水	4	
	核对解释：核对床号、姓名、手腕带，交代目的	4	
	患者评估：病情、年龄、意识状态、治疗情况、对药物知识知晓度	6	
	协助服药：协助患者坐起，提供温开水，协助服药，并确认服下	10	
	根据药物特性进行用药指导	10	
	再次查对，记录	4	
	整理：协助取舒适卧位，整理床单位，洗手	4	
	用物分类处理	4	
	观察用药后反应（口述）	4	
评价（20）	整体评价：查对正确、熟练、规范	10	
	评判性思维（*见斜体处*）		
	人文关怀：沟通合理有效，解释符合临床实际	10	
共计		100	

注：表中斜体部分为临床思维点

3.临床思维

（1）不同药物剂型采取不同方法进行摆药：

①固体药（片剂、胶囊等）：一手持药瓶、标签朝向自己（核对），另一只手用药匙取出所需药量，放入药杯（核对），将药瓶放回药柜（核对）。粉剂、含化片用纸包好放入药杯，单一剂量包装药品，则在发药给患者时才拆开包装。不同固体药倒入同一药杯内。

②液体药：检查药液性质，将药液摇匀，打开瓶盖（核对），将瓶盖内面朝上放置，一只手持量杯，拇指置于所需刻度，举起量杯，使所需刻度和视线平行，另一只手将药瓶有标签的一面朝上，倒药液至所需刻度处，将药液倒入药杯（核对）。药液不足1mL或油剂，先在药杯内倒入少许温开水，用滴管吸取所需药液量，滴管尖与药液水平呈45°，将药液滴入药杯内。若药液不宜稀释时，可将药

液滴于饼干或面包上,嘱患者及时服下。用湿纱布擦拭瓶口,将药瓶放回药柜原处(核对)。更换药液品种时,洗净量杯。

(2)根据药物特性进行用药指导:二甲双胍为常用的口服降糖药,常见不良反应包括腹泻、恶心、呕吐、胃胀、乏力、消化不良、腹部不适及头痛。为减轻胃肠道反应,一般在餐中或餐后即刻服用。枸橼酸钾溶液用于治疗各种原因引起的低钾血症,餐后服用,排尿量低于正常水平的患者要慎用,使用过程中注意复查血钾浓度。

4. 注意事项

(1)严格执行查对制度。

(2)注意药物之间的配伍禁忌。

(3)发药前认真评估患者情况,全面了解患者的病情变化,如因手术、特殊检查需要禁食者,暂不发药,并做好交接班。

(4)发药时,认真核对床号、姓名,按时发药,等患者将药物服下后方可离开。

(5)发药过程中如患者提出疑问,应虚心听取,并重新核对清楚,如无差错向患者解释清楚,再给患者服下。

(6)根据药物性能,向患者交代服药中的注意事项。需吞服的药物通常用40~60℃温开水服下,禁用茶水服药。

(7)发药后,随时观察服药后药物的效果和不良反应,如出现不良反应,应及时与医生联系,及时处理。

(8)增加或停用某种药物时,应及时告知患者。

5. 知识拓展

给药应做到的"五个准确":即要将准确的药物,按准确的剂量,用准确的途径,在准确的时间内给予准确的患者,认真做好"三查八对"(发药、注射、处置前查,备药时与备药后查,发药、注射、处置后查;对床号、对姓名、对药名、对剂量、对浓度、对时间、对用法、对药品有效日期)。

二、拓展案例

【案例导入——精神分裂症】

> **案例2** 08床,王某,男,47岁,住院号158749。患者因自言自语自笑2个月余加重10天入院,临床诊断为精神分裂症。医嘱予以维思通利培酮片1 mg口服,每日2次。

1. 用物准备及操作标准

用物准备及操作标准参考表1-8-1及图1-8-1。

2. 临床思维

(1)精神疾病患者自知力缺乏,在各种精神症状的支配下,易产生各种意外,正确服药是治疗的关键,临床工作中应注意以下几点:

①医护人员亲自给药,并设法保证患者服下,以"送药到口,检查服用,服后离开",防止患者将药藏在舌下、指缝间、口腔两颊、衣服口袋或趁人不注意时将药扔掉或吐到药杯内。

②服药时一定要仔细检查，严防患者将积存的药片一次性吞服，造成意外事故。

③对拒绝服药者，可以耐心劝说解释，必要时用鼻饲法给药。

④注意观察服药后有无不良反应发生，及时与医生联系，对症处理。

（2）健康教育：维思通利培酮片是临床上治疗精神分裂症的常用药物，健康教育对提升服药依从性和降低复发率有积极作用。医护人员应主动介绍该药作用和药物不良反应；强化患者及亲属对精神障碍复发征兆与病情的认识；向患者及亲属说明擅自换药、停药、减药的危害，以及告知患者坚持服药的重要性，提高患者自我控制能力。

3.知识拓展

新型口服给药技术的研究进展：口服是目前临床最常用的给药途径，但是受限于药物分子本身的理化性质、药代动力学特征以及人体复杂的生理环境，单纯依靠普通的制剂技术往往难以充分发挥药物分子的临床治疗效果。近年来，随着制药领域新技术的发展，运用纳米晶、脂质制剂、过饱和固体分散药等给药技术，可改善难溶性小分子药物的溶解性，提高其口服吸收率；采用吸收促进剂、酶抑制药等促吸收技术，可有效提高生物大分子药物的胃肠道稳定性和渗透性，从而提高口服生物利度；对于慢性病治疗药物或治疗窗狭窄药物，缓控释给药技术则可改善其药代动力学特征，实现药物治疗的减毒增效；3D打印、数字化芯片、肠溶微针等新型给药技术的发展，则可更好的满足患者的个性化治疗需求。

第九节　雾化吸入

一、操作概述

雾化吸入是应用雾化装置将药液分散成细小的雾滴以气雾状喷出，使其悬浮在气体中，经鼻或口由呼吸道吸入的治疗方法。吸入药物除了对呼吸道局部产生作用外，还可通过肺组织吸收而产生全身性疗效。雾化吸入用药具有奏效较快、药物用量较小、不良反应较轻的优点，临床应用广泛。临床常见的雾化吸入法根据驱动设备不同分为超声波雾化吸入法、氧气雾化吸入法、空气压缩雾化吸入法。其中空气压缩雾化吸入法和氧气驱动雾化吸入法因其具有设计简单、操作便捷、实操性强等特点，在临床更为常用。

> 【学而思政】
>
> 　　元素：以人为本；评判性思维。
>
> 　　内涵：操作实践中践行维护尊严、减轻痛苦、促进舒适等理念；学会通过循证指导临床实践，培养理论联系实际的评判性思维。
>
>
>
> 如何选择雾化器
>
> 　　任务：请思考。
>
> 　　请问：看了上面这段描述，请你想一想，为什么会有这么多种雾化吸入的方式？在选择雾化驱动方式时，你会根据什么来选择合适的方法？

二、示范案例

▶【案例导入——支气管哮喘】

> 　　**案例 1**　13 床，陈某，女，39 岁，住院号 1527405。因咳嗽 2 个月余加重伴气喘半月，门诊以"慢性支气管炎并支气管哮喘"收住院。查体：T 36.9℃、P 118 次/min、R 24 次/min、BP 125/78 mmHg、SpO_2 92%。遵医嘱给予抗炎、平喘、解痉治疗，予以盐酸左沙丁胺醇雾化吸入溶液 3 mL+吸入用丙酸倍氯米松混悬液 2 mL 每 8 小时氧气雾化吸入。

1. 用物准备

氧气雾化吸入用物摆放顺序如图 1-9-1 所示。

治疗车上层：雾化药(盐酸左沙丁胺醇 1 支、丙酸倍氯米松混悬液 1 支)、氧气雾化器、纱布(或纸巾)、棉签、0.5%聚维酮碘、75%乙醇、5 mL 注射器、弯盘、中心氧气表、笔、速干手消毒剂。

治疗车下层：生活垃圾桶、医用垃圾桶、锐器盒(图略)。

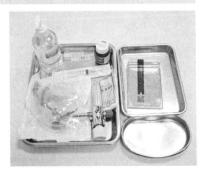

图 1-9-1　氧气雾化吸入用物摆放顺序

2. 操作标准

氧气雾化吸入操作评分标准见表 1-9-1。

表 1-9-1　氧气雾化吸入操作评分标准

项目（分）	具体内容和评分细则	满分（分）	得分（分）
准备（10）	核对：医嘱、治疗卡并签名	2	
	自身准备：着装整洁、规范，洗手，戴口罩	2	
	用物准备：氧气雾化器、雾化药、治疗巾、纱布（或纸巾）、棉签、0.5% 聚维酮碘、5 mL 注射器、弯盘、中心氧气表、笔、速干手消毒剂	4	
	环境评估：环境清洁、光线充足、调节室温，拉床帘	2	
操作过程（70）	配药：检查药液质量，正确配置药液	6	
	加药：检查氧气雾化器，将药物加入雾化器内，配药者签名	2	
	药物核对：双人核对，核对者签名	4	
	一次核对：核对床号、姓名、手腕带，交代目的、注意事项、配合要点	2	
	患者评估：评估为中度哮喘，询问用药史、过敏史、家族史，面部及口腔黏膜情况	6	
	体位：协助取半坐卧位	4	
	连接：将雾化器接口连接于氧气筒或中心吸氧装置的氧气表上	4	
	调节：打开氧流量开关，一般为 6~8L/min，调节雾量	4	
	二次核对：核对姓名、床号，手腕带；药物信息	2	
	开始雾化：询问患者感受，指导用口吸气、用鼻呼气，吸入时间适宜（15~20 分钟）	6	
	三次核对：核对患者信息、药物，并在执行卡签名	2	
	结束雾化：药液吸入完毕，撤去雾化器，关闭氧气开关，擦净面部	4	
	扣背：①协助取坐位，妥善固定各管道，着单衣；②手呈杯状，由下至上，由外到内叩击；③从第 10 肋间隙开始向上叩击至肩部	8	
	有效咳痰：叩击完毕，*指导患者深呼吸，将痰咳出*	4	
	操作后处理：清洁口鼻，协助取舒适卧位，整理床单位	2	
	洗手，记录	2	
	健康教育：①定时翻身；②有效咳嗽；③疾病相关宣教	6	
	垃圾分类处理	2	
评价（20）	整体评价：规范、熟练、安全，按时完成；沟通良好	10	
	评判性思维（*见斜体处*）		
	人文关怀：动作轻柔、关注患者感受	10	
共计		100	

注：表中斜体部分为临床思维点

3. 临床思维

(1)评估患者为中度哮喘：根据患者临床表现及症状，可判定该患者为中度哮喘，首要的治疗方法为药物吸入治疗，首选 β_2 肾上腺素受体激动药雾化吸入，虽然目前无特效的治疗方法，但长期规范化治疗可使哮喘症状得到控制，减少复发乃至不发作。

(2)协助患者取半坐卧位：哮喘发作时患者呼吸困难，取坐位或半坐位可使呼吸肌不受压，发挥各呼吸肌的最大作用；坐位或半坐卧位时痰液不易堵塞气道，对病情恢复有利。该患者是中度哮喘，协助其取半坐卧位，即可缓解其呼吸困难的症状，又可以减少其体力消耗，除雾化时取半坐卧位，其他时间亦可以半坐位休息。

(3)指导患者深呼吸、咳痰：协助患者取坐位，腿上置软枕，顶住腹部，上身前倾，头颈微屈。指导患者缓慢进行深呼吸 5~6 次，于深呼吸末屏气 3~5 秒，继而轻微咳嗽数次，使痰液到咽部附近，再用力暴破性咳出痰液。

4. 注意事项

(1)各部件连接紧密，无漏气，注意用氧安全。
(2)氧气湿化瓶内不能有水，以防瓶内液体进入雾化器稀释药液。
(3)氧流量适宜，太小起不到雾化作用，太大损坏雾化器颈部，影响雾化效果。
(4)雾化吸入的口含嘴与雾化器一人一套，防止交叉感染。

5. 知识拓展

(1)盐酸左沙丁胺醇：为 β_2 肾上腺素受体激动药，主要激动呼吸道平滑肌上的 β_2 肾上腺素受体，导致腺苷酸环化酶激活，增加细胞内的 $3'$, $5'$-环-磷酸腺苷(cAMP)的浓度，可舒张从气管到终末细支气管的所有气道平滑肌，用于治疗或预防成人及 12 岁以上青少年可逆性气道阻塞性疾病引起的支气管痉挛。

(2)丙酸倍氯米松：是一种糖皮质激素，具有消炎、抗过敏和止痒等作用，能抑制支气管渗出，消除支气管黏膜肿胀，解除支气管痉挛。可用于预防和治疗季节性和常年性过敏性鼻炎、血管舒缩性鼻炎、预防和治疗支气管哮喘、鼻息肉切除术后的复发等。

三、拓展案例

▶【案例导入——急性喉炎】

> 案例2　02床，张某，男，5岁，住院号1524706。因发热 2 天、咳嗽伴声音嘶哑以"急性喉炎"入院，患儿 1 周前因受凉后出现打喷嚏、流涕，2 天前出现发热，体温维持在 38.5℃左右，后出现声音嘶哑，伴有犬吠样咳嗽，来医院就诊。查体：T 38.9℃，P 120 次/min，R 30 次/min，SpO$_2$ 97%；神志清楚，咽部充血，扁桃体 Ⅱ 度肿大，声音嘶哑，呼吸稍急促，轻度三凹征，可闻及吸气性喉鸣音。遵医嘱立即予以布地奈德混悬液 2 mL 每日 2 次氧气雾化吸入。

1. 用物准备及操作标准

用物准备及操作标准参考表 1-9-1 及图 1-9-1。

2.临床思维

（1）患者评估：急性喉炎是声门区为主的喉黏膜的急性卡他性炎症，儿童常累及声门下区黏膜和黏膜下组织。该患儿病情较急，有Ⅱ度喉梗阻，雾化吸入作为辅助治疗，使药物直接作用于气道黏膜，可显著减轻喉部水肿和炎症，解除气道痉挛、稀释痰液、改善通气。

（2）协助取半卧位：指导亲属协助患儿卧床休息，抬高床头，保持病房安静，减少患儿活动，遵照医嘱予以鼻导管吸氧，缓解患儿呼吸困难症状，解除喉梗阻。

（3）指导深呼吸：该患儿5岁，能配合治疗，可指导进行有效咳嗽，当患儿剧烈咳嗽时，嘱深呼吸以抑制咳嗽，避免过多氧耗。

3.知识拓展

小儿急性喉炎：小儿急性喉炎好发于6个月~3岁，多为病毒感染引起，可继发细菌感染。与成人相比，小儿急性喉炎更容易发生喉梗阻且进展迅速。治疗包括局部对症及病因治疗，其中雾化吸入是治疗的重要措施之一。

▶【案例导入——急性上呼吸道感染】

> **案例3**　03床，赵某，男，3岁，因咳嗽咳痰、喘息4小时于儿科门诊就诊，亲属代诉患儿昨日受凉后出现流涕，未予重视，后出现咳嗽、咳痰、喘息，呼吸频率加快。查体：T 37.2℃、P 134次/min、R 32次/min、SpO$_2$ 95%，咽部水肿、充血。遵医嘱予吸入用乙酰半胱氨酸液3 mL+硫酸特布他林雾化液2 mL，每日2次超声波雾化吸入。

1.用物准备

治疗车上层：雾化药（吸入用乙酰半胱氨酸液1支、硫酸特布他林雾化液1支、0.9%氯化钠注射液50 mL）、超声波雾化吸入器、冷蒸馏水、纱布（或纸巾）、棉签、0.5%聚维酮碘、75%乙醇、5 mL注射器、弯盘、笔、速干手消毒剂（图略）。

治疗车下层：生活垃圾桶、医用垃圾桶、锐器盒（图略）。

2.操作标准

超声雾化吸入操作评分标准见表1-9-2。

表1-9-2　超声雾化吸入操作评分标准

项目（分）	具体内容和评分细则	满分（分）	得分（分）
准备（10）	核对：医嘱、治疗卡并签名	2	
	自身准备：着装整洁、规范，洗手，戴口罩	2	
	用物准备：雾化药、0.9%氯化钠注射液50 mL、超声波雾化吸入器、冷蒸馏水、纱布（或纸巾）、棉签、0.5%聚维酮碘、75%乙醇、5 mL注射器、弯盘、笔、速干手消毒剂	4	
	环境评估：环境清洁、光线充足、调节室温	2	

续表1-9-2

项目（分）	具体内容和评分细则	满分（分）	得分（分）
操作过程（70）	检查及连接：检查机器，连接雾化器主件与附件，加冷蒸馏水于水槽内	6	
	配药：检查药液质量，正确配置药液，配药者签名	4	
	加药：将药液用0.9%氯化钠注射液稀释至30～50 mL倒入雾化罐内，检查无漏水后，将雾化罐放入水槽，盖紧	4	
	药物核对：双人核对，核对者签名	2	
	一次核对：核对床号、姓名、手腕带，交代目的、注意事项、配合要点	4	
操作过程（70）	*患者评估：询问病情、用药史、过敏史、家族史，面部及口腔黏膜情况*	6	
	体位：协助取半坐卧位	4	
	预热：接通电源，打开电源开关（指示灯亮），预热3～5分钟	2	
	调节雾量：调整定时开关至所需时间，打开雾化开关，调节雾量	4	
	二次核对：核对姓名、床号，手腕带；药物信息	2	
	开始雾化：将口含嘴放入患者口中（或面罩），指导患者做深呼吸	6	
	三次核对：核对患者信息、药物，并在执行卡签名	2	
	结束雾化：取下口含嘴，关雾化开关，再关电源开关	4	
	协助排痰：扣背，指导患者深呼吸、咳痰	4	
	整理：擦干面部，协助取舒适卧位，整理床单位	2	
	洗手，记录	2	
	健康教育：①注意保暖；②有效咳嗽；③疾病相关教育	6	
	操作后处理：清理用物，放掉水槽内的水，擦干水槽	2	
	消毒备用：将各部件浸泡于消毒液内1小时，再洗净晾干	2	
	垃圾分类处理	2	
评价（20）	整体评价：规范，熟练，安全，按时完成	10	
	评判性思维（*见斜体处*）		
	人文关怀：动作轻柔、关注患者感受	10	
共计		100	

注：表中斜体部分为临床思维点

3.临床思维

（1）患者评估：患儿年龄较小，无法配合治疗，鼓励亲属参与患儿治疗过程。在治疗过程中，及时关注患儿咳嗽咳痰情况，痰液较多时，及时清理，防止堵塞呼吸道。

（2）健康教育：患儿免疫功能低下，需注意防寒保暖，根据气温，及时加减衣物。适当增加患儿室外活动时间，增强体质，衣物汗湿后及时更换。急性上呼吸道感染一般以对症、抗感染治疗为主，目前尚无特异抗病毒药物。

4.注意事项

（1）水槽内需保持有足够的冷水，如发现水温差超过 50℃应关机，更换或加入冷蒸馏水。

（2）连续使用雾化器时，中间需间隔 30 分钟。

（3）注意保护药杯及水槽底部晶体换能器，在操作及清洗过程中，动作轻柔，防止损坏。

5.知识拓展

超声波雾化吸入器的作用原理：超声波发生器通电后输出的高频电能通过水槽底部晶体换能转换为超声波声能，声能震动并透过雾化罐底部的透声膜作用于罐内的药液，使药液表面张力破坏而成为细微雾滴，通过导管在患者深吸气时进入呼吸道。

第十节　皮内注射

一、操作概述

皮内注射是将少量药液或生物制品注射入表皮与真皮之间的方法。主要用于进行药物的过敏试验、卡介苗等的预防接种以及作为局部麻醉的起始步骤。

> 【学而思政】
> 　　元素：法律意识；慎独的职业道德修养。
> 　　内涵：掌握皮内注射的相关知识、规范护理工作行为的同时，将相关法律规范融入其中，提高法律意识
> 　　任务：案例分析与讨论。
> 　　请问：结合皮内试验操作规程和我国的相关法律，请分析上述案例中哪种情况护士小A有过错？为什么？

三个模拟案例

二、示范案例

> ➤【案例导入——大叶性肺炎】

> 　　案例1　01床，张某，男，62岁，住院号1291388。患者于3天前淋雨后出现发热、咳嗽、咳血性痰，自诉对多种食物过敏，既往20年前输液发生过"过敏反应"，药名不详，但否认青霉素过敏。查体：T 39.3℃、P 123次/min、R 26次/min、BP 137/84 mmHg。入院完善X线检查，显示右肺上叶大片实变阴影。临床诊断为大叶性肺炎。医嘱予青霉素皮试。

1.用物准备

皮内注射用物摆放顺序如图1-10-1所示。

治疗车上层：治疗盘、弯盘、青霉素(80万U/支)、0.9%氯化钠注射液10 mL，启瓶器、抢救盒(1 mL、5 mL注射器各1，盐酸肾上腺素1 mg/支，地塞米松5 mg/支，砂轮)，0.5%聚维酮碘、75%乙醇、无菌巾、棉签、纱布、1 mL注射器、5 mL注射器、手套、笔、速干手消毒剂。

治疗车下层：生活垃圾桶、医用垃圾桶、锐器盒(图略)。

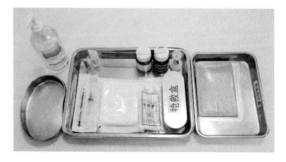

图1-10-1　皮内注射用物摆放顺序

2.操作标准

皮内注射操作评分标准见表1-10-1。

表 1-10-1 皮内注射操作评分标准(以青霉素皮试为例)

项目(分)	具体内容和评分细则	满分(分)	得分(分)
准备(12)	核对:医嘱单、执行卡并签名	2	
	患者评估:病情、治疗、*用药史*、*过敏史*、家族史、注射部位皮肤状况;*询问患者是否进食*	4	
	自身准备:着装整洁、规范,洗手,戴口罩	2	
	用物准备:治疗盘、弯盘、青霉素(80万 U/支)、0.9%氯化钠注射液 10 mL、启瓶器、抢救盒、0.5%聚维酮碘、75%乙醇、无菌巾、棉签、纱布、1 mL 注射器、5 mL 注射器、笔、速干手消毒剂	2	
	环境及设备准备:环境清洁、光线充足、调节室温,拉床帘;*备氧气、负压装置*	2	
操作过程(68)	铺盘:铺无菌盘,标明有效期	2	
	药物检查:检查药液质量	2	
	正确配制皮试液(每 1 mL 含青霉素 200~500 U)		
	①启开青霉素铝盖,常规消毒	2	
	②消毒 0.9%氯化钠注射液,用无菌纱布包好掰开	2	
	③取 5 mL 注射器,抽取 4 mL0.9%氯化钠注射液,注入青霉素瓶内,轻轻摇匀	2	
	④取 1 mL 注射器,针头置无菌盘内,抽取青霉素溶液 0.2 mL,再抽 0.9%氯化钠注射液稀释至 1 mL	4	
	⑤抽大小合适的气泡,摇匀药液,后推掉 0.9 mL	2	
	⑥余液同法抽取 0.9%氯化钠注射液 2 次并摇匀	4	
	⑦更换 1 mL 注射器针头,置入无菌盘	2	
	药物核对:双人核对,签名	3	
	一次核对:核对床号、姓名、手腕带,交代目的,注意事项,配合要点	4	
	消毒:选定前臂掌侧下段为注射部位,75%乙醇消毒皮肤 2 遍,待干	5	
	二次核对:患者信息、药物名称及剂量等,调整针尖斜面朝上,2 次排气	2	
	穿刺注射:绷紧皮肤,针尖与皮肤呈 5°刺入皮内,放平注射器,注入 0.1 mL 药液形成隆起的皮丘	10	
	拔针:迅速拔针,勿按压,询问患者反应,看时间	3	
	三次核对	2	
	整理:协助取舒适卧位,整理床单位	2	
	洗手,记录	2	
	健康教育:①不要抓挠或按压皮丘;②20分钟内不要离开病房;③注意休息;④发热护理;⑤疾病相关宣教	5	
	垃圾分类处理	2	
	判断结果(20分钟后):2 名护士分别观察结果,询问患者反应(全身+局部)	4	
	记录:记录皮试结果(阳性结果在体温单、病历、医嘱单、床头卡红笔标明)	2	
评价(20)	整体评价:规范,熟练,安全,遵守无菌原则和查对制度	10	
	评判性思维(*见斜体处*)		
	人文关怀:动作轻柔、隐私保护、及时关注患者反应	10	
共计		100	

注:表中斜体部分为临床思维点

3.临床思维

（1）患者评估：皮试前，应详细询问患者用药史、过敏史和家族史，如对该药物过敏者，则不可做皮试，应通知医生，更换抗生素。同时需评估患者是否对乙醇过敏，若患者对乙醇过敏，则选用非乙醇类消毒剂或 0.9% 氯化钠注射液清洁皮肤。还需询问患者是否进食，防止低血糖反应对皮试结果的判断造成影响，该患者近日食欲不佳，应引起重视。

（2）备氧气、负压装置：青霉素类药物容易发生过敏反应，注射时需常规备氧气、负压装置及抢救盒，以便及时处理意外事件。

（3）健康教育：

①嘱患者不要抓挠或按压皮丘：以免影响皮试结果的判断。

②嘱患者 20 分钟内不要离开病房：以便发生青霉素过敏反应时及时处理，保证患者安全。

③注意休息：患者处于病情急性期，应嘱其卧床休息，减少氧耗，以缓解肌肉酸痛等症状。病房内应保持安静、温湿度适宜。

④发热护理：高热时予温水擦浴、冰袋等物理降温，出汗多时及时更换衣物。必要时遵医嘱使用退热药和静脉补液。

⑤疾病相关：告知患者及亲属肺炎相关知识，如肺炎的病因与诱因等。

4.注意事项

（1）防意外：过敏试验前询问过敏史，备好急救药品及设备。

（2）消毒液选择：皮肤消毒忌用含碘消毒液，以免影响局部反应的观察。

（3）进针角度：与皮肤呈 5° 进针；深度以针尖斜面能全部进入为宜，进针勿过深，拔针不按压，皮试处切勿按揉，以免影响观察结果。

（4）无菌原则：遵守无菌技术操作原则。各种皮试液现配现用。

（5）结果判定：由 2 名护士进行结果判定，一般药物过敏试验于注射后 15~20 分钟判定结果，PPD 试验 48~72 小时后观察结果。

（6）阳性结果处置：药物过敏试验结果为阳性者，告知患者和亲属，不能再用该种药物，并在体温单、病历、医嘱单、床头卡、手腕带、治疗卡上用红笔标明。

（7）不能确定结果的处置：如皮试结果不能确认或怀疑假阳性时，应采取对照试验。方法为：更换注射器及针头，在另一前臂相应部位注入 0.1 mL 0.9% 氯化钠注射液，20 分钟后对照观察反应。

（8）需做皮试的情况：凡初次用药、停药 3 天后再用、更换药物批号时，均需做过敏试验。

5.知识拓展

常用皮试液配制方法及结果判读：常用皮试液配制方法及结果判读见表 1-10-2。

表 1-10-2　常用皮试液配制方法及结果判读

药物类别	配制方法	试验方法	结果判读
青霉素	①160 万 U/支＋0.9% 氯化钠注射液 4 mL ②取上液 0.1 mL 稀释至 1 mL ③取上液 0.1 mL 稀释至 1 mL ④取上液 0.1 mL 稀释至 1 mL	取皮试液 0.1 mL(40U)皮内注射，小儿 0.02~0.03 mL	注射 20 分钟后双人判断结果：阴性（-），皮丘大小无改变，周围无红肿，无红晕，无自觉症状，无不适反应；阳性(+)，皮丘隆起增大，出现红晕，直径>1 cm，周围有伪足伴局部痒感，可有头晕、心慌、恶心，甚至发生过敏性休克。

续表1-10-2

药物类别	配制方法	试验方法	结果判读
头孢菌素类	①0.5 g/支加 0.9%氯化钠注射液 2 mL ②取上液 0.2 mL 稀释至 1 mL ③取上液 0.1 mL 稀释至 1 mL ④取上液 0.1 mL 稀释至 1 mL	取皮试液 0.1 mL(50 μg)皮内注射	同青霉素
破伤风抗毒素(TAT)	1500U/支取 0.1 mL 稀释至 1 mL	取皮试液 0.1 mL 皮内注射	注射 20 分钟后双人判断结果:阴性(-),局部无红肿,全身无异常反应;阳性(+),皮丘红肿,硬结直径>1.5 cm,红晕范围直径超过 4 cm,有时出现伪足或有痒感,全身过敏性反应表现与青霉素过敏反应相类似,以血清病型反应多见。
链霉素	①1 g(100 万 U)/支+0.9%氯化钠注射液 3.5 mL ②取上液 0.1 mL 稀释至 1 mL ③取上液 0.1 mL 稀释至 1 mL	取皮试液 0.1 mL(250U)皮内注射	毒性反应表现为全身麻木、抽搐、肌肉无力、眩晕、耳鸣、耳聋等。过敏反应同青霉素。
结核菌素纯蛋白衍生物(PPD)	无需配制,使用 PPD 原液	取原液 0.1 mL 皮内注射	注射 48~72 小时后双人判断结果。硬结的平均直径:<5 mm 为阴性(-),5~9 mm 为一般阳性(+),10~19 mm 为中度阳性(++),≥20 mm(儿童≥15 mm)为强阳性(+++),局部除硬结外还可见水疱、破溃、淋巴管炎及双圈反应为极强阳性(++++)
碘化物造影剂	无需配制,使用 30%有机碘溶液原液	取原液 0.1 mL 皮内注射或取原液 1 mL 静脉注射	同青霉素
盐酸普鲁卡因	无需配制,使用 0.25%普鲁卡因溶液原液	取原液 0.1 mL 皮内注射	同青霉素

三、拓展案例

【案例导入——创伤】

> 案例 2 抢救 1 床,程某,男,54 岁,急诊号 23645。2 小时前因在工地上不慎被钢筋割伤右前臂急诊入院,患者伤口已自行包扎,渗血明显。入院时神志清楚,痛苦面容。查体:T 36.3℃,P 111 次/min,R 23 次/min,BP 105/62 mmHg。医嘱予破伤风抗毒素(TAT)皮试。

1.用物准备及操作标准

用物准备及操作标准参考图 1-10-1 及表 1-10-1。

2.临床思维

(1)在左前臂下段内侧进行皮试:患者右前臂受伤,已行包扎,应在患者左前臂下段皮肤完好处进行皮试。

（2）备氧气、负压装置、抢救盒：破伤风抗毒素对人体来说也是一种异种蛋白，具有抗原性，可引起过敏反应，进行注射前要准备好抢救物品。

（3）健康教育：

①不要抓挠或按压皮丘：防止影响皮试结果判断。

②皮试后 20 分钟内不离开病房。

③疾病相关：a.告知患者注射破伤风抗毒素的目的；b.出现不适及时告知医护人员；c.加强自我保护意识，避免皮肤受伤。

3.知识拓展

破伤风抗毒素脱敏注射法：TAT 易致过敏反应，注射前需做过敏试验，阳性者按脱敏法注射。脱敏注射法是将所需要的 TAT 剂量分次少量注入体内。脱敏注射时也要备好抢救盒。具体方法分为 4 次注射：

第 1 次：取 0.1 mL 原液用 0.9%氯化钠注射液稀释至 1 mL 肌内注射；第 2 次：20 分钟后若患者无异常，取 0.2 mL 原液稀释至 1 mL 肌内注射；第 3 次：同样观察 20 分钟，如无异常，取 0.3 mL 原液稀释至 1 mL 肌内注射；第 4 次：20 分钟后，余液稀释至 1 mL 肌内注射。如发现患者面容苍白、发绀、荨麻疹、头晕等不适或过敏性休克时，立即停止注射并配合医生进行抢救；如过敏反应轻微，可待症状消失后，酌情将剂量减少、注射次数增加，密切监测，使脱敏注射顺利完成。

【案例导入——肺结核】

> **案例 3**　12 床，李某，女，32 岁，住院号 1291211。患者于 1 个月前出差后出现午后低热、咳嗽、咳少量白色黏痰，诊断为"肺结核"，未规律服药治疗。近日呼吸困难加重，有时夜间盗汗，涂片镜检 2 次均显示抗酸杆菌阳性，再次以"肺结核"收治入院。查体：T 37.9℃，P 105 次/min，R 28 次/min，BP 121/73 mmHg。患者对乙醇过敏。医嘱予链霉素皮试。

1.用物准备及操作标准

用物准备及操作标准参考图 1-10-1 及表 1-10-1。

2.临床思维

（1）皮试时消毒液选择：患者对乙醇过敏，皮试时应选用不含乙醇的消毒液对皮肤进行消毒，防止过敏反应的发生，影响结果判断。

（2）备抢救盒、10%葡萄糖酸钙或 5%氯化钙注射液：链霉素的毒性反应比过敏反应更常见、更严重，皮试时除常规备抢救盒外，还需携带钙剂，以便患者出现抽搐时，可以及时、缓慢静脉注射钙剂。

（3）健康教育：

①不抓挠或按压皮丘，20 分钟内不离开病房。

②向患者解释链霉素的不良反应，若出现听力障碍、眩晕、抽搐、肌无力等情况及时告知。

③向患者解释此次病情加重就是由于未遵医嘱规律服药造成的，强调药物治疗的重要性，使患者引起重视。

④按呼吸道传染病隔离。

3.知识拓展

肺结核药物治疗：贯彻十字方针原则，即早期、联合、适量、规律、全程，切忌擅自停药或间断服药，否则可能会产生耐药甚至导致死亡。抗结核药物有异烟肼（H）、利福平（R）、吡嗪酰胺（Z）、乙胺丁醇（E）、链霉素（S）等；备选药物有左氧氟沙星、莫西沙星和阿米卡星等。

第十一节　皮下注射

一、操作概述

皮下注射是将少量药液或生物制剂注入皮下组织的一种注射给药方法。临床上常用于胰岛素注射、局部麻醉、某些预防接种等。

【学而思政】
　　元素：以人为本；评判性思维。
　　内涵：操作实践中自觉践行减轻疼痛、缓解紧张、促进舒适的理念；培养理论联系实际的评判性思维。
　　任务：请你点评。
　　请问：护士的做法对吗，为什么？假如是你该怎么做，是否可以通过更有效的方法缓解文文的紧张，让文文能主动配合？

如何解决文文的恐惧

二、示范案例

▶【案例导入——乙脑疫苗接种】

　　案例1　3岁多的小女孩文文在妈妈的带领下到社区医院接种乙脑疫苗，测得 T 36.5℃，评估文文无咳嗽、发热、咽部不适、腹泻等情况，检查咽部无异常，询问无过敏史，无禁忌症，近2周无用药史，医嘱予以接种乙脑疫苗。

1.用物准备

皮下注射用物摆放顺序如图 1-11-1 所示。

治疗车上层：治疗盘、无菌巾、1 mL 注射器、75%乙醇、棉签、手套、弯盘、笔、速干手消毒剂。另备药物(图略)。

治疗车下层：生活垃圾桶、医用垃圾桶、锐器盒(图略)。

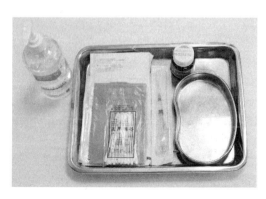

图 1-11-1　皮下注射用物摆放顺序

2. 操作标准

皮下注射操作评分标准见表 1-11-1。

表 1-11-1 皮下注射操作评分标准

项目（分）	具体内容和评分细则	满分（分）	得分（分）
准备（10）	核对：医嘱、治疗卡并签名	2	
	自身准备：着装整洁、规范，洗手，戴口罩	2	
	用物准备：治疗盘、无菌巾、1 mL 注射器、乙脑减毒活疫苗、*75%乙醇*、棉签、手套、弯盘、速干手消毒剂	4	
	环境评估：环境清洁、光线充足、保护隐私	2	
操作过程（70）	铺盘：铺无菌盘，标明有效期	2	
	配药：检查药液质量，正确配置药液，配药者签名	6	
	药物核对：双人核对，核对者签名	3	
	一次核对：核对姓名、性别、出生日期、接种疫苗的种类、批号、剂量等，交代目的、配合要点	4	
	患儿评估：评估用药史、过敏史、查看上臂外侧三角肌下缘，*征得患儿同意*	6	
	体位：取坐位或侧卧位，固定儿童	4	
	选部位：戴手套，选定注射部位	6	
	皮肤消毒：75%乙醇消毒皮肤 2 遍，消毒范围>5 cm，待干	4	
	二次核对：核对姓名，药物核对	2	
	注射：排尽空气，注射（注射手法和角度）：左手绷紧皮肤，右手持注射器，针头斜面向上，与皮肤成 30°～40°角，快速刺入皮下，进针深度为 1/2～2/3	10	
	推药：一手固定针栓，一手回抽无血后缓慢推注	6	
	拔针按压：注射完毕迅速拔针，按压至不出血为止	5	
	三次核对	2	
	洗手记录：脱手套，洗手，记录	2	
	整理：协助取舒适体位，整理床单位	2	
	健康宣教：①按压方法；②观察注射后的反应；③注射部位观察；④疾病相关宣教	4	
	垃圾分类处理	2	
评价（20）	整体评价：熟练，正确，按时完成	10	
	评判性思维（*见斜体处*）		
	人文关怀：动作轻柔、隐私保护、沟通有效	10	
共计		100	

注：表中斜体部分为临床思维点

3. 临床思维

（1）消毒液：取 75%乙醇棉球或棉签，由内向外螺旋式消毒皮肤，涂擦直径≥5 cm，待干。

（2）征得患儿同意：3 岁多的孩子具有一定的理解和沟通能力，操作前应和亲属一道根据患儿的性格心理特征进行适当的沟通，消除其恐惧心理，征得其同意，以提高操作的效率和进一步保证安全。

（3）体位：监护人固定儿童，露出儿童接种部位。

（4）健康教育：

①按压方法：按压 2~3 分钟，至不出血。

②观察注射后的反应：主要有发热，少数受种者同时可能伴有全身不适、倦怠、食欲不振、乏力等综合症状；受种者体温≤37.5℃时，应加强观察，适当休息，多饮水；受种者体温>37.5℃或≤37.5℃并伴有其他全身症状、异常哭闹等情况，应及时到医院诊治。

③注射部位观察：观察有无红肿、硬结，当出现红肿或硬结直径<15 mm，一般不需任何处理；红肿或硬结直径在 15~30 mm 者，可用干净的毛巾先冷敷，出现硬结者可热敷，每日数次，每次 10~15 分钟；红肿硬结或直径≥30 mm 者，应及时到医院就诊。

④注意休息，避免吃辛辣刺激性食物，保持局部皮肤清洁、干燥；注意观察有无不良反应，及时正确处理。

4. 注意事项

（1）严格执行查对制度和无菌技术操作原则，遵医嘱及药品说明书使用药品，药物现配现用。

（2）避免注射入肌肉：使用普通注射器进行注射时进针角度不宜超过 45°（腹壁注射除外），对过于消瘦的患者，可捏起注射部位的皮肤，并适当减小针头刺入角度。

（3）推药速度宜缓慢、均匀，以减轻患者疼痛。

（4）长期注射患者，应交替更换注射部位，注意避开炎症、破溃或有硬结、瘢痕的部位。

（5）注射少于 1 mL 的药液时，必须用 1 mL 注射器抽吸药液，以保证注入药液量准确。

（6）刺激性强的药物不宜皮下注射。

5. 知识拓展

（1）乙脑减毒活疫苗：是乙型脑炎病毒经过减毒后培养加工制成的生物制剂，用于预防流行性乙型脑炎，适用于年龄大于 8 个月龄的健康儿童以及从非疫区进入疫区的成人和儿童。

（2）乙脑减毒活疫苗使用注意事项：①注射疫苗过程中，切勿使消毒剂接触疫苗；②疫苗复溶后有摇不散的块状物，复溶前疫苗变红，疫苗瓶有裂纹或瓶塞松动者，均不得使用；③疫苗复溶后如不能立即用完，应放置在 2~8℃环境中，并在 1 小时内用完；④本品为减毒活疫苗，不推荐在乙型脑炎流行季节使用。

三、拓展案例

【案例导入——糖尿病】

案例2　01 床，张某，女，72 岁，住院号 123465。临床诊断为 2 型糖尿病，患者近期血糖控制不佳，身形消瘦，入院当日晚餐后 2 小时血糖 17.8 mmol/L。医嘱予以胰岛素 4 IU 皮下注射。

1. 用物准备及操作标准

用物准备及操作标准参考表 1-11-1 及图 1-11-1。

2. 临床思维

（1）75%乙醇：注射胰岛素应使用75%乙醇消毒待干，不可使用聚维酮碘或碘酊消毒，因为胰岛素中的氨基酸遇碘后会发生变性，影响胰岛素的剂量和疗效。

（2）注射部位为腹壁：胰岛素的注射部位为腹壁、大腿外侧、上臂外侧和臀部外上侧，选择注射部位时应避开瘢痕、硬结和伤口。长期注射者应注意轮换注射部位。使用短效胰岛素或短效与中效混合胰岛素时，优先考虑的注射部位是腹壁；对于中长效胰岛素，最适合的注射部位是臀部或大腿外侧，以及上臂外侧与臀部外上侧。本案例中注射的是短效普通胰岛素，优先选择腹部注射。

（3）协助取仰卧屈膝位：本案例选择的注射部位为腹壁，应协助患者取仰卧位、双膝弯曲，可使腹部放松。当注射部位为上臂三角肌时，应协助患者取侧卧位或坐位。

（4）注射手法：目前主要的胰岛素注射装置包括胰岛素注射笔、胰岛素注射器及胰岛素泵。本案例中使用的是胰岛素注射器，注射器内塞推压到位即可拔出，无需停留；若使用胰岛素笔注射者，在完全按下注射按钮后，应在拔出针头前至少停留10秒，从而保证药液全部被注入体内。

（5）注射角度：目前，胰岛素注射器使用的最短针头是6 mm。根据指南推荐，本案例中使用的是胰岛素注射器针为6 mm，该患者身形消瘦，为了防止肌内注射，可捏起皮肤90°注射。注射时避免按压皮肤出现凹陷，以防止针头刺入过深而到达肌肉组织。

（6）健康教育：

①按压方法：注射器注射时轻压不出血即可，胰岛素笔注射时无需按压。

②观察注射后的反应：做好血糖监测，防止低血糖发生。

③注射部位观察：观察有无疼痛、出血、瘀斑及硬结等。

④疾病相关宣教：根据患者的饮食情况和血糖情况给予个体化的糖尿病饮食、运动指导；告知患者低血糖的识别和处理：当患者出现饥饿感、心慌、手抖、出冷汗、头昏等症状时，应立即测量血糖，进食含糖食物，并在进食15分钟后复测血糖。糖尿病患者低血糖的诊断标准高于正常人群，正常人群血糖<2.8 mmol/L，糖尿病患者血糖<3.9 mmol/L，考虑为低血糖。

3. 知识拓展

胰岛素皮下注射角度新进展：胰岛素注射选择腹壁时，进针角度可分为90°注射和45°注射，应根据针头型号调整角度：

（1）使用较短（4 mm或5 mm）针头注射：大部分患者无需捏起皮肤，90°注射，消瘦者可捏皮90°注射。

（2）使用6 mm针头注射：正常及肥胖成人无需捏皮90°注射，儿童、消瘦成人需捏皮90°注射或45°注射。

中国2型糖尿病防治
指南（2020年版）

（3）使用≥8 mm针头注射：正常及肥胖成人无需捏起皮肤，90°注射，消瘦成人应捏皮90°注射，儿童应捏皮并45°注射。

【案例导入——急性冠脉综合征】

案例3 22床，谢某，男，66岁，住院号134658。因反复胸闷、胸痛3个月余，再发加重1周入院，临床诊断急性冠脉综合征。查体：T 36.5 ℃、P 88次/min、R 23次/min、BP 138/85 mmHg、SpO_2 96%。医嘱予以吸氧、心电监护，以低分子肝素钙注射液5000 IU皮下注射，每12小时注射1次。

1. 用物准备及操作标准

用物准备及操作标准参考表 1-11-1 及图 1-11-1。

2. 临床思维

(1)消毒液:选择 0.5% 聚维酮碘棉签以穿刺点为中心,螺旋式消毒 2 遍,直径范围≥5 cm,待干。

(2)注射部位:对非妊娠期成年患者,无论单次或长期注射,注射部位优选腹壁。腹壁注射部位是上起自左右肋缘下 1 cm,下至耻骨联合上 1 cm,左右至脐周 10 cm,避开脐周 2 cm 以内。如图 1-11-2。

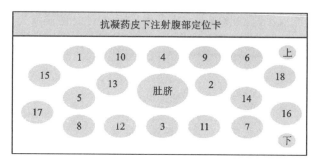

图 1-11-2　非妊娠期成年患者腹壁皮下注射定位卡

(3)体位:腹壁注射时,宜取屈膝仰卧位,嘱患者放松腹部。

(4)注射手法:本案例中使用的是临床上常用的预充式注射剂型抗凝药,针筒内预留有 0.1 mL 空气,注射前无需排气,针尖朝下,将针筒内空气轻弹至药液上方,注射前不抽回血(临床操作时左手全程提捏皮肤,右手垂直进针,很难抽回血,如勉强换手操作,容易导致针尖移位,加重组织损伤),持续匀速注射 10 秒,注射后停留 10 秒,再快速拔针,有利于药液的充分利用,也避免了针头处余液致局部皮肤形成瘀斑。

(5)注射角度:左手拇指、示指相距 5~6 cm,提捏皮肤成一皱褶,右手持注射器以执笔姿势,于皱褶最高点垂直穿刺进针。

(6)健康教育:

①按压方法:预灌式抗凝针剂拔针后一般无需按压,如有穿刺处出血或渗液,以穿刺点为中心,垂直向下按压 3~5 分钟。

②注射部位观察:观察注射部位是否有出血、皮下血肿等,记号笔标记皮下出血范围,严密观察并记录;临床上可用于治疗皮下瘀斑的药物有硫酸镁湿敷贴、水胶体敷料、云南白药、多磺酸黏多糖乳膏等。注射后注射部位禁忌热敷、理疗。

3. 知识拓展

急性冠脉综合征(ACS):是指冠状动脉内不稳定的粥样硬化斑块破裂继发新鲜血栓形成或血管痉挛所导致的心脏急性缺血综合征。其临床症状大部分表现为胸闷、胸痛伴随一系列症状,但也存在个体差异性,对于部分糖尿病患者、老年患者、女性患者症状可出现不典型情况,部分患者并无胸痛表现,或表现为牙齿痛、咽部不适、晕厥、心衰等情况,容易误诊漏诊。皮下注射抗凝药是其主要治疗手段之一。

抗凝药皮下注射护理
规范专家共识

第十二节 肌内注射

一、操作概述

肌内注射是将一定量药液注入肌肉组织的方法。由于人体肌肉组织丰富的毛细血管网，药液被注入肌肉组织后，可通过毛细血管壁进入血液循环，作用于全身，起到治疗作用。由于毛细血管壁是多孔的类脂质膜，药物透过的速度较透过其他生物膜速度快，因此，常用于以下几种情况：需在一定时间内产生药效而不能或不宜静脉注射，要求比皮下注射更迅速发挥疗效时；注射刺激性较强或药量较大的药物时。

【学而思政】

元素：以人为本、批判性思维。

内涵：操作实践中践行维护尊严、保护隐私、减轻痛苦、促进康复；在实践中学会理论联系实际，做到具体问题具体分析。

任务：阅读下面的小故事后回答问题。

请问：你知道患者为什么会有不自在的表情吗？李老师在小王进行操作前做了件什么事？

患者为什么不自在

二、示范案例

▶ **【案例导入——左下肢擦伤】**

案例1 李某，男，20岁，急诊号1486247。因20分钟前被锈铁擦伤急诊入院。查体：T 37.0℃，P 96次/min，R 21次/min，BP 125/84 mmHg。患者神志清楚，左下肢有一7 cm×2 cm的伤口，已做简单处置，敷料干洁，医嘱予破伤风抗毒素1500 IU肌内注射，护士于20分钟前给他做了皮试，皮试结果显示：皮肤微红，皮丘硬结约1.6 cm，痒感，请执行医嘱。

1. 用物准备

肌内注射用物摆放顺序如图1-12-1所示。

治疗车上层：破伤风抗毒素、0.9%氯化钠注射液10 mL/支、无菌巾、2 mL注射器、无菌纱布、砂轮、0.5%聚维酮碘、75%乙醇、治疗盘、棉签、手套、弯盘、笔、速干手消毒剂。

治疗车下层：生活垃圾桶、医用垃圾桶、锐器盒(图略)。

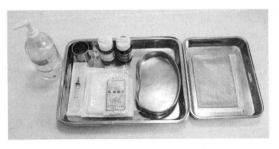

图1-12-1 肌内注射用物摆放顺序

2. 操作标准

肌内注射操作标准见表 1-12-1。

表 1-12-1　肌内注射操作评分标准（以单次肌内注射为例）

项目（分）	具体内容和评分细则	满分（分）	得分（分）
准备（12）	核对：医嘱，治疗卡并签名	2	
	皮试结果判断：阳性	4	
	自身准备：着装整洁、规范，洗手，戴口罩	2	
	用物准备：破伤风抗毒素、0.9%氯化钠注射液 10 mL/支、无菌巾、2 mL 注射器、无菌纱布、砂轮、0.5%聚维酮碘、75%乙醇、治疗盘、棉签、手套、弯盘、笔、速干手消毒剂	2	
	环境评估：环境清洁，光线充足，调节室温，拉床帘	2	
操作过程（68）	铺盘：铺无菌盘并注明铺盘时间	2	
	配药：检查药液质量，正确配置药液，配药者签名	6	
	药物核对：双人核对，核对者签名	2	
	一次核对：核对床号、姓名、手腕带，交代目的、注意事项、配合要点	4	
	患者评估：全身评估：病情、治疗史、用药史、过敏史；局部评估：穿刺部位皮肤及肌肉组织情况	6	
	体位：协助取右侧卧位	6	
	选部位：戴手套，"连线法"选定注射部位	6	
	皮肤消毒：聚维酮碘消毒皮肤 2 遍，待干	4	
	二次核对：核对姓名、床号、手腕带，药物核对	2	
	注射：再次核对；排气，一手绷紧皮肤，一手垂直迅速刺入针梗的 1/2-2/3；回抽无血后缓慢推注	8	
	观察：一边推注药液，一边观察患者反应	6	
	拔针按压：注射完毕迅速拔针，棉签轻压	4	
	三次核对	2	
	整理：协助取舒适体位，整理床单位	2	
	洗手记录：脱手套，洗手，记录	2	
	健康教育：①按压方法；②观察注射后反应；③20 分钟无不适后注射第 2 针；④疾病相关宣教	4	
	垃圾分类处理	2	
评价（20）	整体评价：无菌观念、熟练、规范、无并发症	10	
	评判性思维（**见斜体处**）		
	人文关怀：动作轻柔、隐私保护，关注患者感受	10	
共计		100	

注：表中斜体部分为临床思维点

3. 临床思维

（1）皮试结果判断：该患者皮试结果为皮肤微红，皮丘硬结约 1.6 cm，痒感，提示破伤风皮试阳性。破伤风抗毒素是在急性外伤后预防破伤风的首选药物，目前尚无其他替代药物，该患者皮试虽然阳性，临床上经过权衡利弊，规定即使破伤风皮试为阳性，仍须注射破伤风抗毒素。因此，该病例采用分4次注射的脱敏注射法，具体操作方法详见本章第十节。

（2）注射部位及体位：患者左下肢外伤，肌内注射时应注意是否挤压到伤口，综合评估后宜采取右侧卧位，采用连线法定位臀大肌注射。

（3）观察患者反应：因为该患者破伤风皮试结果弱阳性，应在脱敏注射过程中密切观察患者有无全身反应，如气促、发绀、荨麻疹或过敏性休克时，应立即停止注射，并迅速对症处理。

（4）健康教育：

①告知患者药物过敏的症状，如有不适，及时告知医务人员。

②注射期间及注射完毕后20分钟内勿要离开。

③告知患者需要注射多次，并解释原因，每次注射后若无不适再进行下一次注射。

4.注意事项

（1）严格执行查对制度和无菌技术原则。

（2）正确选择部位：2岁以下婴幼儿不宜进行臀大肌注射，可选择臀中肌、臀小肌注射。

（3）进针深度适宜：切勿将针梗全部刺入，消瘦者及儿童的进针深度应酌减，以防针梗从根部衔接处折断，若针头折断，应嘱患者保持局部肢体不动，用止血钳夹住断端取出；若全部埋入肌肉，须请外科医生诊治。

（4）防药液直接进入血管：注射药物前应抽回血，若有回血，可拔出少许或进针少许再试抽，一定要无回血后方可注药。

（5）固定针栓：注射油剂应注意固定针栓，以防用力过度使针头和注射器分离。

（6）防药液堵塞：注射混悬液，须先摇匀药液抽吸，进针后快速推药，以免药物沉淀堵塞针头。

（7）注意更换部位：长期注射者，经常更换部位，若出现局部硬结，可采用热敷、理疗或外敷活血化瘀的中药，如蒲公英、金黄散等。

（8）同时注射2种及以上药物时，注意药物配伍禁忌。

5.知识拓展

破伤风抗毒素脱敏机制：破伤风抗毒素（TAT）是用破伤风类毒素免疫马血清经物理、化学方法精制而成，能中和患者体内的破伤风毒素。同时它是一种异体蛋白，具有抗原性，注射后也容易出现过敏反应。若遇TAT皮试呈阳性时，可采用小剂量多次脱敏注射法。机制为：小量抗原进入体内后，与吸附在肥大细胞或嗜碱性粒细胞上的IgE结合，使其逐步释放出少量的组胺等活性物质，而机体本身释放的组胺酶可使组胺分解，不致对机体产生严重损害，不会出现症状。经过多次反复注射后，可使细胞表面的IgE抗体大部分甚至全部被结合而消耗，最终可以达到全部注入所需药量而不发生过敏反应。

三、拓展案例

▶【案例导入——急性胆囊炎】

> 案例2　08床，王某，女，45岁，住院号1486247。因右上腹部疼痛6小时入院。查体：T 36.8℃，P 118次/min，R 22次/min，BP 142/79 mmHg。既往有大面积烧伤病史，右侧肢体及臀部可见大范围瘢痕，入院后患者诉右上腹疼痛难忍，大汗淋漓，疼痛数字评分表（NRS）评分为4分，临床诊断：急性胆囊炎。医嘱予盐酸布桂嗪注射液75 mg肌内注射，请执行医嘱。

1. 用物准备

用物准备：盐酸布桂嗪注射液 100 mg、疼痛评分表，其余参考表 1-12-1 内容。

2. 操作标准

肌内注射操作评分标准见表 1-12-2。

表 1-12-2 肌内注射操作评分标准

项目（分）	具体内容和评分细则	满分（分）	得分（分）
准备（10）	*核对*：医嘱、治疗卡并签名，*腹痛原因不明不用止痛药，向医生复核医嘱*	2	
	自身评估：着装整洁、规范，洗手，戴口罩	2	
	用物准备：*盐酸布桂嗪注射液 100 mg（双人从麻醉柜内拿出药物核对）*、无菌巾、2 mL 注射器、纱布、砂轮、0.5%聚维酮碘、75%乙醇、棉签、治疗盘、疼痛评分表、手套、弯盘、笔、速干手消毒剂	4	
	环境评估：环境清洁，光线充足，调节室温，拉床帘	2	
操作过程（70）	铺盘：铺无菌盘并注明铺盘时间	2	
	配药：检查药液质量，正确配置药液，配药者签名	6	
	药物核对：双人核对，核对者签名	2	
	一次核对：核对床号、姓名、手腕带，交代目的、注意事项、配合要点	4	
	患者评估：全身评估：病情、*疼痛评估（NRS 评分）*、治疗史、用药史、过敏史；局部评估：穿刺部位皮肤及肌肉组织情况	6	
	体位：*协助取右侧卧位*	6	
	选部位：戴手套，"连线法"选定*左侧臀大肌*，避开炎症与瘢痕	6	
	皮肤消毒：聚维酮碘消毒皮肤 2 遍，待干	4	
	二次核对：核对姓名、床号、手腕带，药物核对	2	
	注射：再次核对；排气，一手绷紧皮肤，一手垂直迅速刺入针梗的 1/2~2/3；回抽无血后缓慢推注	8	
	观察：一边推注药液，一边注意观察患者反应	2	
	拔针按压：注射完毕迅速拔针，无菌棉签轻压	4	
	三次核对	2	
	洗手记录：脱手套，洗手，记录	2	
	整理：协助取仰卧屈膝位，整理床单位	4	
	健康宣教：①*注射后半小时再次疼痛评分*；②观察用药后反应；③疾病相关宣教	6	
	空安瓿保留放入麻醉柜内保存；有余液时双人核对后双人弃去并填写麻醉登记本	2	
	垃圾分类处理	2	
评价（20）	整体评价：无菌观念、熟练、规范、无并发症	10	
	评判性思维（*见斜体处*）		
	人文关怀：动作轻柔、隐私保护，关注患者感受	10	
共计		100	

注：表中斜体部分为临床思维点

3.临床思维

(1)再次与医生复核医嘱：确认腹痛原因是否查明，未明者禁用止痛药、解痉药、热敷等，防止腹痛缓解而病症被掩盖。该患者明确诊断为胆囊炎，可以注射止痛药。

(2)双人从麻醉柜内拿出药物核对：根据国家规定麻醉/精神类药品进出专柜要双人验收与复核，专用账册，做到账、物相符。

(3)疼痛数字评分表(NRS)：最为简单的评分法。NRS将疼痛程度用0~10这11个数字表示，0分是无痛，10分是剧烈疼痛，数字越大疼痛越剧烈。0分是无痛，1~3分是轻度疼痛，4~6分是中度疼痛，7~10分为剧烈疼痛。

(4)注射部位：患者右侧臀部与肢体既往有烧伤，应选取左侧臀大肌为注射部位，注射时应避开瘢痕、硬结、皮肤破损处，防止药物不易吸收或引发感染。

(5)麻醉药用后处置：按规定双人核对后将剩余药液弃去，空安瓿放入麻醉柜内保留并填写麻醉药品使用登记本。

(6)健康教育：

①嘱咐患者卧床休息，30分钟后再次评估止痛效果。

②观察患者用药后反应，包括药物的不良反应。

4.知识拓展

疼痛强度的评估工具：目前临床使用最多的一类是疼痛强度评估工具，包括视觉模拟量表(VAS)、语言评价量表(VRS)、数字评价量表(VAS)等。一般根据患者的不同特点选择合适量表进行疼痛评估。疼痛问卷表是一种较疼痛强度量表更为全面的对疼痛进行评估的一种方法。

▶【案例导入——小儿支气管肺炎】

　　案例3　27床，王某，男，1岁，住院号1475634。因发热、咳嗽7天，加重伴抽搐急诊入院。查体：T 39.5℃，P 145次/min，R 28次/min，BP 85/42 mmHg，SpO_2 92%，体重9 kg。临床诊断支气管肺炎，高热惊厥。医嘱予苯巴比妥15 mg肌内注射。

1.用物准备及操作标准

用物准备及操作标准参考表1-12-1及图1-12-1。

2.临床思维

(1)肌内注射部位及体位：2岁以下患儿常采用股外侧肌定位法；取大腿中段外侧(成人膝关节上10 cm，髋关节下10 cm，宽约7.5 cm，儿童距离和范围略减少)。此区大血管、神经干很少通过，且注射范围较广，适用于多次注射。臀中肌、臀小肌定位：构角法，以示指尖和中指尖分别置于髂前上棘和髂嵴下缘处，这样在髂嵴、示指、中指之间构成的三角区域即为注射区域。该患儿系高热惊厥，情况紧急，应迅速准确定位后完成注射。

(2)保持呼吸道通畅：高热惊厥的患儿在惊厥发作期间注意保持呼吸道通畅，防止舌咬伤，同时给予氧气吸入。

(3)确保药物剂量准确：巴比妥类药物通过作用于中枢神经系统，使其处于抑制状态而用于抗惊厥紧急治疗，患儿年龄较小，肝肾功能发育不全，要严格遵医嘱按患儿体重给药，避免药物过量。

(4)健康教育：安慰家长，避免紧张；告知家长患儿抽搐时勿强行按压肢体；可多喝些温开水，配合医生进行降温治疗，发热时不可靠捂汗降温，以免影响机体散热。

3. 知识拓展

（1）儿童高热诊疗新进展：

①仍首推对乙酰氨基酚和布洛芬药物降温，建议每次疾病过程中选择一种。不推荐对乙酰氨基酚和布洛芬联合用于儿童退热，也不推荐对乙酰氨基酚与布洛芬交替用于儿童退热。解热镇痛药不能有效地预防热性惊厥发生。

②物理降温（包括温水擦浴、冰敷或乙醇擦浴等）不再推荐应用。虽然对乙酰氨基酚联合温水擦浴短时间内退热效果更好些，但会明显增加患儿不适感，因此不推荐使用温水擦浴退热，更不推荐冰水或乙醇擦浴法退热。

③不能用发热的高度和持续时间来判断病情的危重程度。也不能根据应用退热药后体温下降的快慢和程度来判断疾病的危重程度。要根据年龄，结合精神反应、呼吸、心率、血压、毛细血管再充盈时间和外周经皮血氧饱和度，有无咳嗽、吐泻、皮疹等伴随症状来综合判断。

④糖皮质激素不能作为退热药用于儿童退热。

（2）小儿支气管肺炎药物治疗：阿奇霉素联合鱼腥草治疗小儿支气管肺炎可降低炎症细胞因子的产生，促进炎症的消退，疗效显著。

第十三节　静脉注射

一、操作概述

静脉注射法是经静脉注射药物的方法。主要用于：①药物不宜口服、皮下注射、肌内注射或需迅速发挥药效时；②药物因浓度高、刺激性大、量多而不宜采取其他注射方法；③注入药物做某些诊断性检查。

【学而思政】

　　元素：以人为本；慎独的职业道德修养。

　　内涵：操作实践中自觉践行减轻痛苦、鼓励陪伴的理念，注重人文关怀；实践中发扬慎独精神，自觉规范操作行为，力求做到德艺双馨。

　　任务：课前讨论。

　　请问：如果你是患者，你会喜欢护士 A 还是护士 B 呢？

你喜欢哪位护士

二、示范案例

▶【案例导入——急性左心衰】

　　案例 1　03 床，张某，男，67 岁，住院号 1736691。因活动后心悸、气促十余年，2 小时前在家用力大便后加重伴严重呼吸困难急诊入院，入院时患者面色灰白、大汗淋漓、咳粉红色泡沫痰，立即予心电监护、吸氧等处理。查体：T 36.2℃，HR 153 次/min，R 36 次/min，BP 96/52 mmHg，$SpO_2$93%。心电图检查结果示心房颤动（房颤）。临床诊断急性左心衰。医嘱：5%葡萄糖注射液 20 mL+去乙酰毛花苷 C 注射液 0.4 mg 静脉注射。

1. 用物准备

静脉注射用物摆放顺序如图 1-13-1 所示。

治疗车上层：治疗盘、弯盘、去乙酰毛花苷 C 注射液、5%葡萄糖注射液、0.5%聚维酮碘、75%乙醇、无菌巾、棉签、纱布、20 mL 注射器、头皮针（留置针）、胶布，压脉带、小枕、治疗巾、手套、剪刀、笔、速干手消毒剂。

治疗车下层：生活垃圾桶、医用垃圾桶、锐器盒（图略）。

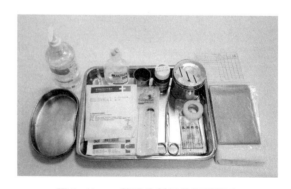

图 1-13-1　静脉注射用物摆放顺序

2. 操作标准

静脉注射评分标准见表 1-13-1。

表 1-13-1　静脉注射评分标准

项目(分)	具体内容和评分细则	满分(分)	得分(分)
准备(10)	核对：医嘱单、治疗卡并签名	2	
	自身准备：着装整洁、规范，洗手，戴口罩	2	
	用物准备：治疗盘、弯盘、去乙酰毛花苷 C 注射液、5%葡萄糖注射液、0.5%聚维酮碘、75%乙醇、无菌巾、棉签、纱布、20 mL 注射器、*头皮针(留置针)*、胶布、压脉带、小枕、治疗巾、手套、剪刀、笔、速干手消毒剂	4	
	环境准备：环境清洁、光线充足、调节室温，拉床帘	2	
操作过程(70)	铺盘：铺无菌盘，标明有效期	2	
	配药：检查药液质量，正确配置药液，排气，连接头皮针，配药者签名	6	
	药物核对：双人核对，核对者签名	2	
	一次核对：核对床号、姓名、手腕带，解释用药目的、方法	4	
	患者评估：评估病情、治疗、*用药史*、过敏史；*评估患者心率*；评估肢体活动能力、穿刺部位	6	
	体位：*协助取端坐卧位*	4	
	备胶布、戴手套	2	
	定位消毒：穿刺部位下垫小枕及治疗巾、扎压脉带(离穿刺点上方 8~10 cm，络合碘消毒穿刺部位皮肤(直径大于 5 cm)，待干	4	
	二次核对：核对患者信息、药物信息	2	
	穿刺排气，嘱握拳，绷紧皮肤，针头与皮肤呈 15°~30°进针，见回血后将针头平行推进少许	10	
	两松一固定：松开压脉带，嘱患者松拳，胶布固定	3	
	观察：*缓慢推注药液，密切观察病情变化*	6	
	拔针按压撤用物：拔针，干棉签按压穿刺点 3~5 分钟，至不出血为止(此例不拔针，维持静脉通路，继续后续治疗)。撤压脉带、小枕及治疗巾	3	
	三次核对	2	
	整理：协助取*端坐卧位*，整理床单位	4	
	洗手记录：脱手套，洗手，记录	2	
	健康教育：*①勿揉搓穿刺部位；②疾病相关宣教；③药物相关宣教*	6	
	垃圾分类处理	2	
评价(20)	整体评价：规范，熟练，安全，穿刺一次成功；遵守无菌原则和查对制度	10	
	评判性思维(*见斜体处*)		
	人文关怀：动作轻柔、隐私保护、拉好床栏、保暖	10	
共计		100	

注：表中斜体部分为临床思维点

3. 临床思维

（1）选择头皮针（留置针）：根据患者病情、使用药物性质、用药疗程等合理选择血管通路装置。该患者入院诊断为房颤、左心衰竭，病情危重，后续需要通过静脉通路予相应急救处理，故最好使用留置针穿刺，以便保护患者血管，减轻反复穿刺的痛苦。特殊紧急情况下，血管条件不允许或受到条件限制来不及准备留置针穿刺，可以先行头皮针穿刺（本例以普通头皮针穿刺为例）。

（2）评估患者用药史、心率情况：洋地黄类药物排泄很慢，容易蓄积中毒，所以使用该药前需询问 2 周内有无用药史，若未使用该药，则可按常规剂量给药；若 2 周内使用过该药，则需根据具体情况调整用量。同时，洋地黄类药物具有正性肌力、负性频率的作用，使用前应评估心率，当心率>60 次/min 时才可使用，该患者为快速性房颤，心率 153 次/min，可以注射洋地黄类药物。另外因该患者为急性左心衰，需迅速使药液进入体内，同时此类患者由于心衰致四肢远端血运较差，首次静脉穿刺首选上肢较大静脉，尤其要避免选择下肢血管，因此时下肢静脉回流可能受阻，影响药物发挥疗效的时间。

（3）密切观察病情变化：应缓慢推注药液，小剂量毛花苷 C 可提高窦房结对迷走神经冲动的敏感性，增强其减慢心率作用；而大剂量毛花苷 C（通常接近中毒量）则可直接抑制窦房结、房室结和希氏束而呈现窦性心动过缓和不同程度的房室传导阻滞，所以推注速度宜慢（10~15 分钟），同时注意使用合适、准确的剂量。推注过程中应随时询问患者感受，同时需密切观察心电示波的改变情况，如出现新的心律失常，或患者自诉恶心、视物模糊、头痛等情况，应立即停止静脉注射，并采取相关措施。

（4）健康教育：

①嘱患者取端坐卧位休息。

②告知患者用药目的，主动询问患者感受，观察用药后呼吸困难、咳嗽咳痰等症状的改善情况，注重心理护理，减轻患者焦虑。

③药物不良反应：向患者讲解洋地黄类药物的不良反应，如有异常及时告知，如呕吐、黄视等。

4. 注意事项

（1）严格遵守查对制度和无菌技术操作原则。

（2）选择粗直且富有弹性的血管，长期静脉注射者，有计划地由远心端向近心端穿刺，避免在同一部位反复穿刺。

（3）推注刺激性药物一定要确认针头在血管内，需用 0.9%氯化钠注射液引导穿刺，以免药物外渗导致组织坏死。

（4）凝血功能不佳者应延长按压时间。

（5）特殊患者穿刺：肥胖患者适当加大进针角度（30°~40°）；水肿患者揉搓局部、驱散水分、以暴露血管；脱水患者穿刺前局部热敷、按摩，待血管充盈后再行穿刺；老年患者血管较脆且易滑动，可用手指固定静脉上下两端，再沿静脉走行方向进行穿刺。

5. 知识拓展

急性心力衰竭的处理：①体位：半卧位或端坐位，双腿下垂以减少回心血量，降低心脏前负荷；②吸氧：无低氧血症的患者不常规吸氧；当 $SpO_2<$ 90% 或 $PaO_2<60$ mmHg 时给予氧疗，使患者 $SpO_2\geq95\%$（伴 COPD 者 $SpO_2>$ 90%）；③镇静：阿片类药物如吗啡可缓解焦虑和呼吸困难，急性肺水肿患者需谨慎使用，应密切观察疗效和呼吸抑制的不良反应。伴明显和持续低血压、休克、意识障碍、慢性阻塞性肺疾患（COPD）等患者禁忌使用；④容量管

中国心力衰竭
诊断和治疗指南

理：无明显低血容量高危因素者，每天摄入液体量不要超过 2000 mL，保持每天出入量负平衡约 500 mL，严重肺水肿者水负平衡为 1000~2000 mL/d，甚至可达 3000~5000 mL/d，以减少水钠潴留。3~5 天后，如肺瘀血、水肿明显消退，应减少水负平衡量，逐渐过渡到出入量大体平衡。在负平衡下应注意防止发生低血容量、低钾和低钠血症等。同时限制钠摄入<2 g/d；⑤开放两条静脉通路，遵医嘱用药。

三、拓展案例

【案例导入——低血糖】

> **案例 2**　03 床，陈某，男，79 岁，住院号 1033723。因散步行走中不慎跌倒急诊入院。X 线检查示右侧桡骨远端骨折。患者目前神志清楚，手抖、出冷汗。既往有糖尿病史，未规律服药。查体：T 36.8℃，P96 次/min，R 20 次/min，BP 126/72 mmHg。随机血糖示：2.9 mmol/L。医嘱：50% 葡萄糖注射液 40 mL 静脉注射。

1. 用物准备及操作标准

用物准备及操作标准参考图 1-13-1 及表 1-13-1。

2. 临床思维

（1）注射前需用 0.9% 氯化钠注射液导引预注射：50% 葡萄糖注射液属于高渗液体，药物局部外渗容易导致组织肿胀，甚至坏死，在注射前需用 0.9% 氯化钠注射液导引穿刺，回抽见回血并推注通畅，确认针头在血管内，再更换 50% 葡萄糖注射器进行静脉注射。

（2）严密监测血糖变化：按照低血糖的处理流程，口服或者静脉补糖 15 分钟后需监测血糖 1 次，以查看低血糖的纠正情况。糖尿病患者血糖<3.9 mmol/L 属于低血糖，该患者血糖<2.9 mmol/L，属于严重低血糖，虽然目前神志清楚，但口服补糖血糖恢复较慢，应采取静脉注射的方式。

（3）勿在骨折侧肢体进行穿刺：该患者右侧桡骨远端骨折，骨折侧肢体血运不佳，患者疼痛剧烈，应尽早包扎固定，局部制动，保持功能位，行康复锻炼，避免在骨折肢体进行穿刺。

（4）健康教育：

①嘱卧床休息，防二次跌倒，待血糖正常后逐渐恢复活动。

②心理安慰：告知患者此次跌倒由低血糖引起，已静脉补糖，随后心慌、头晕的症状会有所缓解，嘱患者不要太过担心。

③糖尿病相关宣教：a. 嘱患者遵医嘱规律服药，按时按量；b. 身边常备糖果及饼干；c. 学会自我监测血糖；d. 老年患者依从性较差，嘱亲属协同监督。

3. 知识拓展

低血糖症的处理流程："吃十五等十五原则"。①低血糖发生时，意识清楚者口服 15~20 g 糖类食品（如 125 mL 果汁、一勺蜂蜜、糖果 2~4 颗、咸味苏打饼干 3~6 块等），意识障碍者给予 50% 葡萄糖 20~40 mL 静脉注射或胰高血糖素 0.5~1.0 mg 肌内注射；②15 分钟后监测血糖；③若血糖仍≤3.0 mmol/L，继续给予 50% 葡萄糖 60 mL 静脉注射；若血糖≤3.9 mmol/L，再次给予葡萄糖口服或葡萄糖注射液静脉注射；若血糖>3.9 mmol/L 但距离下一次就餐时间在 1 小时以上，应进食适量含淀粉或蛋白质的食物。

ADA 糖尿病医学诊疗标准
（2022，美国糖尿病学会）

【案例导入——肾病综合征】

> 案例3　08床，李某，男，61岁，住院号1213523。因反复四肢水肿10年，发热、咳嗽3天入院。患者神志清楚。查体：T 37.8℃，P 105次/min，R 20次/min，BP 153/92 mmHg。血液生化检测提示：清蛋白28.4 g/L，胆固醇11.49 mmpl/L，甘油三酯2.57 mmol/L，低密度脂蛋白6.64 mmL/L；尿常规提示：尿蛋白(+++)，24小时尿蛋白定量4.23 g/d。临床诊断肾病综合征、上呼吸道感染。医嘱：呋塞米20 mg静脉注射。

1. 用物准备及操作标准

用物准备及操作标准参考图1-13-1及表1-13-1。

2. 临床思维

(1)注射前按压水肿部位，显露静脉：该患者四肢水肿，血管难以显现，注射前用大拇指指腹按压穿刺部位，使水肿液驱散至血管旁的皮下组织，让患者静脉更好地显露，以提高静脉穿刺成功率。

(2)健康教育：

①卧床休息：嘱患者卧床休息，可抬高四肢，以增加静脉回流，减轻水肿。

②指导患者加强皮肤护理：水肿患者皮肤菲薄，易破损。指导患者穿宽松、柔软的衣服；清洁皮肤时勿太过用力；长期卧床者也要注意经常变换体位，防止压力性损伤；注意观察皮肤有无红肿、破损的情况，防止感染。

③指导患者观察药物不良反应：呋塞米具有耳毒性，可引起耳鸣、眩晕及听力丧失，如有以上不适，嘱患者及时告知。

3. 知识拓展

针刺伤处理：护士在执行静脉治疗的过程中，可能发生针刺伤，存在院内感染的风险。一旦发生针刺伤，应立即积极处理，及时报告相关部门，具体步骤如下：

(1)挤压：立即在伤口旁轻轻由近心端向远心端挤压，避免挤压伤口局部，尽可能挤出损伤处的血液。

(2)冲洗：用肥皂水和流动水进行冲洗，被接触的黏膜应反复用0.9%氯化钠溶液冲洗干净，受伤部位的伤口冲洗后，应当用消毒液，如用75%乙醇或者0.5%聚维酮碘进行消毒，并包扎伤口。

(3)报告：向科室负责人、医院院感科及管理部门报告。

(4)填表：发生24小时内填报针刺伤发生报告记录表。

(5)评估：核查患者并评估针刺伤预后，若患者血源性检测结果显示有相关血源性感染依据时，应当为被针刺伤的医护人员按照疾病传播途径和潜伏期注射相关疫苗、给予服用药物、追踪记录针刺伤后症状及相关疾病检测结果等。

第十四节　静脉输液

一、操作概述

静脉输液是将一定量的无菌溶液直接输入静脉的技术，其原理是利用大气压和液体静压形成的输液系统内压高于人体静脉压，从而使无菌液体由静脉进入血液循环系统。根据输液部位不同，可分为外周静脉输液和中心静脉输液。通过静脉输液给药，达到纠正体内水和电解质失调、维持酸碱平衡、供给热能和养分、控制感染、抗肿瘤、解毒等治疗目的。

【学而思政】

元素：职业安全；人文关怀。

内涵：操作实践中培养学生科学严谨的态度、树立安全第一的理念；真正做到以患者为中心，关爱患者，关注重视患者的诉求并科学应对。

任务：请你反思。

忘松压脉带

请问：如果护士小张由于工作任务繁重，患者亲属提出疑问后，不仔细检查，仅告知患者及亲属"因病情需要，输液速度不宜过快，您目前输液缓慢是正常的"，会导致怎样的后果？在今后工作中，应该怎样避免这样的错误？

二、示范案例

▶【案例导入——急性胃肠炎】

案例1　01床，张某，女，56岁，急诊号2129876。1天前食用冰箱内久置剩菜后，出现阵发性上腹部绞痛，无放射痛，解稀便和水样便共6次，伴恶心、呕吐3次，为胃内容物，无呕血及黑便，今日腹泻、呕吐未见好转，1天未进食，诉全身乏力，于7:00急诊入院。查体：T 38.0℃、P 110次/min、R 24次/min、BP 95/62 mmHg、SpO$_2$ 96%。临床诊断：急性肠胃炎。医嘱：复方氯化钠注射液500 mL静脉滴注。

1.用物准备

密闭式静脉输液用物摆放顺序如图1-14-1所示。

治疗车上层：药液、输液器、手套、0.5%聚维酮碘、棉签、压脉带、胶布、瓶签贴、输液贴、小枕、治疗巾、弯盘、笔、速干手消毒剂、输液架。必要时备小夹板、棉垫及绷带。

治疗车下层：生活垃圾桶、医用垃圾桶、锐器盒(图略)。

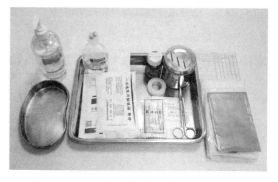

图1-14-1　密闭式静脉输液用物摆放顺序

2.操作标准

密闭式静脉输液操作评分标准见表1-14-1。

表 1-14-1 密闭式静脉输液操作评分标准

项目（分）	具体内容和评分细则	满分（分）	得分（分）
准备（10）	核对：医嘱、执行卡并签名	2	
	自身准备：着装整洁、规范，洗手，戴口罩	2	
	用物准备：药液、输液器、手套、0.5%聚维酮碘、棉签、压脉带、胶布、瓶签贴、输液贴、小枕、治疗巾、弯盘、笔、速干手消毒剂、输液架。必要时备小夹板、棉垫及绷带	4	
	环境评估：环境清洁、光线充足、调节室温、拉床帘	2	
操作过程（70）	配药：检查药液质量，正确配置药液，贴瓶签贴，插入输液器，配药者签名	4	
	药物核对：双人核对，核对者签名	2	
	一次核对：核对姓名、床号、手腕带，交代目的、配合要点，取得合作	4	
	患者评估：全身评估：病情、用药情况；局部评估：评估穿刺部位血管及皮肤情况（右侧手臂）、肢体活动度，嘱患者排空大小便	6	
	体位：协助取舒适卧位，头偏一侧	2	
	挂瓶排气：核对药物，将输液瓶挂在输液架上，一次排气	4	
	选择穿刺部位：备胶布，戴手套，垫小枕，铺治疗巾，在穿刺点上方6~8 cm处扎压脉带，选择血管，松压脉带	4	
	皮肤消毒：消毒皮肤2遍，消毒范围>5 cm，待干	4	
	二次核对：核对姓名、床号、手腕带，药物核对	2	
	扎压脉带：再次扎压脉带，嘱患者握拳	2	
	再次排气	2	
	静脉穿刺：嘱患者握拳，绷紧皮肤及血管；针梗与皮肤成15°~30°快速刺入，见回血后再进少许	10	
	三松一观察：松压脉带、松拳、松调节器，观察液体滴入是否顺畅，患者有无不适	2	
	固定：用胶布固定针柄，无菌输液贴固定针头，针头附近输液管环绕固定	2	
	调节输液速度：80 滴/min	6	
	三次核对	2	
	撤小枕、治疗巾、压脉带	2	
	整理：协助取舒适体位，整理床单位	2	
	洗手记录：脱手套、洗手，记录	2	
	健康教育：①勿自行调节输液速度；②观察输液反应；③防止空气栓塞；④疾病相关宣教	4	
	垃圾分类处理	2	
评价（20）	整体评价：遵守无菌原则，规范、熟练，穿刺一次成功	10	
	评判性思维（见*斜体*处）		
	人文关怀：动作轻柔、隐私保护、拉好床栏、保暖	10	
共计		100	

注：表中斜体部分为临床思维点

3. 临床思维

(1)选择血管：该急性肠胃炎患者已有血容量不足的表现，BP 95/62 mmHg，全身乏力。需尽快补充钾、钠等电解质及水分，故应选择粗、直、弹性大的手背或前臂静脉，避开静脉瓣、关节部位以及有瘢痕、炎症、硬结、皮肤溃破等处的静脉。

(2)调节输液速度：正常成人输液速度 40~60 滴/min，儿童输液速度 20~40 滴/min，对于罹患心肺功能不全和年老体弱及婴幼儿须严格控制输液速度；每日及单位时间内补液量及速度取决于体液丧失量、速度以及各器官尤其是心、肺、肝、肾的功能状态。该患者有脱水，且药物为普通的电解质溶液，不需要限制速度，可适当在常规速度上加快输液速度，故可以设定在 80 滴/min 左右，同时根据患者情况随时调节。

(3)健康教育：

①告知患者勿自行调节输液速度，以免输液过快加重心肺负担或输液太慢而达不到治疗效果。

②告知患者常见的输液反应的症状及防治方法，一旦出现输液反应表现，应立即呼叫医护人员。

③疾病相关：嘱患者卧床休息，适当进食清淡易消化食物(必要时遵医嘱禁食)，注意饮食洁净卫生，忌食辛辣刺激性食物。

4. 注意事项

(1)严格执行无菌操作原则及查对制度，预防感染及差错事故的发生。

(2)根据病情需要安排输液顺序，并根据治疗原则，按急、缓及药物半衰期等情况合理分配药物。

(3)对需长期输液的患者，选择合适静脉，采用留置针建立通路，保护患者血管。

(4)输液前要排尽空气，确保输液管道连接紧密，输液过程中，加强巡视密切观察，及时更换液体，以免空气进入静脉形成栓塞。

(5)注意药物的配伍禁忌，刺激性强及特殊药物应确保针头在血管内后再输入。

(6)连续输液 24 小时者，须每天更换输液器。

(7)输液过程中，严密观察患者主诉及输液有无漏液，针头有无脱出、阻塞或移位，输液管有无扭曲、受压，局部皮肤有无肿胀或疼痛等，某些药物如甘露醇、去甲肾上腺素等外渗后会引起局部组织坏死，如发现上述情况，应立即停止输液并进行处理。

(8)密切观察患者有无输液反应，如患者出现心悸、畏寒、持续性咳嗽等情况，应立即减慢或停止输液，并通知医生，及时处理。

5. 知识拓展

常用的输液工具及选择：目前临床使用的输液工具分为外周静脉通道工具和中心静脉通道工具，应根据患者治疗方案(主要考虑药物对血管的损伤性)、预期治疗时长、血管条件并结合患者个人意愿，在满足治疗的前提下选择管径最细、管腔数量最少、造成创伤最小的输液工具。

静脉输液治疗标准
实践(2021 版)

(1)外周静脉通道工具：包括一次性静脉输液钢针、外周静脉留置针和中等长度导管。一次性静脉输液钢针限用于小于 4 小时的输液、单次给药或静脉采血，不应用于腐蚀性药物输注；外周静脉留置针宜用于治疗时长小于 1 周的输液，不宜用于腐蚀性药物等持续性静脉输注；中等长度导管用于预计治疗时长 1~4 周、持续输注等渗或接近等渗药物、短期(<6 天)输注万古霉素、需持续镇静与镇痛治疗，间歇性输注腐蚀性药物需谨慎。

（2）中心静脉通道工具：包括经外周置入的中心静脉导管（PICC）、中心静脉导管（CVC）和植入式输液港（Port），因导管尖端位于上腔静脉或下腔静脉，可用于所有类型的输液治疗，如持续腐蚀性药物、胃肠外营养、溶液渗透压>900 mOsm/L 的输液治疗。中心静脉通路工具保留时间长，PICC留置时最长为 1 年，Port 可留置 10~20 年，二者更多应用于肿瘤化疗等患者的长期间歇输液。中心静脉导管有隧道式或非隧道式两种置入方式，隧道式可降低导管相关血流感染、穿刺点出血、导管滑出等并发症发生，还具有增加患者的舒适度、方便维护等优势，为不适合常规穿刺、留置中心静脉通路导管的疑难置管患者提供了一条安全、有效的静脉通路。

【案例导入——急性白血病】

> 　　**案例 2**　12 床，李某，男，62 岁，住院号 1823582。2 周前确诊急性白血病收治入院并给予化疗，3 天前开始发热，使用抗生素后仍未有效改善，今日血常规检测提示：白细胞 $0.22×10^9/L$，中性粒细胞计数 $0.01×10^9/L$，上午 10 点钟测 T 40℃、P 130 次/min、R 25 次/min、BP 84/48 mmHg、SpO_2 96%，考虑感染性休克，遵医嘱立即予去甲肾上腺素持续缓慢静脉滴注。

1. 用物准备及操作标准

用物准备及操作标准参考表 1-14-1 及图 1-14-1。

2. 临床思维

（1）选择合适的输液工具：去甲肾上腺素是血管收缩药，通过刺激 α 受体诱导血管收缩，增加外周阻力，以皮肤、黏膜血管收缩最明显，外渗后可导致皮肤缺血发白、紫红，导致局部组织坏死，因此不应使用一次性钢针输注。应首选中心静脉通道，若没有中心静脉通道，根据患者目前处于休克状态，可用静脉留置针迅速建立外周静脉通道后输注升压药，再择时建立中心静脉通道用于升压药的持续输注。该药物需要匀速缓慢输注，故需借助输液泵控制输液。

（2）选择血管：使用留置针时，为预防药物外渗，应选择合适的穿刺部位提高一次性穿刺成功率，如选择弹性好、易于固定和粗直的静脉，尽量避开关节。

（3）患者取中凹卧位：抬高头胸部，有利于保持气道通畅，改善通气功能；抬高下肢，有利于静脉血回流，增加心排血量而使休克症状得到改善。

（4）严密监测生命体征：予心电监护，给予对症处理，如降低体温，吸氧等。

（5）健康教育：

①勿擅自调节输液泵，出现报警立即按铃呼叫。

②当局部皮肤出现疼痛、灼热、苍白、发红等现象及时报告医护人员。

③告知预防感染的相关知识，如保持环境清洁、注意饮食卫生、防止交叉感染，做好口腔、肛周、皮肤护理，减少微生物定植。

④疾病相关：卧床休息，取中凹卧位，配合护士做好体温测量、出入水量记录、血标本采集等。

3. 知识拓展

感染性休克患者血管活性药物推荐：《中国脓毒症/脓毒性休克急诊治疗指南（2018）》推荐去甲肾上腺素作为首选血管加压药，因为感染性休克患者通常会出现严重的静脉扩张，导致静脉容量大幅增加，静脉回流量和心排血量减少，去甲肾上腺素是一种有效的静脉收缩药，它可以有效增加感染性休克患者的心脏后负荷，从而增加静脉回流和心排血量。

中国脓毒症/脓毒性休克
急诊治疗指南（2018）

【案例导入——肺炎】

案例3 02床,刘某,男,72岁,住院号1387665。1周前受寒后咳嗽、咳痰,3天前症状加重并伴有发热、呼吸困难入院,胸片提示:双下肺感染。入院诊断:急性支气管肺炎。查体 T 39.5℃、P 108次/min、R 25次/min、BP 135/76 mmHg、SpO_2 90%。双肺呼吸音稍增粗,可闻及明显干性、湿性啰音。血常规检查:白细胞 $12.84×10^9$/L,中性粒细胞 $10.45×10^9$/L,做痰培养结果:铜绿假单胞菌(+),综合患者痰培养及药敏试验结果,医嘱予头孢他啶 2.0 g,每8小时静脉滴注。

1. 临床思维

(1)选择合理输液工具:该患者为支气管肺炎,需要静脉输注抗生素,且频次为每8小时1次,预判治疗时长并结合患者意愿,可以考虑选择中长导管或静脉留置针进行静脉滴注。

(2)协助患者取半坐卧位或头抬高30°~45°,拉床栏:该患者咳嗽、咳痰伴呼吸困难。取半卧位有利于膈肌位置下降,胸腔容量扩大,减轻腹腔内脏器对心肺压力,有利于气体交换,使呼吸困难的症状得到改善。做完治疗后应拉好床栏,谨防坠床。

(3)科学给药:严格按时间剂量给药以维持药物的有效浓度;严格做到药物现配现用,因为头孢溶液在室温下不稳定,很容易降解。

(4)健康教育:鼓励患者饮水;进食富含维生素、营养丰富的饮食;指导患者有效咳嗽,正确处置痰液,配合医护人员做好消毒隔离;告知患者疾病相关知识及诊疗方案,取得配合,减轻焦虑,有利于疾病康复。

2. 知识拓展

老年患者静脉输液通道安全管理:由于老年患者血管壁增厚变硬,管腔狭窄,血管弹性降低脆性增加,血液黏稠,皮下组织松弛以及感知能力下降,输液时容易出现静脉炎、药液渗出等反应,且药物渗出后不能及时发现,局部组织受损范围更大。对于老年患者,静脉输液前应注意评估认知能力,评估静脉炎和药物渗出的风险因素,包括药物的性质、穿刺部位(手部、肘窝和上臂渗出高于前臂)、外周静脉导管留置超过24小时、导管固定不当等。老年患者静脉输液,应在满足治疗需要的前提下,尽量选择较小的导管(22G或24G),皮肤消毒时务必完全待干再穿刺,使用固定装置固定导管,外周静脉导管定期更换穿刺部位,增加观察频率,发现异常及时拔除导管,采取合适的局部干预措施。

第十五节   静脉留置针技术

一、操作概述

静脉留置针技术是将由特殊材质的穿刺针留置于静脉的技术。由于留置针材料柔软,对血管刺激较钢针小,因此可以保留3~4天。通过静脉留置针进行输液治疗,能减少因反复穿刺造成的痛苦和血管损伤,维持静脉通路,利于重症患者的救治,在临床上应用非常广泛。

【学而思政】

元素:以人为本、沟通与共情。

内涵:护理操作过程中践行以患者为中心,尊重患者需求,理解患者,学会共情,融汇贯通专业知识的同时,掌握恰当的沟通技巧。

任务:课前讨论,角色扮演。

如何和王奶奶沟通

二、示范案例

▶【案例导入——肺炎链球菌性肺炎】

> 案例1   05床,谭某,女,63岁,住院号1798462。因淋雨后受凉咳嗽、咳铁锈色痰,临床诊断为肺炎链球菌性肺炎。既往史:左侧乳腺癌已行根治术。入院评估:急性病容,神情焦虑,左上肢稍肿胀。查体:T 39.0℃,P 100次/min,R 24次/min,BP 110/77 mmHg。医嘱:0.9%氯化钠注射液100 mL+青霉素320万U静脉滴注,每日2次,青霉素皮试(一)。

1. 用物准备

静脉留置针技术用物摆放顺序如图1-15-1所示。

治疗车上层:药物(0.9%氯化钠注射液100 mL、哌拉西林2.0 g)、0.5%聚维酮碘、棉签、20 mL注射器、输液器、型号合适的留置针、压脉带、手套、透明敷料贴、瓶签贴、胶布、开瓶器、剪刀、笔、小枕、治疗巾、弯盘、速干手消毒剂,必要时备小夹板、棉垫及绷带。

治疗车下层:生活垃圾桶、医用垃圾桶、锐器盒(图略)。

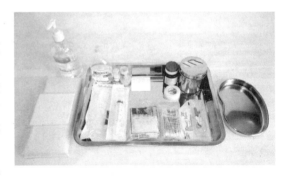

图1-15-1   静脉留置针技术用物摆放顺序

2. 操作标准

静脉留置针技术操作评分标准见表1-15-1。

表 1-15-1　静脉留置针技术操作评分标准

项目 (分)	具体内容和评分细则	满分 (分)	得分 (分)
准备 (10)	核对：医嘱、输液卡并签名，确认皮试为阴性结果	2	
	自身准备：着装整洁、规范，洗手，戴口罩	2	
	用物准备：药物(0.9%氯化钠注射液 100 mL、哌拉西林 2.0 g)、0.5%聚维酮碘、棉签、20 mL 注射器、输液器、**型号合适的留置针**、压脉带、手套、透明敷料贴、瓶签贴、胶布、开瓶器、剪刀、笔、小枕、治疗巾、弯盘、速干手消毒剂，输液架，必要时备小夹板、棉垫及绷带	4	
	环境准备：环境清洁、光线充足、调节室温，拉床帘	2	
操作过程 (70)	配药：检查药液质量，正确配置药液，贴输液瓶贴，插输液器，配药者签名	6	
	药物核对：双人核对，核对者签名	2	
	一次核对：核对姓名、床号、手腕带，交代目的、配合要点，取得合作	2	
	患者评估：全身评估：病情、用药情况；局部评估：**评估穿刺部位血管及皮肤情况(右侧手臂)、肢体活动度，嘱患者排空大小便**	6	
	体位：取舒适卧位	2	
	挂瓶排气连针：再次核对，将输液瓶挂在输液架上，排气，连接留置针，留置针继续置于盒内	4	
	选择穿刺部位：备透明敷料并写好信息(日期、时间、置管人)，备胶布，戴手套，垫小枕，铺治疗巾，在穿刺点上方 8~10 cm 处扎压脉带，选择血管，松压脉带	4	
	皮肤消毒：消毒皮肤 2 遍，消毒面积>8 cm，待干	2	
	二次核对：核对姓名、床号、手腕带，药物核对	2	
	扎压脉带：再次扎压脉带，嘱患者握拳	2	
	转针芯排气：①取下针套，旋转松动外套管(转动针芯)；②右手拇指与示指夹住两翼再次排气于弯盘中	2	
	静脉穿刺：一手绷住皮肤，一手持针，进针角度为 15~30°，见回血后压低角度，沿静脉走向继续进针 0.2 cm	10	
	送管退针：左手持 Y 接口，右手后撤针芯约 0.5 cm，持针座将针芯与外套管一起送入静脉内。左手固定两翼，右手迅速撤出针芯	2	
	三松一观察：松压脉带、松拳、松调节器，观察液体滴入是否顺畅，患者有无不适	2	
	固定：透明敷料固定，胶布固定三叉接口，再加强固定，固定时采用高举平台法	4	
	调节滴速：40~60 滴/min	2	
	三次核对	2	
	撤小枕、治疗巾、压脉带	2	
	整理：协助取舒适体位，整理床单位	2	
	洗手记录：脱手套、洗手，记录	2	
	健康宣教：①**不要随意调节滴速，发现液体不滴、滴完或手臂肿胀疼痛等及时呼叫；②注意保护留置针；③观察用药后不良反应；④疾病相关宣教**	4	
	垃圾分类处理	2	

续表1-15-1

项目 (分)	具体内容和评分细则	满分 (分)	得分 (分)
评价 (20)	整体评价：遵守无菌原则，规范、熟练，穿刺一次成功	10	
	评判性思维(**见斜体处**)		
	人文关怀：动作轻柔、隐私保护、保暖	10	
共计		100	

注：表中斜体部分为临床思维点

3. 临床思维

（1）规格适宜的留置针：应在满足治疗需要和患者需求的前提下，选择规格最小的留置针，多数输液治疗使用20~24G规格，大于20G规格的留置针静脉炎发生可能性大。该病例为老年患者，血管内膜增厚，管腔变小，且不需大量快速补液，选择24G留置针，可延长留置时间。

（2）选择血管：选择血管的原则是要注意保护和合理使用静脉，穿刺血管既要满足治疗需要又要便于留置，避免选择回流受阻、有动静脉瘘的手臂，穿刺时避开手腕内侧面、关节或有损伤的部位，一般从远端小静脉开始，考虑尽量减少对患者生活自理的影响，首选非主力手的掌背静脉，以减少穿刺时的疼痛，便于留置期间观察和自我护理，延长留置时间。但该患者有左侧乳腺癌术后导致的淋巴回流受阻(左上肢肿胀)，综合权衡后，可选择右侧手背静脉穿刺。

（3）健康教育：

①勿要自行调节滴速，如果遇到液体不滴、手臂肿胀、疼痛等请及时按铃呼叫。

②穿刺部位的肢体避免用力过度、剧烈活动和长时间下垂，穿刺部位上方衣服勿过紧；穿刺处勿沾水，敷料潮湿卷边及时更换。

③告知患者所用药物的名称、作用、不良反应，出现不适及时告知医务人员。

④疾病相关：日常注意防寒保暖，防感冒；目前需要多卧床休息；配合医务人员进行降温处理，若出汗较多及时更换衣物，保持皮肤的清洁干燥；患者情绪紧张、焦虑，应着重加强心理护理，为患者讲解疾病的相关知识或分散其注意力。

4. 注意事项

（1）选择弹性好、回流通畅、外横径较粗、便于穿刺和观察的血管穿刺。

（2）每次输液前，应抽回血和使用0.9%氯化钠注射液冲管评估导管功能，冲管受阻不可强行推注；输液完毕，应使用0.9%氯化钠注射液冲管和正压封管。

（3）严格掌握留置时间，静脉留置针一般可以保留72~96小时。

（4）如果局部出现红、肿、热、痛及其他异常应及时拔除。

（5）出现敷料潮湿卷边、局部渗血渗液应及时更换敷料。

（6）其余同密闭式静脉输液注意事项。

5. 知识拓展

静脉炎：顾名思义，是指各种原因导致的静脉炎症反应，主要临床表现为沿静脉走向出现条索状红线，局部组织发红、肿胀、灼热、疼痛，有时伴有畏寒、发热等全身症状，是静脉输液治疗过程中需要重点预防的并发症之一。与输液相关的静脉炎中，根据致病原因分为化学性、机械性和细菌性静脉炎三大类。

静脉留置针技术

三、拓展案例

【案例导入——脑出血】

> 案例2　08床，王某，男，65岁，住院号1785479。突发左侧肢体麻木、运动障碍1小时急诊入院。患者既往有高血压病史20余年，未规律服降压药物，平时血压控制不好，CT检查结果显示右侧脑（基底节）出血。患者现神志模糊，T 36.3℃，P 86次/min，R 18次/min，BP 180/110 mmHg，既往无药物过敏史，无外伤及手术史。医嘱：20%甘露醇注射液125 mL静脉滴注。

1. 用物准备及操作标准

用物准备及操作标准参考表1-15-1及图1-15-1。

2. 临床思维

（1）选择合适的血管及输液工具：患者的左侧肢体麻木、运动障碍，留置针输液应选择在右侧上肢进行。20%甘露醇注射液是一种高渗液体，对血管刺激性大，因此时应选择前臂粗直血管并经常更换穿刺血管，穿刺时先用0.9%氯化钠注射液连接留置针先建立静脉通路，有条件者后续应选择PICC或者CVC等中心静脉置管进行输注。

（2）妥善固定：患者神志模糊，应注意防止导管移位和脱出，因此，可以使用夹板或约束带适当固定肢体。

（3）健康宣教：

①告知亲属甘露醇注射液外渗后会引起局部组织坏死，输液期间若出现肿胀、滴液不畅等要及时报告医务人员。

②向亲属解释患者神志模糊，为避免留置针脱位，必要时需约束肢体。

③疾病相关：患者为脑出血，应将床头抬高30°，注意保护患者头部，不可剧烈活动头部；观察患者症状体征有无改善；病情稳定后及早开始肢体功能锻炼；日常生活中遵医嘱规律服用降压药。

3. 知识拓展

外周静脉留置针或中长导管引起外渗的处理：停止在此处继续输液，抬高肢体；断开给药装置与导管接口，用小注射器从导管回抽；拔出导管，整个外渗区覆盖敷料，但勿按压；使用皮肤标记笔标记外渗边界和拍照以便后续评估变化。需限制药物在组织内扩散者行干冷敷，每天4次，每次20分钟，持续24~48小时或遵医嘱；需增加药物向组织扩散和增加局部血流者行干热敷；根据外渗药物的性质，使用相应的解毒药。

【案例导入——小儿上呼吸道感染】

> 案例3　21床，赵某，女，3周岁，住院号1794582。发热、咳嗽、流涕2天入院。T 38℃，临床诊断上呼吸道感染。医嘱：头孢呋辛钠1.5 g+0.9%氯化钠注射液50 mL静脉滴注。

1. 临床思维

（1）沟通：该患儿年龄较小，在母亲陪同下就诊，因此绝大部分的沟通应与其母亲进行，但同时应该注意与患儿的沟通，消除患儿恐惧心理。

（2）询问用药史：尽管目前已不建议在使用头孢菌素类药物前进行常规皮试，但在输液前，应仔细阅读药物说明书，若说明书要求进行药敏试验，则应遵照执行。无论说明书是否要求药敏试验，都应仔细询问患儿既往有无头孢菌素类药物过敏史，以便及时告知医生更换药物。

（3）选择穿刺部位及工具：既往小儿静脉穿刺血管经常选择头皮静脉，头皮穿刺需剃除局部头发，影响美观；如果输注某些药物一旦外渗，可能损伤头皮影响毛发生长；对于活动量大的患儿，极易出汗，敷料难以持续牢固粘贴。本病例为 3 岁女童，首选刺激性较小的留置针，穿刺部位以手部或前臂静脉为宜，可延长留置时间，维护患儿形象。因为此阶段的儿童好动，自制力差，为防止导管移位脱出，应采用小夹板妥善固定。

（4）健康宣教：

①告知患儿亲属在输液时应注意保护留置针，配合护士加强穿刺部位观察，发现肿胀或其他异常及时报告。

②指导亲属注意观察药物反应及用药效果。

③指导亲属采用一些分散患儿注意力的方法，如讲故事、看书等，增加患儿的配合度，使其逐渐适应置入的留置针。

2. 知识拓展

儿童穿刺部位的选择：推荐优先选用最可能在规定的全程治疗中都保留的静脉位置，如手部、前臂以及腋窝以下的上臂部位的静脉，避免失败率较高的肘前区域；对于婴幼儿四肢血管不发达，难以寻找，还可考虑头皮的静脉；如果尚未学会走路，也可选择脚部的静脉，避免选择手指或吮吸的拇指部位的静脉；婴幼儿进行先天性心脏缺陷的治疗后，可能会使锁骨下动脉的血流减少，应该避免使用右臂上的静脉。

输液治疗实践标准
（2016 年，美国 INS）

第十六节　经外周中心静脉置管护理

一、操作概述

经外周中心静脉置管(PICC)是指经上肢贵要静脉、肘正中静脉、头静脉、肱静脉、颈外静脉(新生儿还可通过下肢大隐静脉、头部颞静脉、耳后静脉等)穿刺置管,尖端位于上腔静脉或下腔静脉的导管。通过 PICC 导管将药物直达靠近心脏的中心静脉,同时利用中心静脉血液流速快的特点,迅速稀释药物,起到多重保护血管的作用。主要适用于输液计划复杂或外周血管条件差,长期间歇化疗,长期或连续输注肠外营养、血管活性药物等对血管刺激性强药物的患者。

为了保证 PICC 导管的正常使用,减少相关并发症的发生,PICC 导管在带管期间应至少每周维护 1 次。维护内容包括导管状态的评估、冲封管、敷料及附加装置的更换。

【学而思政】

元素:团队合作;评判性思维。

内涵:操作实践中自觉加强团队合作以提高护理质量和维护患者安全;培养理论联系实际的评判性思维。

任务:请思考后参与讨论。

请问:患者置管后最有可能发生的并发症是什么?你觉得团队合作能给护理工作带来哪些获益?

关于会诊案例的思索

二、示范案例

▶【案例导入——急性白血病】

案例 1　张某,男,27 岁,门诊号 1674907。诉右上肢 PICC 置管后 18 天,右臂肿胀疼痛 3 天,前来置管门诊就诊。既往 20 天前确诊为急性白血病,已行一个周期化疗后出院。患者神情紧张焦虑,请你处理。

1. 用物准备

经外周中心静脉置管维护用物摆放顺序如图 1-16-1 所示。

治疗车上层:一次性使用换药包(内备:一次性镊子 2 个、干棉球 6 个、纱布 6 块、治疗巾 1 块、络合碘棉球 5 个)、10 mL 注射器 1 支、10 mL 0.9%氯化钠注射液 1 支、无菌手套 2 双、无针输液接头 1 个、透明敷料 10 cm×12 cm 1 张、体表导管固定贴 1 张、75%乙醇 100 mL、弯盘、软尺、速干手消毒剂。

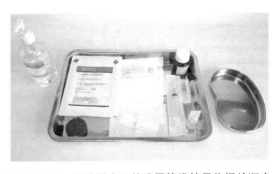

图 1-16-1　经外周中心静脉置管维护用物摆放顺序

治疗车下层:生活垃圾桶、医用垃圾桶、锐器盒(图略)。

2. 操作标准

经外周中心静脉置管维护评分标准见表 1-16-1。

表 1-16-1　经外周中心静脉置管维护评分标准

项目(分)	具体内容和评分细则	满分(分)	得分(分)
准备(10)	核对：核对患者信息	2	
	自身准备：着装整洁、规范，洗手，戴口罩	2	
	用物准备：一次性使用换药包(内备一次性镊子 2 个、干棉球 6 个、纱布 6 块、治疗巾 1 块、聚维酮碘棉球 5 个)、10 mL 注射器 1 支、10 mL 0.9%氯化钠注射液 1 支、无菌手套 2 双、无针输液接头 1 个、透明敷料 10 cm×12 cm 1 张、体表导管固定贴 1 张、75%乙醇 100 mL、弯盘、软尺 1 个、速干手消毒剂	4	
	环境评估：环境清洁、光线充足、调节室温，拉床帘	2	
操作过程(70)	患者评估：床号、姓名、手腕带，*评估有无导管并发症*，询问消毒液禁忌或过敏史，交代目的、注意事项、配合要点	10	
	摆体位：协助取平卧位，头偏向对侧，充分暴露穿刺部位	4	
	量臂围：取软尺测量臂围(肘窝上 10 cm 处)	2	
	铺巾：洗手-打开换药包-戴手套-依次备好镊子、棉球及小方纱-铺治疗巾于患者臂下	2	
	准备无菌用物：依次将 10 mL 注射器、无针输液接头及透明敷料，以无菌方式投置于换药包内，倾倒 75%乙醇浸湿干棉球及小方纱 1 块	4	
	撕去旧敷料：将弯盘置于治疗巾上-去除置管部位敷料-查看导管刻度-观察穿刺点有无红、肿或渗出-脱手套-洗手	6	
	冲洗导管：戴手套—10 mL 注射器抽吸 0.9%氯化钠注射液—连接无针输液接头备用—固定减压套筒—拧开接头—乙醇小方纱用力擦拭螺纹口—连接无针输液接头抽回血—冲洗导管	10	
	乙醇消毒：用 75%乙醇棉球以穿刺点为中心(避离穿刺点 0.5 cm)，分别按顺时针、逆时针、顺时针方向环形消毒皮肤 3 遍，上下 10 cm 范围，左右至臂缘 络合碘消毒：用络合碘棉球在穿刺点按压片刻，并以穿刺点为中心分别按逆时针、顺时针方向环形消毒皮肤 2 遍，用小方纱 1 块垫于导管下面消毒导管及连接器，再以逆时针方向环形消毒皮肤(范围同前)，待干	12	
	粘贴敷料：将导管在皮肤上呈"S"或"?"摆放，以穿刺点为中心，无张力粘贴敷料	4	
	固定导管：使用体表导管固定贴固定输液接头粘贴于皮肤	2	
	粘贴标识：粘贴有维护信息的记录胶条(置管日期-维护日期、体内置入长度/外露长度、臂围、维护者)	2	
	整理：协助取舒适卧位，整理床单位	2	
	洗手记录：脱手套、洗手，书写导管维护记录	2	
	健康教育：①并发症预防；②日常生活注意事项；③疾病相关宣教	6	
	垃圾分类处理	2	
评价(20)	整体评价：规范，熟练；严格遵守无菌原则	10	
	评判性思维(*见斜体处*)		
	人文关怀：动作轻柔、隐私保护、拉好床栏、保暖	10	
共计		100	

注：表中斜体部分为临床思维点

3.临床思维

（1）评估导管并发症：患者右臂肿胀疼痛，是血液回流受阻的表现，结合既往病史如罹患肿瘤、接受化疗、PICC 置管以及老年等因素，考虑导管相关静脉血栓形成可能。在导管尖端位置正确、导管功能正常且无感染的情况下，导管相关静脉血栓处理的首要措施即为抗凝治疗而非拔管，且患者还需继续通过 PICC 完成后续化疗，所以首先应测量右臂径围，评估肿胀程度，并检查右臂功能是否受到影响，再给予导管维护，观察穿刺局部有无感染、评估导管功能是否正常，为下一步处置作准备。

（2）健康教育：

①血栓护理：患肢适当进行功能锻炼，但禁止按摩、热敷及剧烈活动。睡觉时抬高患肢 30°，促进血液回流，摄入充足水分。

②病情观察：告知血栓的常见症状体征，指导亲属每日协助测量患肢径围，观察皮肤颜色温度、感觉运动状况，判断血栓发展情况并及时报告医护人员。

③讲解预防血栓的相关知识，如日常活动、肢体锻炼、饮食管理等，降低发生血栓的可能。

④指导患者行血管超声检查、X 线胸部摄片，就诊血管外科，讲解溶栓抗凝治疗方法及有效率，缓解紧张焦虑情绪。

4.注意事项

（1）敷料去除及粘贴：以 180°角度或 0°角度方法去除敷料，以无张力方法粘贴敷料，减少对局部皮肤的损伤。

（2）冲管和封管：冲管采用脉冲式技术，封管采用正压技术，禁用 10 mL 以下注射器冲封管。冲管液量至少 2 倍导管系统内部容积，采用独立包装的 0.9% 氯化钠注射液或预冲式冲管液，冲管时如遇阻力或回抽无回血时，不可强行冲洗导管，除耐高压导管外，不应使用高压注射泵注射造影剂；封管液量至少为导管和附加装置容积的 1.2 倍，采用 0.9% 氯化钠注射液或肝素溶液（浓度为 10 U/mL）。

（3）输液接头管理：常规更换时间为 5~7 天；输注血液、TPN 时，每 24 小时更换输液接头；如果输液接头内有血迹残留或污染，应当立即更换；连接输液时，用 75% 乙醇消毒棉片对输液接头的端口及周边进行消毒，擦拭时间不小于 15 秒。

5.知识拓展

输液导管相关静脉血栓（CRT）的非药物预防：在情况允许的条件下，鼓励使用非药物的措施来预防，如置管侧肢体进行早期活动、适当的锻炼、补充足够的水分等，而不推荐预防性地使用抗凝药物。也不建议使用超声无差别地对所有患者进行 CRT 筛查，但当患者出现疑似深静脉血栓形成（DVT）的症状和体征时，应尽早行超声检查。

输液导管相关静脉血栓形成中国专家共识

经外周中心静脉置管护理

三、拓展案例

【案例导入——淋巴瘤】

> 案例2　01床,赵某,男,46岁,住院号1227333。因发现腹股沟淋巴结肿大2个月余,且呈进行性增大,于1周前入院。B超检查示腹部及腹股沟多处淋巴结肿大,最大者约2 cm×1 cm。临床诊断非霍奇金淋巴瘤。医嘱:R-CHOP方案(利妥昔单抗+环磷酰胺+多柔比星+长春新碱+泼尼松)化疗,本周期化疗时间为5天,疾病全程需间断治疗6~8个周期。综合评估建议植入PICC导管。置管前血常规检查:白细胞计数8.84×10^9/L,血小板计数223×10^9/L,凝血功能正常。

1.用物准备

经外周中心静脉置管操作用物摆放顺序如图1-16-2所示。

治疗车上层:一次性使用无菌PICC穿刺包(内备三向瓣膜式PICC导管1根、减压套筒、白色固定翼、带外套管的穿刺针、肝素帽、35 cm引导丝、20G带外套管的穿刺针1个、21G超声穿刺针1个,可撕裂型带扩张器微血管鞘、一次性无菌隔水垫巾、50 cm×70 cm无菌巾、120 cm×200 cm无菌大单、80 cm×90 cm无菌孔巾、无菌盘、无菌压脉带、无菌3格方

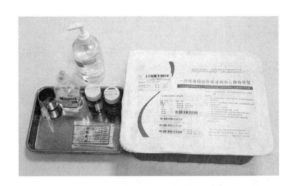

图1-16-2　经外周中心静脉置管操作用物摆放顺序

盘2个、无菌刷6个、无菌手术衣、无菌纸尺、医用橡胶外科手套2副、纱布4块、剪刀、扩皮刀、无菌超声探头保护罩、无菌耦合剂、10 cm×12 cm敷料1张、无针输液接头1个、20 mL注射器1个、10 mL注射器2个、1 mL注射器1个)、75%乙醇、2%葡萄糖氯己定乙醇、2%利多卡因1支、无菌止血敷料1块、250 mL 0.9%氯化钠注射液、自粘式弹力绷带1卷、血管彩超机、速干手消毒剂。

治疗车下层:生活垃圾桶、医用垃圾桶、锐器盒(图略)。

2.操作标准

经外周中心静脉置管操作评分标准见表1-16-2。

表1-16-2　经外周中心静脉置管操作评分标准(超声引导法)

项目(分)	具体内容和评分细则	满分(分)	得分(分)
准备(10)	核对:核对医嘱、并签署知情同意书	2	
	自身准备:着装整洁、规范洗手,戴口罩,戴手术帽	2	
	用物准备:一次性使用无菌PICC穿刺包、75%乙醇、2%葡萄糖氯己定乙醇、2%利多卡因1支、无菌止血敷料1块、250 mL0.9%氯化钠注射液、自粘式弹力绷带1卷、血管彩超机、速干手消毒剂	4	
	环境评估:专用操作间,操作前30分钟完成消毒、减少人员走动、光线充足、调节室温	2	

续表1-16-1

项目 (分)	具体内容和评分细则	满分 (分)	得分 (分)
操作 过程 (70)	患者准备：身份核对、交代注意事项、配合要点。询问消毒液禁忌或过敏史，**评估置管影响因素**，指导患者清洗双侧上肢、腋窝及肩颈部皮肤(若无特殊情况最好进行沐浴)，更换干净的病服，戴口罩和圆帽，嘱排便	2	
	体位：协助取平卧位，术侧手臂外展90度，暴露穿刺区域	2	
	选择穿刺血管：评估穿刺部位皮肤，扎压脉带，于上臂中1/3段，用血管超声仪探头轻压探找静脉(将探头向内、向上慢慢移动，找到内径较大、可被探头压扁且不见搏动的血管即为贵要静脉，作为首选的穿刺血管)	2	
	标记预穿刺点：松压脉带，在预穿刺点做标记，超声探头上涂少量耦合剂备用	2	
	体外测量：测量导管置入长度(由预穿刺点沿静脉走行至右胸锁关节、再向下至右侧第3肋间)。测量双侧肘窝上方10 cm处臂围	4	
	消毒：洗手—开包—戴第一双无菌手套—助手将患者手臂抬高—操作者将一次性无菌隔水垫巾铺于置管侧手臂下—取出3格方盘—助手将75%乙醇及2%葡萄糖酸氯已定乙醇分别倒入装有无菌刷的方格内—以穿刺点为中心环形消毒(先75%乙醇消毒3遍后，2%葡萄糖酸氯已定乙醇消毒3遍(第1遍顺时针，第2遍逆时针，第3遍顺时针，消毒范围为上至腋窝、下至手腕的全部皮肤)	6	
	铺孔巾：铺50 cm×70 cm无菌巾于患者手臂下—脱手套、洗手—穿无菌手术衣—戴无菌手套—铺120 cm×200 cm无菌大单覆盖患者全身，铺80 cm×90 cm无菌孔巾，暴露术野	4	
	预冲：用0.9%氯化钠注射液预冲导管，检查导管完整性，浸泡于0.9%氯化钠注射液中备用；预冲带外套管的穿刺针、可撕裂型带扩张器的微血管鞘、引导丝、扩皮刀、无针输液接头，所有物品依次摆放，抽取10 mL 0.9%氯化钠注射液2支和2%利多卡因1 mL备用	6	
	套无菌超声探头保护罩：将无菌超声探头保护罩套在涂好耦合剂的超声探头上，并用无菌橡胶圈捆扎固定，在穿刺部位涂抹少许无菌耦合剂；安装导针器于探头(根据血管深度选择导针器规格)	2	
	穿刺：扎压脉带，嘱患者握拳，垫无菌纱布于穿刺点下方；超声仪再次定位血管，左手固定好探头，右手取穿刺针插入导针器沟槽，针尖斜面朝向探头一侧，操作者目视血管超声仪显示屏进行静脉穿刺	4	
	送导引导丝：穿刺成功后固定穿刺针，小心地移开探头，右手取导丝经穿刺针针芯送入血管，入血管后随即降低穿刺针角度，继续送导丝，松压脉带并嘱患者松拳，导丝体外保留10~15 cm，撤除穿刺针，保留导丝在原位(遇到阻力不可用力强送，如送导丝不成功，应与穿刺针一同拔出，避免导丝被针尖割断而遗留于体内)	2	
	局部麻醉：穿刺点处皮下注射2%利多卡因0.2~0.3 mL进行局部浸润麻醉	2	
	扩皮：扩皮刀与皮肤垂直，刀刃背离引导丝扩皮约0.2 cm	2	
	送微血管鞘：左手绷紧皮肤，右手沿导引导丝送入微血管鞘	2	
	撤导引导丝：左手食指与中指用无菌纱布轻压穿刺点上方止血，大拇指固定可撕裂带扩张器的微血管鞘翼，右手逆时针旋转撤出扩张器和导引导丝	2	
	送管：缓慢均匀经微血管鞘送入导管，嘱患者将头转至穿刺侧下颌紧贴锁骨上缘，或由助手协助压迫颈内静脉。送管至预测长度，无菌纱布轻压穿刺点	4	
	退鞘冲导管：退出微血管鞘，抽回血后用10 mL 0.9%氯化钠注射液脉冲式冲洗导管，同时用超声探查颈内静脉，排除导管异位	2	

续表1-16-1

项目 (分)	具体内容和评分细则	满分 (分)	得分 (分)
操作 过程 (70)	撤支撑导丝：轻压穿刺点，缓慢、平直、匀速地撤出导管内支撑导丝	2	
	修剪导管：根据穿刺点的位置修剪导管，保留外露长度5~7 cm(不含减压套筒的2 cm)	2	
	冲封管：安装连接器与减压套筒并锁紧，连接无针输液接头后用10 mL 0.9%氯化钠注射液脉冲方式冲洗导管并正压封管	4	
	固定标识包扎：擦除术野血迹，将导管外露部分摆放成"S"或"?"形；止血敷料对折成2.5 cm×2.5 cm覆盖于穿刺点上方，撤孔巾，覆盖无菌透明敷料，无菌胶布固定导管尾端，胶条(记录置入时间、置入长度及外露长度、臂围、操作者)辅助固定输液接头。自粘弹力绷带加压包扎止血	2	
	整理：协助取舒适卧位，整理床单位	1	
	洗手记录：脱手套、洗手，记录(含《PICC长期护理手册》)	2	
	健康教育：①穿刺点及导管观察；②保持敷料清洁干燥；③日常生活指导；④静脉治疗时观察；⑤指导患者行胸部X线检查，确定导管尖端位置	5	
	垃圾分类处理	2	
评价 (20)	整体评价：评估全面、准确，用物准备齐全；规范、熟练、安全；无菌观念强，置管成功	10	
	评判性思维(*见斜体处*)		
	人文关怀：动作轻柔、隐私保护、拉好床栏、保暖	10	
共计		100	

注：表中斜体部分为临床思维点

3. 临床思维

(1)评估置管影响因素：该患者预期治疗时长6~8个周期(1个月)，存在置管指征；无上腔静脉阻塞，无血栓史、手术史、外伤史、放化疗史及置管史，凝血功能正常，无置管禁忌症。该患者为淋巴瘤，应重点关注导管行程有无肿大的淋巴结，常可通过体查和(或)影像学检查如CT等进行评估，以免肿大的淋巴结压迫血管，使送管不顺，导致PICC不能成功置入，该患者在上肢未发现肿大淋巴结，适合置管。

(2)选择穿刺血管：考虑患者方便及较少的并发症，PICC置管最佳静脉为上臂贵要静脉。在穿刺前通过超声探查血管，选择的血管应弹性好、血管内膜光滑、血液流速>7 cm/s、静脉瓣与穿刺点的距离大于穿刺针的长度、血管周围无淋巴结的压迫，并检查血管的皮下深度，测量血管直径，确保选择导管-静脉比率≤45%。

(3)健康教育：

①预防出血：行局部加压包扎，包扎期间指导患者关注有无手指麻木、皮肤苍白、温度降低等血液循环受阻的情况；置管后24小时内，减少穿刺侧上肢屈肘运动及剧烈活动，卧床时避免穿刺侧肢体受压。咳嗽时可用手指在穿刺点加压，防止静脉压升高而渗血。

②预防血栓：置管后早期抬高患肢30°，鼓励患者每日饮水2000 mL，保持静脉充盈。同时进行握拳运动，促进上肢血液及淋巴回流，加速血液循环。告知患者血栓的症状体征，如置管侧肢体肿胀疼痛、活动受限，皮肤颜色温度改变，发现异常及早报告。

③预防感染：交代患者坚持定期导管维护，透明敷料至少每7天一次，纱布敷料至少每2天更换一次，发现敷料卷边、潮湿及时更换；观察穿刺点周围有无发红、疼痛、肿胀、渗出等。

④居家护理：可以从事一般性日常工作、家务劳动、体育锻炼，但需避免使用置管侧手臂提超过 5 kg 的物体或做引体向上、托举哑铃等持重锻炼，避免使用置管侧肢体测量血压；洗浴前须用保鲜膜或防水袖套将置管部位包裹严密，洗浴结束后应检查敷料，避免盆浴、游泳等活动。

4. 注意事项

（1）遵医嘱置管，由接受过 PICC 专业培训并取得资质的注册护士遵医嘱进行操作。进行术前告知，签署知情同意书。

（2）PICC 置管应全面评估患者，严格掌握适应证和禁忌症。

（3）操作过程中严格遵守无菌技术操作原则，预防血管导管相关感染。

（4）导管送入过程应缓慢、匀速，若送管困难，不可强行送入，置管过程观察患者有无不适，必要时及时停止操作。

（5）带管过程观察有无并发症的发生，及时进行处理。每次输液前采用抽回血及冲管的方法评估导管功能，无异常方可输液。当出现未能解决的并发症、终止输液治疗或护理计划中确实不需要使用导管时，应该拔除 PICC。

5. 知识拓展

血管导管相关感染：血管导管相关感染是指留置血管导管期间及拔除血管导管后 48 小时内发生的原发性、且与其他部位感染无关的感染，包括血管导管相关局部感染和血流感染。

血管导管相关感染预防与控制指南（2021 版）

▶【案例导入——食管癌】

> **案例 3**　05 床，孙某，男，67 岁，住院号 1276354。自诉吞咽不畅伴异物感 1 个月，进行性加重伴进食呕吐 5 天入院。查体：T 37℃，P 67 次/min，R 18 次/min，BP 100/60 mmHg，体型消瘦，贫血貌。血常规提示：清蛋白 30 g/L，红细胞（RBC）3.08×10^{12}/L，血红蛋白（Hb）72 g/L。食管镜检及病理切片结果提示食管癌。临床诊断食管癌。医嘱予肠外营养（TPN）。请你为该患者建立静脉通路。

1. 用物准备及操作标准

用物准备及操作标准参考表 1-16-2 及图 1-16-2。

2. 临床思维

（1）评估及选择导管：该患者是食管癌患者，无法经口进食，故需较长时间静脉输入营养液。肠外营养是经静脉途径供应患者所需要的营养要素，包括热量（糖类、脂肪乳剂）、必需和非必需氨基酸、维生素、电解质及微量元素，而肠外营养液多为渗透压>900 mOsm/L 的液体，外渗会造成局部组织坏死，故应选择中心静脉置管。如果使用较低浓度的营养液时，在无法建立中心静脉通路的情况下，可通过外周静脉留置针或中等长度导管给药，但有较高的静脉炎风险。

（2）健康教育：

①告知患者输注肠外营养液的目的、营养液的成分以及 PICC 置管的目的、配合要点及维护事项。

②为维持血糖的稳定性，告知患者不可擅自调节滴速，并避免计划外给药中断，在输注过程中需监测血糖。

③指导患者置管侧手臂勿下垂和受压，配合医务人员做好导管维护，出现液体滴速改变、置管肢体肿胀疼痛或其他不适及时报告。

3.知识拓展

肠外营养液的安全输注：营养液应在无菌环境下配制，保证配制器具无菌，配制好的营养液中，严禁添加其他治疗用药。配制后应尽快输注，特殊原因不能立即输注者应放置于 4℃ 的冰箱内暂存，并于 24 小时内用完；若是单纯的脂肪乳剂，应该在 12 小时内输注完毕。TPN 注时宜实微电脑输液泵保持 12-24 小时匀速输注，能有效防止血糖波动。经外周静脉输注肠外营养液不建议超过 10 天且营养液的渗透压宜 <900 mOsm/L，否则应采用中心静脉途径输注。因营养液黏稠度高，输注速度慢，易引起 PICC 导管堵塞，在输注营养液的前后应用 0.9% 氯化钠注射液冲洗 PICC 导管。输注过程中，每 8 小时冲管 1 次，保证其通畅，同时加强观察，不可依赖输液泵的报警来发现堵管。

肠外营养安全性管理
中国专家共识

第十七节　静脉输血

一、操作概述

静脉输血是将血制品通过静脉输入体内的方法，是临床上常用的急救和治疗的重要措施之一。通过输血可以达到补充血容量、纠正贫血、补充凝血因子或血小板而改善出凝血功能等目的。

"熊猫血"患者

【学而思政】

元素：以人的健康为核心；培养社会责任感。

内涵：操作实践中自觉践行促进健康、预防疾病、恢复健康、减轻痛苦的护理任务；培养社会责任感。

任务：请你回答。

请问：如果你也有拥有熊猫血，你会献血帮助需要帮助的人吗？护士小陈的行为体现了一种什么样的社会责任感？

二、示范案例

【案例导入——再生障碍性贫血】

案例1　05床，郑某，女，19岁，住院号2738954。因皮肤瘀斑、牙龈渗血1周入院，临床诊断为急性再生障碍性贫血。2天前患者月经来潮，量多，自觉头晕、乏力，活动后加剧，血常规提示：白细胞1.88×10^9/L，血红蛋白62 g/L，血小板10×10^9/L。医嘱予机采血小板1治疗量输注。

1.用物准备

静脉输血用物摆放顺序如图1-17-1所示。

治疗车上层：血制品(血小板)、输血报告单、病历(有输血前检查报告单)、0.9%氯化钠注射液(必要时根据医嘱备抗过敏药物)、输血器、0.5%聚维酮碘、棉签、胶布、输液贴、手套、小枕、治疗巾、压脉带、弯盘、速干手消毒剂。

治疗车下层：生活垃圾桶、医用垃圾桶、锐器盒(图略)。

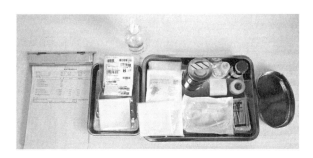

图1-17-1　静脉输血用物摆放顺序

2. 操作标准

静脉输血操作评分标准见表 1-17-1。

表 1-17-1　静脉输血操作评分标准

项目 (分)	具体内容和评分细则	满分 (分)	得分 (分)
准备 (12)	核对：核对医嘱单、执行卡并签名，确认患者已签署输血同意书	2	
	患者评估：全身评估：病情、治疗、*询问血型*、*输血史及输血不良反应史*；局部评估：穿刺部位皮肤、血管情况，肢体活动度	4	
	自身准备：着装整洁、规范，洗手，戴口罩	2	
	用物准备：血制品、输血报告单、病历(有输血前检查报告单)、0.9%氯化钠注射液(必要时根据医嘱备抗过敏药物)、输血器、手套、0.5%聚维酮碘、棉签、胶布、输液贴、小枕、治疗巾、压脉带、弯盘、速干手消毒剂	2	
	环境评估：环境清洁、光线充足、调节室温，备输液架	2	
操作 过程 (68)	*输血前双人查对*：三查(成分血包装、质量、有效期)、八对(床号、姓名、住院号、血型、血袋编号、血量、血液种类、交叉配血试验结果)；取血袋条形码粘贴于输血报告单，双人签名	12	
	输血前二次核对：携用物至床旁，双人同步核对患者身份信息与输血报告单、医嘱单信息(姓名、床号、住院号)是否一致，输血报告单与输血前检验报告单信息(床号、姓名、住院号、血型)是否一致，输血报告单与血袋信息(编号、血型、血液种类、血量)是否一致，确认交叉配血试验结果	10	
	解释：告知患者输血目的及配合事项，取得合作	4	
	体位：协助取仰卧位	2	
	建立静脉通路：戴手套，按照密闭式静脉输液方法建立静脉通路，输注少许0.9%氯化钠注射液	12	
	连接输血袋：消毒血袋导管，连接输血器	2	
	调节输血速度：15分钟内宜慢，不超过20滴/min，无输血反应者，可加快速度，密切观察患者输血反应	6	
	输血后再次核对：再次双人同步核对(同输血前核对)	6	
	整理：协助取舒适体位，整理床单位	2	
	洗手记录：脱手套，洗手，记录	2	
	健康教育(①告知适应证及禁忌症；②控制输血速度；③观察输血反应；④疾病相关宣教)	8	
	垃圾分类处理	2	
评价 (20)	整体评价：规范、熟练、安全，严格执行查对制度和身份识别制度；遵守无菌原则	10	
	评判性思维(*见斜体处*)		
	人文关怀：动作轻柔、隐私保护、拉好床栏、保暖	10	
共计		100	

注：表中斜体部分为临床思维点

3.临床思维

（1）询问输血史及输血不良反应史：输血史是影响输血不良反应的独立危险因素，既往输血次数越多，发生输血反应或者血液输注无效的概率会越高。对于既往有严重输血不良反应如过敏性休克的患者，可于输血前根据医嘱给予抗过敏药，床旁备好抢救药品及器械。

（2）输血前双人核对：查对制度是保障输血安全的重要环节，国际上患者安全目标提倡用患者姓名、住院号、出生日期、腕带条形码其中的任何两种方式来进行患者身份的确认，且明确规定不能用患者的床号或房间号作为核对的证据。目前临床常使用腕带确认和患者陈述姓名作为身份识别方法，新生儿、意识不清、语言交流障碍等患者由陪护人员陈述姓名。

（3）健康教育：

①告知患者输血适应证及禁忌症，使患者了解输血的作用及必要性，缓解紧张情绪。

②控制输血速度：按要求控制速度，不同血液制品输注时限不同，嘱患者勿自行调节滴速，以免影响疗效或增加不良反应的风险。

③观察输血反应：加强输血反应的自我监测，出现胸闷、呼吸困难、头痛、发热、皮疹等不适，及时报告。

④疾病相关：嘱患者卧床休息，预防感染及出血，观察月经量及经期持续时间，避免失血量过多，有异常情况及时报告。

4.注意事项

（1）严格执行查对制度，抽取交叉配血标本和输血时，由两名医护人员进行床旁查对，核实患者身份信息，避免差错事故的发生。

（2）血液内不可随意加入其他药品，如钙剂、酸性及碱性药品、高渗或低渗液体，以防血液凝集或溶解。

（3）输血前后及输注两袋血液之间需要滴注少量0.9%氯化钠注射液冲洗输血管道或更换输血器。连续输注多袋血液时，一个输血器的使用时长不超过4小时。

（4）严格掌握输血速度，开始15分钟，滴速为2 mL/min，无不良反应则可以加快输注速度，一袋血制品应在4小时内输注完毕。血小板输注应该不超过1~2小时；每单位血浆应该以患者能耐受的速度尽快输注或在15~60分钟内输完。

（5）输血前、输血开始15分钟及输血结束后，监测患者生命体征。输血过程中，加强巡视，一旦出现输血反应，应立即停止输血，并及时处理。

（6）输完的血袋保留24小时，以备患者在输血后发生输血反应时及时检查、分析原因。

5.知识拓展

"机采血小板1治疗量"名词解释：机采血小板是指采用血细胞分离机运用单采技术直接从供者的循环血液中采集出来的血小板，其优点是纯度高、质量好。每袋血小板（1个治疗量）的规格是150~250 mL，所含血小板计数约$2.5×10^{11}$，红细胞（RBC）含量<0.41 mL，其治疗效果远优于传统的手工分离血小板。

三、拓展案例

【案例导入——股骨头坏死】

> **案例2**　03床，李某，男，67岁，住院号1733654。因"双侧髋部疼痛3年余加重伴活动受限6个月"于1周前经门诊入院。临床诊断双侧股骨头坏死，拟行双侧人工全髋关节置换术。术前血型检查提示血型O型，RhD(−)，已采集自体血备用。术后血常规提示：血红蛋白68 g/L，遵医嘱予自体血红细胞输注。

1.用物准备及操作标准

用物准备及操作标准参考表1-17-1及图1-17-1。

2.临床思维

(1)输血前核对：储存式自体血输注是把自身的血液预存，以满足储存血本人手术或紧急情况下需要的一种输血疗法。其应用扩大了血源，降低了异体血使用，提高了输血的安全性，减少输血相关不良反应及事件的发生。自体血回输时，仍然须严格遵守查对制度，同样需要由2名医务人员核对患者本人的自体血。

(2)密切观察输血反应：自体输血虽然避免了同种免疫反应、输血传播疾病，但仍可能出现以下几类不良反应：①溶血反应，多见于回输已解冻的冷冻红细胞，常因解冻时脱甘油不彻底所致；②循环超负荷反应(少见)，多因回输血液的速度过快所致；③细菌污染血袋致菌血症的危险仍然存在。输血时应密切观察患者反应，及时处理。

(3)控制输血速度：在术中或手术完毕前，将血液回输给患者，应根据患者的心率，血压及失血量等调节速度；该患者属于预存式自体血回输，术后因血红蛋白低，为补充血红蛋白，将术前采集的血回输体内，须确保4小时内输注完毕。

(4)健康教育：

①告知患者自体输血的适应证和目的，采集自体血前，指导患者在术前服用铁剂和促红细胞生成素等；在采集期间，指导患者口服铁剂和食用富含铁的食物。

②输血过程中加强输血反应的自我监测，若出现不适，及时报告医务人员，立即进行处置。

4.知识拓展

自体血回输：1937年，Fantus提出术前自体输血的理念，因其能缓解日益趋于紧张的血液资源供应、减少同种异体输血，避免同种免疫反应和输血传播疾病的发生，被认为是一种确保血液安全、贯彻新的输血理念的有效输血方法。其常用形式有3种：预存式自体血回输、血液稀释式自体血回输、回收式自体血回输。

【案例导入——多发性骨髓瘤】

> **案例3**　07床，陈某，女，35岁，住院号1564752。临床诊断多发性骨髓瘤。本次因复查提示疾病复发入院。前期已在中华骨髓库移植配型成功，供受者HLA高分辨全相合，患者血型为A型、RH(+)，供者血型为B型、RH(+)。入院后行非血缘外周造血干细胞移植术。术后15天患者血红蛋白58 g/L，根据血型鉴定结果给予O型血洗涤红细胞4U输注。

1. 用物准备及操作标准

用物准备及操作标准参考表1-17-1及图1-17-1。

2. 临床思维

（1）输血前核对：进行异型输血，在常规2名医务人员床旁核对患者身份信息的基础上，应加强血型的确认。送检交叉配血标本时，与输血科做好沟通，说明该患者为ABO血型不合移植后患者。输血时核对血液制品血型和医嘱血型是否一致，并且保证每次输血前仔细确认交叉配血实验结果无凝集、无溶血方可输注。

（2）密切观察输血反应：供-受者ABO血型不合移植后的输血，主要风险是溶血反应。A型与B型供-受者之间的移植，移植后应输O型血，直到针对红细胞的ABO抗体消失或直接抗球蛋白实验阴性后，方可输注供者血型的红细胞。

（3）健康教育：

①控制输血速度，不得擅自调节速度。

②做好输血不良反应的自我监测与报告。

③在输血前充分告知ABO血型不合输血的原则、患者输血的必要性、可能出现的输血反应及处理措施等。

④疾病相关：教会患者自我密切关注症状改变，警防移植物抗宿主病，发现异常及时告知医务人员，以便予开展后续的护理措施。

3. 知识拓展

洗涤红细胞：临床应用的红细胞制品有悬浮红细胞、浓缩红细胞、洗涤红细胞、去白细胞悬浮红细胞。洗涤红细胞是将全血经过离心去除血浆后，用0.9%氯化钠注射液洗涤3~4次，最后加0.9%氯化钠注射液或红细胞保存液悬浮制成。制备时白细胞去除率>80%，血浆去除率>90%，红细胞回收率>70%。由于去除了大部分白细胞和几乎所有的血浆，供者血浆

多发性骨髓瘤护理实践指南

中所含的抗体可以忽略不计。主要适用于：对血浆蛋白过敏的贫血患者、阵发性睡眠性血红蛋白尿患者，高血钾症或肝肾功能障碍需要输血的患者，在现有血液保存时间较长情况下可以洗涤后输注，A型与B型供-受者之间的造血干细胞移植后，输注O型血洗涤红细胞是为了避免引入任何不必要的抗体或ABO血型系统抗原。

第十八节　输液泵的使用

一、操作概述

输液泵是一种电子输液控制装置，又被称为微电脑输液泵，它能使输液速度均匀精准，用于需要精准或缓慢匀速静脉输液的患者。

> 【学而思政】
>
> 　　元素：职业安全。
>
> 　　内涵：操作实践中培养学生严谨审慎的态度、树立安全输液的理念；培养理论联系实际的评判性思维
>
> 　　任务：请你想想。
>
> 　　请问：通过这件事情，你有什么感受？受到什么启发？
>
> 亲属欲自行调节输液泵

二、示范案例

▶【案例导入——高血压】

> 　　**案例1**　38床，刘某，女，65岁，住院号1584795。因"反复头晕、头痛10年余，加重3天"急诊平车入院。既往有高血压病史，查体：T 36.8℃、HR 75次/min、R 21次/min、BP 189/98 mmHg。医嘱予以5%葡萄糖注射液250 mL+硝普钠50 mg以10 mL/h持续微量泵入。已在急诊科留置针建立静脉通路，并予以尼群地平10 mg舌下含服。

1. 用物准备

输液泵输液用物摆放顺序如图1-18-1所示。

治疗车上层：药物(5%葡萄糖注射液100 mL、硝普钠50 mg)、避光输液器、避光输液袋、10 mL注射器、0.5%聚维酮碘、75%乙醇、棉签、冲管液、输液瓶贴、胶布、剪刀、输液架、输液泵、弯盘、速干手消毒剂。必要时备插线板。

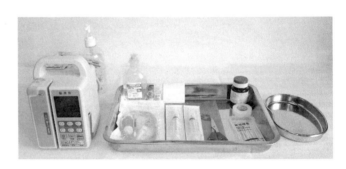

图1-18-1　输液泵输液用物摆放顺序

治疗车下层：生活垃圾桶、医用垃圾桶、锐器盒(图略)。

2. 操作标准

输液泵输液操作评分标准见表1-18-1。

表 1-18-1 输液泵输液操作评分标准（以输入硝普纳为例）

项目（分）	具体内容和评分细则	满分（分）	得分（分）
准备（10）	核对：医嘱、治疗卡并签名	2	
	自身准备：着装整洁、规范，洗手，戴口罩	2	
	用物准备：药物（5%葡萄糖注射液 100 mL、硝普钠 50 mg）、*避光输液器*、*避光输液袋*、10 mL 注射器、0.5%聚维酮碘、75%乙醇、棉签、冲管液、输液瓶贴、胶布、剪刀、输液架、输液泵、弯盘、速干手消毒剂。必要时备插线板	4	
	环境评估：环境清洁、光线充足、调节室温	2	
操作过程（70）	配药：检查药液质量，正确配置药液，贴输液瓶贴，套好避光袋，插入输液器，配药者签名	6	
	药物核对：双人核对，核对者签名	4	
	核对解释：核对床号、姓名、手腕带、交代目的、注意事项、配合要点	4	
	患者评估：全身评估：患者病情、治疗、用药史、过敏史；局部评估：穿刺部位皮肤及血管情况，有无静脉炎等	6	
	体位：取舒适卧位，拉床帘	2	
	留置针功能评估：消毒留置针肝素帽或正压接头（消毒 2 遍，每遍至少 15 秒），*抽回血，脉冲式冲管*	4	
	输液泵准备：将输液泵安装在输液架上，要求高于心脏 30 cm，接电源，开机	4	
	二次核对	2	
	装泵管调参数：正确安装管路于输液泵，首次设速度为 10 mL/h，根据血压调节参数	10	
	启动：连接输液器与留置针，再次确认参数无误后，按键开始键输液	4	
	三次核对：无误后记录	2	
	更换药液时：先关闭静脉通路，暂停输注；更换药液后，复查泵入速度及量无误后，再打开静脉通道，启动输液泵	5	
	停用输液泵时：按暂停键，停止输注；再关电源，冲封管，取出输液器	5	
	整理：协助取舒适卧位，整理床单位	2	
	洗手，记录	2	
	健康教育：①勿自行调节参数；②用药观察；③疾病相关宣教	6	
	垃圾分类处理	2	
评价（20）	整体评价：规范，熟练，安全；确保针头在血管内、输液速度调节准确	10	
	评判性思维（*见斜体处*）		
	人文关怀：动作轻柔、隐私保护、保暖	10	
共计		100	

注：表中斜体部分为临床思维点

3.临床思维

（1）避光装置：硝普钠是一种速效降压药，水溶液不稳定，光照下分解加速，产生有毒的氢氰酸及普鲁士蓝等。因此硝普钠应现配现用，避光滴注。

（2）留置针抽回血及冲管：硝普钠渗于皮下，析出氰离子，一方面可直接作用于局部组织造成缺氧坏死，另一方面部分氰离子在组织中形成氰酸盐，对软组织起腐蚀作用，加之此药具有良好的水溶性，易于在皮下组织扩散、吸收，更加速了肌腱和软组织坏死。所以，不能直接用药物建立静脉通路。该患者已有留置针，应抽回血并用冲管液确认针头在血管内后再连接药物。

（3）输液泵参数调节：首次调节参数为 10 mL/h，在输注过程中严密监测血压，开始每 5~10 分钟监测 1 次，根据血压下降是否达目标值，遵医嘱逐渐增减输液速度。硝普钠作用的特点是起效迅速，个体对药物的反应存在差异，因而需根据患者的情况个性化调节。

（4）健康教育：

①告知患者及亲属因药物特殊性，对输注速度有严格要求，不可自行调节输液泵参数，也不可随意断开电源线，输液泵发生报警、滴速发生改变及时报告。

②告知患者药物的名称、作用以及不良反应，保护好穿刺部位，翻身或大小便时动作缓慢，出现不适时报告。

③疾病相关：指导患者观察自身头痛等症状的改善情况，嘱患者目前卧床休息，防止跌倒坠床。

4. 注意事项

（1）选择与输液泵配套的输液器，避免输液速度的计算误差，输液管路每 24 小时更换 1 次。

（2）输液过程加强巡视，不可依赖输液泵的报警发现液体渗出或外渗。

（3）使用中如需调整速度，先按停止键，重新设置参数后再启动，如需打开输液泵门，应先关闭输液器手动调节夹。

（4）使用输液泵输注硝普钠等血管活性药物时，应密切观察药效和不良反应，根据目标血压值、患者即时血压动态调节输注速度。

5. 知识拓展

缓慢泵注药物时堵管的防范：若药物泵注速度小于 5 mL/h，少数情况下有引起输液管道回血或阻塞的可能，必要时在该路液体上连接三通接头，同时遵医嘱用 0.9% 氯化钠注射液或 5% 葡萄糖注射液以 5 gtt/min 进行缓慢输注。研究发现，采用 0.9% 氯化钠注射液或葡萄糖注射液伴随输注，以 5 gtt/min 的速度维持既不会引起不良反应，也不会增加心脏负荷，能有效阻止回血。

输液泵输液技术

三、拓展案例

【案例导入——上消化道出血】

> **案例 2**　12 床，刘某，男，51 岁，住院号 1589152。患者确诊"肝硬化"半年，3 天前无诱因出现腹痛、血便（量约 500 g），3 小时前出现呕吐暗红色液体（约 1000 mL，伴头晕、出汗、心慌）入院。查体：意识清楚，T 37.5℃，P 100 次/min，R 22 次/min、BP 90/50 mmHg。临床诊断上消化道出血。医嘱：生长抑素 3 mg+0.9% 氯化钠注射液 50 mL 静脉滴注，要求以 4 mL/h 泵入。

1. 用物准备及操作标准

用物准备及操作标准参考表 1-18-1 及图 1-18-1。

2. 临床思维

（1）体位：该患者大量出血而休克，此时应绝对卧床休息，取休克中凹卧位，将其头偏向一侧，以防窒息或误吸。

（2）疾病观察：注意观察患者的生命体征，呕血黑便的情况，各项指标，准确判断出血的情况。

（3）持续不间断药液输入：合成的生长抑素在体内半衰期短（1~3分钟），为维持血药浓度，达到治疗效果，需保持输注不间断。

（4）健康教育：

①饮食指导：暂予禁食，出血停止后改为清淡、易消化、富含营养的流质饮食，逐步过渡到正常饮食。

②心理支持：呕血伴有便血的患者，常常会产生恐惧、焦虑的情绪，因此护士和亲属应关心、安慰患者，护士应为其讲解关于疾病的相关知识，及时反馈各项检查结果，听取并及时解答患者及亲属的疑问。

③病情观察：指导患者和亲属学会识别早期出血的指征，出现头晕、心悸等不适或呕血、黑便时应立即卧床休息，减少活动。

3.知识拓展

生长抑素：生长抑素是人工合成的一种环状十四氨基酸肽，其结构与天然生长抑素完全相同。生长抑素存在于人体的丘脑和胃肠道，它能抑制胃酸和胃蛋白酶的分泌，减少内脏器官的血流量，常用于治疗上消化道出血。健康人体内源性生长抑素在血浆中浓度很低，通过静脉注射的生长抑素在血浆中的半衰期很短（1~3分钟之间），因此，临床上该药需使用微量泵持续不间断微量输入，以保证血药浓度的稳定性，达到治疗效果。

▶【案例导入——乳腺癌】

> 案例3　01床，张某，女，53岁，住院号1798462。2022年5月已行左侧乳腺癌根治术，今日来医院行第一次化疗，患者神情紧张、焦虑。右侧手臂已置入留置针，左上肢稍肿胀。医嘱：0.9%氯化钠注射液250 mL+表柔比星145 mg+环磷酰胺800 mg静脉滴注，速度维持在50 mL/h。

1.用物准备及操作标准

用物准备及操作标准参考表1-18-1及图1-18-1。

2.临床思维

（1）确保留置针功能正常：该患者已建立血管通路，故只需要先判断留置针功能是否良好，检查是否有导管并发症、穿刺点有无渗血渗液、贴膜有无卷边，在输液过程中严防化疗药外渗。

（2）健康教育：

①讲解化疗药的相关知识，告知患者用药后1~2日可出现尿液红染，鼓励饮水（2000~3000 mL/24小时），输液过程中注意观察局部状况，手臂出现肿胀疼痛及时报告。

②术后患侧上肢肿胀护理要点：a.避免在患侧手臂测量血压、注射或负重等；b.抬高术侧上肢10°~15°；半卧位时屈肘90°放于胸腹部；下床活动时避免患肢下垂过久；c.在专业人员指导下向心性按摩患侧肢体，或进行握拳、屈肘、伸肘和缓慢渐进的举重训练等，促进淋巴液回流。

3.知识拓展

使用化疗药注意事项：①接触药物时应戴防护手套；②输注时确保液体输注通畅，最好在输液通道建立后由侧管冲入，以避免药物外渗；③一旦药物外渗，应使用注射器连接输液导管进行回抽，根据药物性质给予氢化可的松局部皮下浸润、局部冰敷或给予相应的解毒药；④给药后应以0.9%氯化钠注射液滴注冲管；⑤患者用药期间应多饮水（至少2000~3000 mL/24小时）。

第十九节　微量注射泵的使用

一、操作概述

微量注射泵是一种能控制输注总量及速度，保证药液速度均匀、药量准确并安全地进入患者体内发挥作用的一种仪器，常用于严格控制输注量和速度的情况。相较于输液泵，注射泵在小剂量、低速度给药时精确度更高。

> 【学而思政】
>
> 　　元素：以人为本；慎独的职业道德修养。
> 　　内涵：操作实践中自觉践行以人为本的理念，领悟护理职业的价值内涵；将现代科技手段有机地运用到护理实践中，为患者提供人性化优质服务。
> 　　任务：请你思考后参与讨论。
> 　　请问：你怎么看？为什么？

机器人会取代护士吗？

二、示范案例

▶【案例导入——主动脉夹层】

> 　　**案例1**　02床，张某，男，58岁，住院号1624135。因突发剧烈胸痛3小时急诊入院。入院时患者神志清楚，痛苦面容，烦躁不安。既往有高血压病史8年，未规律服药。主动脉CTA提示：主动脉夹层StanfordA型。查体：T 36.3℃，P 119次/min，R 26次/min，BP 193/112 mmHg。已予吸氧、心电监护、建立留置针静脉通路，拟行手术治疗。医嘱：0.9%氯化钠注射液50 mL+硝普钠50 mg缓慢静脉注射泵泵入(3 mL/h起始速度，视血压调整)。

1.用物准备

微量注射泵的使用用物摆放顺序如图1-19-1所示。

治疗车上层：药液(硝普钠50 mg、0.9%氯化钠注射液50 mL)、治疗盘、10 mL注射器、0.5%聚维酮碘、75%乙醇、无菌巾、棉签、50 mL避光注射器、避光延长管、冲管液、注射瓶贴、输液架、注射泵、弯盘、速干手消毒剂。必要时备插线板。

治疗车下层：生活垃圾桶、医用垃圾桶、锐器盒(图略)。

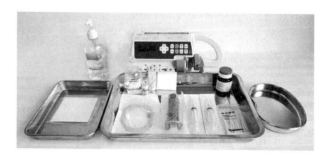

图1-19-1　微量注射泵的使用用物摆放顺序

2. 操作标准

微量注射泵的使用操作评分标准见表 1-19-1。

表 1-19-1　微量注射泵的使用操作评分标准

项目（分）	内容及评分标准	分值（分）	得分（分）
准备（10）	核对：医嘱单、执行卡并签名	2	
	自身准备：着装整洁，洗手，戴口罩	2	
	用物准备：药液、治疗盘2个、10 mL注射器、0.5%聚维酮碘、75%乙醇、无菌巾、棉签、*50 mL避光注射器*、*避光延长管*、冲管液、注射瓶贴、输液架、注射泵、弯盘、速干手消毒剂。必要时备插线板	4	
	环境准备：环境清洁、光线充足、调节室温，拉床帘	2	
操作过程（70）	铺盘：铺无菌盘，标明有效期	2	
	配药：检查药液质量，正确配置药液，贴注射贴，连接泵用延长管，排气置入无菌盘，配药者签名	6	
	药物核对：双人核对，核对者签名	4	
	核对解释：核对床号、姓名、手腕带，交代目的、注意事项、配合要点	4	
	患者评估：全身评估：病情、治疗、用药史、过敏史；局部评估：穿刺部位皮肤及血管情况，有无静脉炎等	6	
	体位：取舒适卧位	2	
	留置针评估：消毒留置针肝素帽或正压接头（消毒2遍，每遍至少15秒），抽回血，脉冲式冲管	4	
	注射泵准备：妥善固定注射泵于输液架上，高于患者心脏30 cm，接电源，开机	4	
	二次核对	2	
	安装注射器：将抽吸药液的注射器安装到微量注射泵上	2	
	设定速度：遵医嘱设置预输注总量及输注速度	8	
	启动：将延长管与留置针相连，再次确认参数无误后，按启动键	4	
	三次核对，无误后记录	2	
	更换药液时：先关闭通路，暂停输注；更换药液后，复查泵入速度及量无误后，再打开静脉通道，启动微量注射泵	5	
	停用注射泵时：按暂停键，停止输注；再关闭微量注射泵电源，取出注射器，冲封管	5	
	整理：协助取舒适卧位，整理床单位	2	
	洗手记录	2	
	健康教育：①勿自行调节泵入速度；②避免延长管打折、脱出；③仪器报警或注射部位疼痛、肿胀等不适及时按铃；④药物与疾病相关宣教	4	
	垃圾分类处理	2	
评价（20）	整体评价：规范、熟练、安全；确保针头在血管内、泵入速度调节准确	10	
	评判性思维（*见斜体处*）		
	人文关怀：动作轻柔、隐私保护、拉好床栏、保暖	10	
共计		100	

注：表中斜体部分为临床思维点

3. 临床思维

（1）现配现用、避光输注：硝普钠见光易分解，应现配现用，使用避光的注射器和延长管进行输注，溶液的保存和使用不超过 24 小时。新配溶液为淡棕色，如变为暗棕色、橙色或蓝色，应弃去。

（2）密切监测血压，动态调整泵入速度：硝普钠属于血管活性药物，通过血管扩张使周围血管阻力降低，起到降压作用。患者目前属于病情急性期，应每 5~10 分钟测量 1 次血压，并根据血压动态调整硝普纳泵入速度。主动脉夹层的血压控制目标为收缩压在 100~120 mmHg 之间。

（3）健康教育：

①泵入速度是根据病情及血压情况由医护人员进行设置，告知患者及亲属勿自行调节。

②嘱患者注射侧肢体不要剧烈活动，防止注射管道打折、脱出；嘱患者及亲属不要随意搬动注射泵，防止注射泵电源线因牵拉而脱落。

③告知患者若注射泵发生报警或有不适症状应及时告知护士。

④疾病相关：a. 嘱患者绝对卧床休息；b. 患者胸痛难忍，遵医嘱使用镇痛药物，指导患者放松。c. 保持大便通畅，勿用力排便。

4. 注意事项

（1）注射泵使用前开机检查性能。护士了解注射泵原理，熟练掌握使用方法，出现报警及时查找原因，并进行处理。

（2）注意观察穿刺部位皮肤状况，防止药物外渗，一旦出现立即停止药物输注。

（3）药物使用不超过 24 小时，过期应进行药液、注射器、延长管的更换。

（4）输注过程中如需调整速度或总量，先按暂停键，调节完毕按启动键；若需打开泵门，更换注射器，先卡好留置针夹子，延长管末端反折，防止空气进入及回血，重新安装好注射器后再次设置输注速度和总量，再松开留置针夹子，按启动键。

（5）微量注射泵定期进行维护与保养。及时为微量注射泵充电或更换电池，注意观察微量注射泵电池电量显示。

5. 知识拓展

（1）注射泵常见报警原因及处理：

①当药液剩余至 3 mL 以下时，微量注射泵会发出残余量报警，提示药物即将用完。

②当药物注射完毕时，微量注射泵会发出空量报警，提示药物注射完毕，需要更换或停止使用。

③当微量注射泵通路完全阻塞（如泵管折叠、针头阻塞等），微量注射泵会发出阻塞报警，应及时查看管路是否受压、扭曲或回血等，酌情处理。

急性主动脉综合征诊断与治疗规范中国专家共识

④蓄电池低电量报警，提示电池电储备不足或没接通外电源，及时接上电源。

（2）主动脉夹层的定义：主动脉夹层是主动脉夹层动脉瘤的简称，指主动脉壁内膜受损发生裂开，血液在主动脉压力作用下进入裂开间隙，形成血肿并主要向远端延伸扩大。该病隐匿、凶险，易发生主动脉夹层破裂，病死率极高。

三、拓展案例

【案例导入——躁动】

> 案例2　07床，男，46岁，住院号1298332。20天前因"多发伤、伤口愈合不良"收住ICU。患者今晨跟家里通电话后情绪激动，诉想回家，敲打床栏，并自行拔除右前臂中长导管，拒绝治疗，予劝说无效。心电监护提示：HR 84次/min，R 22次/min，BP 155/92 mmHg，SpO_2 98%。医嘱：0.9%氯化钠注射液46 mL+右美托咪定0.4 mg注射泵泵入（4 mL/h起始速度）。

1.用物准备及操作标准

用物准备及操作标准参考图1-19-1及表1-19-1。

2.临床思维

（1）予适当保护性约束：该患者躁动，劝说无效，可行保护性约束，防止进一步不良事件的发生。可遵医嘱使用镇静药物。

（2）在患者左手行留置针穿刺：该患者自行拔除右前臂中长导管，应观察穿刺点出血情况，必要时加压包扎24小时。最好在对侧肢体建立留置针静脉通路。

（3）镇静药使用后再次评估：右美托咪定使用一段时间后再次进行镇静评分表（RASS）评分，评估镇静效果，动态调整用量，达到目标镇静水平。

（4）加强心理护理：患者入住监护室时间较长，无亲人陪伴，心中难免感到不安与孤独，护士应主动关心患者，给予陪伴与照护。

3.知识拓展

（1）ICU镇痛与镇静药物的使用：《中国成人ICU镇痛和镇静治疗指南》2018版推荐在镇静治疗的同时或之前给予镇痛治疗。大部分患者烦躁的首要原因是疼痛和不适感，所以镇痛应作为镇静的基础。

（2）ICU患者镇静深度的选择：镇静深度应根据患者的病情变化和器官功能的状态进行个性化的调节。对于器官功能相对稳定或恢复期的患者，应给予浅镇静，以减少机械通气时间和住院时间；但对处于应激急性期或器官

中国成人ICU镇痛和
镇静治疗指南

功能不稳定的患者，宜给予较深镇静以保护器官功能，包括机械通气人机严重不协调者、严重急性呼吸窘迫综合征（ARDS）俯卧位通气等治疗时、严重颅脑损伤有颅内高压者、癫痫持续状态、外科需严格制动者、应用神经-肌肉阻滞药治疗者等情况。

【案例导入——上消化道出血】

> 案例3　01床，徐某，男，48岁，住院号1372234。因便血3天，今晨呕血800 mL，拟诊"上消化道出血"急诊入院。患者自诉半年前检查出乙型肝炎、肝硬化，未予重视。查体：T 36℃，P 110次/min，R 24次/min，BP 86/49 mmHg，SpO_2 94%。已予复方氯化钠注射液500 mL快速静脉输注，吸氧处理。医嘱：0.9%氯化钠注射液50 mL+生长抑素3 mg注射泵泵入（泵入速度4 mL/h）。

1.用物准备及操作标准

用物准备及操作标准参考图 1-19-1 及表 1-19-1。

2.临床思维

（1）接触患者前后行手卫生、戴手套：乙型肝炎病毒主要通过血液途径进行传播，医护人员在接触患者前要做好个人防护，尤其是在进行静脉穿刺等可能接触到患者血液的情况下，更要严格执行手卫生，戴好手套，按血液–体液隔离执行感染防控。

（2）迅速建立第 2 条静脉通路：患者目前处于失血性休克的状态，应迅速建立 2 条以上静脉通路，选择大号留置针，大量快速补液，必要时输血、使用升压药维持血压，遵医嘱药物止血。

（3）取休克体位，头偏向一侧，注意保暖：头和躯干抬高 20°~30°，下肢抬高 15°~20°，该体位可以使膈肌下移，有利于呼吸，同时增加肢体回心血量，改善重要脏器血液供应。同时，嘱患者头偏向一侧，保持呼吸道通畅，防止呕血引起窒息。体温低时注意保暖，可采取调高室温、加盖被子等方法。

（4）健康教育：

①告知患者严格卧床休息：精神上的安静和减少身体活动有利于止血。少量出血者应卧床休息，大量出血者绝对卧床休息，协助患者取舒适卧位并每隔 2 小时翻身 1 次。

②嘱患者禁食禁饮：患者目前有再次活动性出血的可能，应禁食禁饮，待止血后 1~2 天，渐进高热量、高维生素流质，限制钠和蛋白质摄入，避免坚硬、粗糙食物。

③疾病及药物相关宣教：告知患者生长抑素的药理作用，用药后情况会有所好转，不要担心。

3.知识拓展

注射泵的使用与管理：①使用：安装注射泵要固定牢靠，轻拿轻放，注意散热，各连接管连接紧密，检查无气泡、无漏液，固定好针筒后，方可使用；②清洁：使用过程中有药液溅在泵上及时清理，可用湿润干净的布或含有 75% 乙醇湿巾擦拭，防止药液腐蚀泵体或影响泵的正常工作；使用结束也要全面清洁，切勿让药液或清水流入泵内；③储存：注射泵应放在干燥通风处，避免剧烈震荡、阳光直射或紫外线照射；④电池保养：当电池电量耗尽时应及时接上交流电源充电或关机，电量放尽会影响电池寿命；注射泵长期不用也应每月充电一次，以免内置电池自动放电而造成损害；⑤定期进行检测：注射泵的计量准确性，处于备用状态的注射泵均应挂上"正常使用"标识卡，否则挂"待修"标识卡。

第二十节　静脉血标本采集

一、操作概述

静脉血标本采集是自静脉抽取血标本进行血液检验的方法。临床上常通过血液检验了解某些机体功能的变化，为某些疾病的辅助诊断、病情进展评估以及疗效评估提供参考。

【学而思政】

元素：以人为本；全过程管理。

内涵：操作实践中以患者为中心，做好操作前中后全过程管理，减轻痛苦、促进舒适。

任务：请你思考。

请问：出现这种情况最根本的原因是什么？在护理工作中，我们要如何预防类似事件的发生？

静脉血采集

二、示范案例

【案例导入——糖尿病】

> 案例1　02床，李某，女，55岁，住院号1984863。糖尿病10余年，平时血糖高时会服用降糖药物，偶尔测量血糖，喜欢吃甜食和水果，不喜欢吃蔬菜，自认血糖控制较好。身高150 cm，体重85 kg。此次因"三多一少"症状加重入院。查体：T 36.5℃、P 90次/min、R 21次/min、BP 130/80 mmHg、SpO$_2$ 99%。临床诊断2型糖尿病。医嘱予以静脉采血检测电解质、肝肾功能、糖化血红蛋白、空腹血糖。

1. 用物准备

静脉血标本采集操作用物摆放顺序如图1-20-1所示。

治疗车上层：0.5%聚维酮碘、棉签、采血针、真空采血管、检验申请单/条形码、试管架、手套、小枕、治疗巾、压脉带、弯盘、速干手消毒剂。

治疗车下层：生活垃圾桶、医用垃圾桶、锐器盒(图略)。

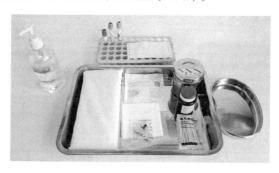

图1-20-1　静脉血标本采集用物摆放顺序

2. 操作标准

静脉血标本采集操作评分标准见表 1-20-1。

表 1-20-1   静脉血标本采集操作评分标准（真空采血器采血法）

项目（分）	具体内容和评分细则	满分（分）	得分（分）
准备（10）	核对：核对医嘱、治疗卡并签名、检验申请单/条形码及真空采血管，确认无误后将条形码粘贴于真空采血管上	2	
	自身准备：着装整洁、规范，洗手，戴口罩	2	
	用物准备：0.5%聚维酮碘、棉签、采血针、真空采血管、检验申请单、试管架、手套、小枕、治疗巾、压脉带、弯盘、速干手消毒剂	4	
	环境评估：环境清洁、光线充足、拉床帘	2	
操作过程（70）	核对解释：核对床号、姓名、手腕带，交代目的、注意事项、配合要点	4	
	患者评估：全身评估：病情、治疗情况、意识状况、肢体活动能力；有无吸烟、运动、情绪波动、饮酒、饮茶或咖啡等影响检验结果的因素；*有无禁食8~12小时*；局部评估：采血部位有无炎症、水肿、硬结、瘢痕、破损，静脉充盈度及管壁弹性	6	
	体位：协助患者取舒适卧位	4	
	暴露穿刺部位：将治疗巾铺于小垫枕上，置于穿刺肢体下方，充分暴露穿刺部位，压脉带置于穿刺点上方6~8 cm处	4	
	戴手套	2	
	消毒皮肤：常规消毒皮肤2遍，消毒范围至少5 cm×5 cm，待干，系压脉带	6	
	二次核对	2	
	穿刺：嘱患者握拳，穿刺静脉（针头与皮肤呈15°~30°角进针）	8	
	采血：见回血后按照**采集顺序**采集所需量	10	
	两松一拔一按压：松拳、松压脉带、拔针按压至不出血	5	
	撤用物：撤走小枕、垫巾、压脉带	3	
	再次核对	2	
	整理：协助取舒适体位，整理床单位	2	
	洗手记录：脱手套、洗手，记录	2	
	健康教育：①不要揉搓穿刺部位、防止出血；②穿刺点不要碰水，以免感染；③穿刺肢体短时间内不要提重物，以免加重出血；④疾病相关宣教	6	
	垃圾分类处理，标本立即送检	4	
评价（20）	整体评价：规范、熟练、一针见血、职业安全、按时完成	10	
	评判性思维（*见斜体处*）		
	人文关怀：动作轻柔、隐私保护、保暖	10	
共计		100	

注：表中斜体部分为临床思维点

3.临床思维

(1)患者评估：医嘱采血项目中包含需要空腹采血的项目，如肝功能、空腹血糖、糖化血红蛋白等，因为进食后会直接影响检验结果，故应提前指导患者禁食8~12小时，但可以少量饮水。

(2)采血顺序：多个组合检测项目同时采血时应按下列顺序采血：血培养—无添加剂管—凝血管—枸橼酸钠管—肝素管—EDTA管—草酸盐—氟化钠管。凡全血标本或需抗凝血的标本，采血后立即上下颠倒5~8次混匀，不可用力震荡。案例中标本采集顺序为：电解质/肝肾功能(血清，不需要摇晃)-糖化血红蛋白(全血，需要轻轻摇动试管)-血糖(全血，需要轻轻摇动试管)。

(3)健康教育：

①告知患者正确按压穿刺处，不要以屈肘的方式代替按压；不要用力揉搓穿刺部位，如果穿刺点持续出血或血肿，及时告知报告。

②定时监测血糖；遵医嘱定时定量服用降糖药物；少吃或不吃甜食，提倡多吃新鲜的绿叶蔬菜、豆类等升糖指数低的食物；适当运动，控制体重。

4.注意事项

(1)采血前充分解释，需要空腹者应提前告知患者，取得患者的理解与合作，消除紧张、焦虑的心理，减少不良反应。

(2)采血时机、方法、血量要准确。

(3)严格无菌操作及查对制度，预防感染及差错事故的发生。

(4)不在输液同侧肢体采血，特殊紧急情况下必须同侧采血时，可在输液肢体远端采血。

(5)采血部位皮肤必须干燥，扎压脉带不可过紧，压迫静脉时间不宜过长，扎压脉带时间<1分钟。如果某些情况止血带需要在一个部位使用超过1分钟，宜松开压脉带，等待2分钟后再重新绑扎。

(6)使用真空采血时，不可先连接真空管再行穿刺，以免负压降低影响采集。采血结束后，先拔真空管，再拔去针头。

5.知识拓展

静脉采血规范新进展：

(1)采血前患者的准备：24小时不饮酒，不改变饮食习惯；需空腹采血的项目(糖代谢、血脂、血液流变学、骨代谢标志物、血小板聚集率等)，至少禁食8小时，但不宜超过16小时，空腹期间可以少量饮水。

《临床化学检验血液标本的收集与处理》Ws/T225

(2)采血时间：①血培养：寒战发热初起时，抗生素使用前；②促肾上腺皮质激素及皮质醇：8-4-12；③女性激素：按生理周期遵医嘱采血；④药物浓度：遵医嘱采血，核对末次给药时间；⑤口服葡萄糖耐量试验：实验前3日正常饮食，试验日空腹，随后75 g葡萄糖粉溶于300 mL温水中5分钟喝完，在第一口服糖时计时，2小时采血，其他时间遵医嘱。

(3)输液：宜在输液结束后3小时采血，紧急情况采血者，不在输液同侧肢体输液的近端采血，选对侧肢体和远端肢体采血。

(4)采血个人防护：防护用品包括帽子、口罩、手套。

(5)扎压脉带：扎压脉带不超过1分钟，否则容易引起瘀血、静脉扩张，影响某些指标的检查结果，如果某些情况止血带需要在一个部位使用超过1分钟，宜松开压脉带，等待2分钟后再重新绑扎。

(6)按压：按压时间至少5分钟，至不出血为止，不宜屈肘按压。

三、拓展案例

▶【案例导入——失血性休克】

> 　　案例2　15床，李某，男，35岁，住院号195400。因车祸外伤由亲属护送急诊入院。查体：患者表情淡漠，T 35.8℃、P 120 次/min、R 26 次/min、BP 85/45 mmHg。SpO₂ 93%。现已进行补液、监护等处理。临床诊断低血容量性休克。拟行输血，医嘱予以合血。

1. 用物准备及操作标准

用物准备及操作标准参考表 1-20-1 及图 1-20-1。

2. 临床思维

（1）双人核对：合血操作中，为确保无误，要求双人床旁核对患者身份信息，确保标本采集无误。标本采集完毕，2 名护士分别在输血申请单上签名。

（2）采血部位：休克患者采血应选择粗直的大血管进行标本采集，该患者处于休克状态，血管不充盈，情况紧急，若周围浅静脉采血困难，可以使用一次性注射器，选择股静脉、颈外静脉采血。若患者已有静脉置管，可以从静脉留置管中采血，宜弃去最初的 2 倍管腔体积的血液，并在合血单上标明。

（3）健康教育：

①向患者亲属解释合血的原因及目的，征求亲属的同意。

②向患者亲属解释疾病的治疗、护理相关知识，取得合作。

③做好心理安抚，由于创伤发生突然，患者及亲属缺乏心理准备，大多数处于恐慌之中，因此护士应该做好安慰解释工作。

3. 知识拓展

预防血标本溶血的措施：①消毒后穿刺部位自然干燥；②不可穿过血肿部位采血；③如使用注射器采血，宜确保针头牢固地安装在注射器上以防出现泡沫；④使用注射器时避免过度用力抽拉针栓；⑤轻柔颠倒混匀含有添加剂的标本。

▶【案例导入——发热患者的血培养采集】

> 　　案例3　03床，陈某，男，51岁，住院号1784625。发热查因入院，主诉反复高热寒战 3 天，入院时已自服抗生素治疗。查体：T 39.0℃、P 112 次/min、R 27 次/min、BP 120/78 mmHg、SpO₂ 98%。为查明发热原因，医嘱静脉血培养标本采集。

1. 用物准备及操作标准

用物准备及操作标准参考表 1-20-1 及图 1-20-1。

2. 临床思维

（1）采血时机：血培养应尽可能选择在患者高热寒战、抗生素使用之前进行采集，本案例中，患者已行抗生素治疗，故应在采血申请单上注明。

（2）采血量：遵医嘱采血，一般成人 8~10 mL/每瓶（WS/T 503—2017）。对于怀疑亚急性细菌性心内膜炎的患者，为提高培养阳性率，采血 20~30 mL。

（3）严格无菌操作：在采血、注血入血培养瓶的过程中严格无菌操作，防止污染血标本而影响结果的准确性。打开血培养瓶盖后，对培养瓶橡胶塞使用 75% 乙醇或 70% 异丙醇消毒，自然干燥 60 秒，不建议用络合碘消毒，碘剂可引起橡胶降解。

3. 知识拓展

（1）血培养标本能否从静脉导管采集：临床上针对危重患者需要采集静脉血进行细菌培养，有时候为了减少不必要的静脉穿刺或因某些诊疗目的，需要通过已置入的导管采集标本，如 PICC 导管等。主要用于以下两种情况：第一，血培养的目的是为了评估是否存在导管相关性血流感染时，要采集导管血；第二，可明确排除导管相关性血流感染，又需要采集血培养时可从静脉导管中采集者。

（2）血培养瓶的储存：临床上备用血培养瓶可放于室温下保存；采集完标本的血培养瓶应在 2 小时内送至实验室孵育或上机，如不能及时送检，应将血培养瓶置于室温下，切勿冷藏或冷冻。

第二十一节　动脉血标本采集

一、操作概述

动脉血标本采集是自动脉抽取动脉血标本的方法，常用于动脉血气分析。动脉血气分析是检测呼吸功能及酸碱平衡的一种重要诊断手段，在选择氧疗方式、调节机械通气的各种参数以及纠正酸碱平衡和电解质紊乱等危重症救治过程中意义重大。动脉血常见的采集部位有桡动脉、股动脉、肱动脉及足背动脉。

> 【学而思政】
>
> 　　元素：以人为本；循证实践。
>
> 　　内涵：通过案例分析所学知识在护理实践中的作用、意义、价值，培养学生科学研究的思维，求实求真的信念，循证实践的决心。
>
> 　　任务：请你思考。
>
> 　　请问：我们应该学习护士小陈的哪两项优秀品质？

被誉为神枪手的陈老师

二、示范案例

▶【案例导入——慢性阻塞性肺疾病】

> 　　**案例1**　15床，王某，男，50岁，住院号1234567。反复咳嗽、咳痰10年，加重伴呼吸困难3天入院，烟龄25年，查体：T 38.0℃、P 102次/min、R 30次/min、BP 94/50 mmHg、SpO_2 88%，神志恍惚，气促不能平卧。临床诊断慢性阻塞性肺气肿。医嘱予以急查动脉血气分析。

1. 用物准备

动脉血标本采集操作用物摆放顺序如图1-21-1所示。

治疗车上层：一次性动脉采血器、治疗盘、0.5%聚维酮碘、棉签、无菌手套、小枕、治疗巾、弯盘、速干手消毒剂。

治疗车下层：生活垃圾桶、医用垃圾桶、锐器盒(图略)。

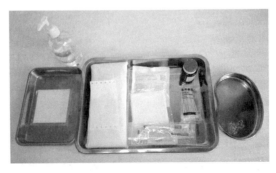

图1-21-1　动脉血标本采集操作用物摆放顺序

2.操作标准

动脉血标本采集操作评分标准见表 1-21-1。

表 1-21-1　动脉血标本采集操作评分标准

项目（分）	具体内容和评分细则	满分（分）	得分（分）
准备（10）	核对：核对医嘱、治疗卡并签名、检验申请单、条形码及动脉采血器，确认无误后将条形码粘贴于动脉采血器上	2	
	自身准备：着装整洁、规范，洗手，戴口罩	2	
	用物准备：一次性动脉采血器、治疗盘、0.5%聚维酮碘、棉签、无菌手套、小枕、治疗巾、弯盘、速干手消毒剂	4	
	环境评估：环境清洁、光线充足、调节室温，拉床帘	2	
操作过程（70）	核对解释：核对床号、姓名、手腕带，交代目的、注意事项、配合要点	4	
	患者评估：全身评估：病情、意识及配合程度、吸氧状况、体温；局部评估：穿刺部位皮肤、动脉搏动情况、肢体活动能力（桡动脉采血前需行 Allen 试验）	6	
	选择桡动脉进行穿刺	6	
	体位：协助取坐卧位，四肢自然伸直	4	
	暴露穿刺部位：将治疗巾铺于小垫枕上，置于穿刺部位下，充分暴露穿刺部位	2	
	消毒皮肤：消毒局部皮肤，范围大于 5 cm，戴无菌手套	6	
	二次核对	2	
	取出穿刺针：拆开一次性动脉采血器包装，取出专用凝胶针帽置于治疗盘内（或取 5 mL 注射器吸取肝素液湿润后排尽，无菌橡胶塞置于治疗盘内）	2	
	采血：①普通注射器采血：戴无菌手套**或消毒操作者左手示指和中指**，用左手示指及中指触及动脉搏动最强处并固定动脉于两指间，右手持注射器在两指间垂直刺入或与动脉走向呈 40～45°迅速进针，见有鲜红色血液涌进注射器，即以右手固定穿刺针的方向和深度，左手抽取血液 1 mL；②动脉血气针采血：取出动脉血气针，将血气针活塞拉至所需的血量刻度，穿刺方法同上，见鲜红色回血，固定血气针，血气针会自动抽取所需血量，一般 1 mL 左右，指导患者平静呼吸	10	
	拔针按压：采血毕，迅速拔出针头，指导患者或助手用棉签按压局部 5～10 分钟，必要时适当延长按压时间至不出血	5	
	刺入塞中搓动：针头拔出后立即刺入软木塞或橡胶塞，以隔绝空气，并轻轻搓动注射器使血液与肝素混匀	4	
	撤用物：撤去小枕、垫巾、压脉带	3	
	再次核对	2	
	整理：协助患者取舒适卧位、整理床单位	2	
	洗手记录：脱手套、洗手，记录	2	
	健康教育：①正确按压，观察局部有无渗血，发现异常及时告知；②穿刺点保持清洁、干燥	6	
	垃圾分类处理，标本立即送检	4	

续表1-26-1

项目 （分）	具体内容和评分细则	满分 （分）	得分 （分）
评价 （20）	整体评价：规范、熟练、安全、一针见血、无相关并发症发生	10	
	评判性思维（*见斜体处*）		
	人文关怀：动作轻柔、隐私保护、拉好床栏、保暖	10	
共计		100	

注：表中斜体部分为临床思维点

3. 临床思维

（1）选择桡动脉进行穿刺：桡动脉位置表浅，易于触及，压迫止血相对容易，是首选动脉采血部位。患者处于坐位或卧位均可。但在实施桡动脉采血前需行 Allen 试验。该患者肢端血运良好，故首选桡动脉进行穿刺。

（2）消毒操作者左手手指：特殊情况下对于脉搏微弱者，戴手套影响手感者，可用聚维酮碘消毒液彻底消毒左手指，消毒范围为指腹、指节掌面及双侧面，自上而下进行。

（3）健康教育：

①操作前告知患者采血的目的和方法，取得配合，提高采血成功率。

②局部需按压 5~10 分钟，保持局部清洁干燥，采血肢体暂时减少活动。

③局部如出现青紫，摸之有硬块，应制动，48 小时内局部冷敷，48 小时后可采用热毛巾湿敷，一般 3~4 天会消退。

4. 注意事项

（1）严格执行查对制度和无菌技术操作原则。

（2）防止气体逸散，采集血气分析标本，抽血时注射器内不能有空泡，抽出后立即密封针头，隔绝空气。做二氧化碳结合力测定时，盛血标本的容器亦应加塞盖紧，避免血液与空气接触过久，影响检验结果，所以采血后应立即送检。

（3）拔针后局部用无菌纱布或棉签按压止血，以免出血或形成血肿，压迫止血至不出血为止。

（4）患者饮热水、洗澡、运动后，需休息 30 分钟后再行采血，避免影响检查结果。

（5）有出凝血倾向者慎用动脉穿刺法采集动脉血标本，必须穿刺者要适当增加按压时间。

5. 知识拓展

动脉采血操作常见并发症的处理

（1）穿刺失败：确定针头没有在动脉内，应立即拔针，重新更换针头另选动脉进行采血，不能来回多次进针或退针。

（2）误刺神经：应立即拔出针头，更换部位重新穿刺。

（3）穿刺处出血及皮下血肿：①出血。小量出血，适当延长按压时间即可。如出现穿刺口大出血，立即让患者平躺于床上，护士戴无菌手套，用无菌敷料将明胶海绵按压在穿刺点处，直到不出血为止，必要时加压包扎；②血肿。如血肿较轻，应观察肿胀范围有无扩展，若肿胀局限，不影响血流时，可暂不行特殊处理，若肿胀加剧应立即按压穿刺点并同时硫酸镁湿敷。出现较大血肿者，在发生 48 小时内可采用局部冷敷使血管收缩，有利于止血，48 小时后采用热敷促进局部血液循环有利于血肿吸收，也可采用烤灯促进局部血液循环，利于血肿吸收。

三、拓展案例

▶ 【案例导入——尿毒症合并肺栓塞】

> **案例2** 09床，女性，54岁，住院号1234567。因突发呼吸困难2小时入院。患者2年前诊断为尿毒症，行定期血液透析治疗。1个月前因外伤导致桡骨骨折。查体：T 37℃，P 160次/min，R 40次/min，BP 92/72 mmHg，SpO_2 88%，神志清楚，左手见动静脉内瘘，右手前臂骨折处见石膏固定。临床诊断尿毒症；急性肺栓塞；右侧桡骨骨折。医嘱查动脉血气分析。

1. 用物准备及操作标准

用物准备及操作标准参考图1-21-1及表1-21-1。

2. 临床思维

（1）选择合适的动脉：该患者是尿毒症患者，左手有动静脉内瘘，是动静脉混合血，是专用于血滤治疗的通路，因而不宜从左手采集动脉血。右手由于骨折，予石膏外固定，因而也不适合动脉血采集。因此只剩下双足背动脉及股动脉。触摸双下肢足背动脉发现，脉搏较弱且血管较细，此时患者病情发生变化，急需要动脉血气结果指导治疗，为了提高穿刺成功率，此时应选择股动脉最为合适。

（2）健康教育：告知患者抽动脉血的目的、方法、配合要点、按压时间。由于穿刺部位是大动脉，暂时需要减少下肢活动。同时擦浴时应避开穿刺部位，预防感染。

3. 知识拓展

肺栓塞：急性肺栓塞（acute pulmonary embolism，APE）是临床常见的危重症，是由内或外源性栓子堵塞肺动脉，进而引起肺循环障碍的病理综合征。包括肺血栓栓塞症、脂肪栓塞综合征、羊水栓塞、空气栓塞、肿瘤栓塞等，其中为肺血栓栓塞症最为常见。肺栓塞发病早期症状、体征不明显，故其病情易被误诊或漏诊，错失最佳治疗时机。肺栓塞患者体内血液凝固性升高，动脉血气紊乱，检测D-二聚体、血气中的氧分压（PaO_2）、二氧化碳分压（$PaCO_2$）有助于肺栓塞的诊断。

▶ 【案例导入——大面积烧伤】

> **案例3** 03床，莫某，男，45岁，住院号123456。因家中起火致头面部、四肢、躯干等多处烧伤，烧伤面积约70%，半小时前"120"送至ICU。患者皮肤表面散在有水泡，未破溃，上臂可外展。已建立静脉通道，创面已用0.9%氯化钠注射液纱布湿敷，医嘱予采集动脉血气。

1. 用物准备及操作标准

用物准备及操作标准参考图1-21-1及表1-21-1。

2. 临床思维

（1）选择合适的动脉：大面积烧伤患者常伴有吸入性损伤，临床上需常规做血气分析，以协助判断吸入性损伤的严重程度及肺功能变化。患者因大面积烧伤无法在常用部位穿刺采血。腋窝处于身体的隐蔽处，大面积烧伤的患者其腋窝的皮肤一般都保持完好，利用腋动脉穿刺，可有效地解决因常规穿刺部位皮肤烧伤而不能采血的问题，因此腋动脉是该患者最佳的动脉血采集部位。

（2）健康教育：

①告诉患者动脉采血的必要性，取得患者的理解与配合。嘱患者平卧，将上臂外展，充分暴露穿刺视野，提高穿刺成功率；穿刺之后要按压 5~10 分钟。

②疾病相关知识宣教：耐心解释病情说明各项治疗的必要性和安全性，使其了解病情；告知患者创面愈合过程中，可能出现皮肤干燥、痒痛等，告知患者避免使用刺激性肥皂清洗，水温不宜过高，勿搔抓。

3. 知识拓展

（1）大面积烧伤患者如何选择动脉采血部位：在条件允许情况下首先尽量避开烧伤创面；其次宜选择浅表动脉，如肱动脉、桡动脉、足背动脉、腋动脉，最后选择股动脉。实际情况根据患者的烧伤面积、部位、患者胖瘦、水肿等情况而定，灵活选择采血部位。

（2）腋动脉穿刺要点：①协助患者摆好体位，上肢尽量取外展位，充分暴露腋窝，消毒穿刺部位皮肤以及操作者左手示指与中指后，触摸腋窝中腋动脉搏动最明显处，用示指和中指稍用力按压，固定动脉，右手持针，在血管上方以约 45°角沿向心方向直刺血管，采血至所需要量时退出采血针，用无菌棉签按压穿刺处 5~10 分钟直至出血停止。

第二十二节 咽拭子标本采集

一、操作概述

咽拭子标本采集是采集咽部和扁桃体部的分泌物进行细菌培养、病毒分离或核酸检测。临床上常用于口咽及呼吸道感染的病原学诊断及筛查。

【学而思政】

　　元素：民族精神；爱国情怀；医者担当。

　　内涵：将抗疫精神融入操作环节，自觉践行人道主义理念；领悟"小操作，大担当"的内涵，明白"制度自信"的精髓。

　　任务：听故事，谈感想。

观看视频，阅读文字

二、示范案例

▶【案例导入——发热咽痛】

　　案例1　12床，李某，女，8岁，住院号33984。诉咽痛1周加重伴发热1天入院。2020新冠肺炎疫情期间，患儿约1周前因受凉后出现咽部不适，未予重视。1大前开始咽部肿痛加重，以吞咽时明显，患儿自觉有"发烧"的感觉，入院时呈急性痛苦面容。查体：T 38℃、P 110次/min、R 24次/min、BP 90/60 mmHg。专科检查：双侧扁桃体肿大，颌下可扪及肿大的淋巴结，有压痛。听诊双肺呼吸音清，未闻及干湿啰音。临床诊断急性上呼吸道感染，病毒性咽峡炎？新型冠状病毒感染？医嘱予咽拭子标本采集。

1. 用物准备

咽拭子标本采集操作用物摆放顺序如图1-22-1所示。

治疗车上层：检验单及条码、压舌板、口咽拭子、咽拭子培养管（内含2~3 mL病毒保存液）、无菌手套、0.9%氯化钠注射液、漱口杯、专用标本自封袋、手电筒、速干手消毒剂，酌情配备防护用品。

治疗车下层：生活垃圾桶、医用垃圾桶（图略）。

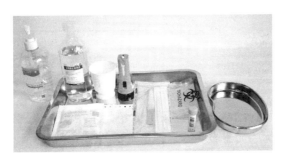

图1-22-1　口咽拭子标本采集用物摆放顺序

2.操作标准

口咽拭子标本采集操作标准见表1-22-1。

表1-22-1 口咽拭子标本采集操作评分标准

项目（分）	具体内容和评分细则	满分（分）	得分（分）
准备（12）	核对：医嘱、治疗卡、检验条码及无菌试管，贴检验条码于试管，签名	2	
	自身准备：着装整洁、规范，洗手，戴医用防护口罩，予以三级防护	4	
	用物准备：检验单及条码、压舌板、口咽拭子、咽拭子培养管（内含2~3 mL病毒保存液）、无菌手套、0.9%氯化钠注射液、漱口杯、专用标本自封袋、手电筒、速干手消毒剂（酌情配备防护用品）	4	
	环境准备：环境清洁、光线充足、调节室温，拉床帘	2	
操作过程（68）	患儿评估：核对床号、姓名、手腕带，患儿进食情况，向患儿及家长交代目的、注意事项、配合要点	8	
	体位：协助取半坐卧位或坐位	4	
	漱口：嘱患者用0.9%氯化钠注射液漱口	2	
	戴手套：七步洗手法洗手后戴手套	2	
	暴露采样区：嘱咐患者张嘴发"啊"音，以压舌板轻压舌背，暴露咽部	8	
	采样：用拭子棒越过舌根到咽后壁或悬雍垂的后侧，适度用力抹拭咽后壁和两侧扁桃体部位各3次，并适当旋转以增加接触面积，注意避免触及舌部	20	
	盖紧无菌培养管：迅速将拭子棒弃去尾部后置入无菌培养管中，旋紧瓶盖，避免污染	4	
	再次核对	2	
	标本包装：①普通标本尽快送检；②新冠疑似标本按要求处理后单独送检（75%乙醇喷洒试管外面-置入三层自封袋-75%乙醇喷洒消毒-标识"XG"字样-置入专用密封箱-75%乙醇喷洒消毒，口述）	10	
	整理：协助取舒适卧位，整理床单位	2	
	洗手记录：脱手套、洗手，记录	2	
	健康教育：根据病情给予健康宣教	2	
	垃圾分类处理	2	
评价（20）	整体评价：规范，熟练；消毒隔离观念强	10	
	评判性思维（**见斜体处**）		
	人文关怀：动作轻柔、患者无不适	10	
共计		100	

注：表中斜体部分为临床思维点

3.临床思维

（1）自身准备：工作人员自身准备应依据不同的情景采用不同级别的防护措施，即根据患者的疑似诊断决定防护级别。①为一般患者施行一般护理操作（不接触体液、分泌物、排泄物等），或经医疗评估为低风险的标本采集可按标准防护；②疫情期间为发热患者行呼吸道微生物标本采集，可以遵照三级防护。患儿有发热咽痛表现，建议遵医嘱采取常规微生物培养标本的同时，另留1份标本用于新型冠状病毒核酸检测。应详细排查患儿及亲属有无疫区旅居史、新型冠状病毒性肺炎患者或病毒携带者密接史等流行病学资料，按发热门诊护理常规护理，施行三级防护，具体参照本章第三十五节、三十六节相关部分内容。

（2）标本包装送检：

①及时送检：标本采集后应尽快送检（室温下 30 分钟内送检，4℃ 环境下可在 2~4 小时内送检），特别是用于做病毒检测的标本，因为病毒活性会随着时间延长而降低，影响检测结果。

②高风险标本送检前处置：高风险标本是指标本中可能存在传染性强的微生物，比如新型冠状病毒主要通过呼吸道飞沫和密切接触传播，其次长时间处于相对封闭的环境中，存在通过暴露于高浓度气溶胶传播的可能，另外也有可能通过接触被患者排泄物污染的环境传播，其传播性极强。2020 年 1 月 20 日，国家卫健委发文将新型冠状病毒感染的肺炎（简称新冠肺炎）划归为乙类传染病，按甲类传染病处理。因此，对疑似病例的分泌物应多层包装密封、标识清晰、单独送检。

4. 注意事项

（1）擦拭动作应轻柔迅速，避免损伤黏膜和刺激咽部反射产生不适。

（2）采集时间宜安排在餐后 2 小时后进行，防止呕吐。

（3）行病原微生物培养的标本采集时，要严格无菌操作，拭子棒避免接触其他部位，以免污染，影响结果准确性。

（4）试管瓶盖应盖紧，保持无菌状态。

（5）采集普通微生物标本应在使用抗生素之前进行，以免影响结果的准确性。采集完毕及时送检。

5. 知识拓展

（1）标准防护的定义：标准防护是指针对医院所有的患者和医务人员所采取的一组预防感染的措施。换言之，标准防护即将所有的分泌物（汗液除外）、排泄物、血液体液视为可以传染疾病的传染源，在执行诊疗操作的过程中，根据预期可能发生暴露的风险选用合适的防护用品进行相应的隔离防护措施，包括手卫生、正确使用个人防护用品、呼吸道卫生和咳嗽礼仪、诊疗设备及环境清洁消毒、患者安置、安全注射、医用织物洗涤和医疗废物管理等。

（2）额外预防（防护）：额外防护是在标准预防护基础上，针对感染性疾病病原学特点和传播途径，以阻断接触传播、飞沫传播或空气传播途径为目的，而采取的针对性综合防控措施。

三、拓展案例

> 【案例导入——新冠核酸检测排查】

　　案例 2　某地发生了疫情，你被派往当地一集中采集点进行核酸采集，根据组织安排，你需要在集中采样点进行 **50 人**的鼻咽拭子采样任务。

1. 用物准备

鼻咽拭子采集操作用物摆放顺序如见图 1-22-2 所示。

治疗车上层：检验单及条码、咽拭子培养管（内含 2~3 mL 病毒保存液）、专用标本自封袋、鼻咽拭子、手电筒、速干手消毒剂、另备防护用品。

治疗车下层：生活垃圾桶、医用垃圾桶（图略）。

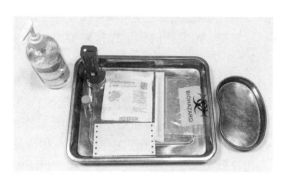

图 1-22-2 鼻咽拭子标本采集用物摆放顺序

2. 操作标准

鼻咽拭子标本采集操作标准见表 1-22-2。

表 1-22-2 鼻咽拭子标本采集操作评分标准

项目（分）	具体内容和评分细则	满分（分）	得分（分）
准备（10）	核对：医嘱、检验单及条码并贴检验条码于试管	2	
	用物准备：检验单及条码、速干手消毒剂、手电筒、标本自封袋、咽拭子、拭子培养管、另备防护用品	2	
	环境准备：环境清洁、光线充足、通风良好，避免拥挤，人与人间隔 1 米距离	2	
	自身准备：按三级防护做好自身准备	4	
操作过程（70）	核对解释：核对被采样者姓名与条码信息、交待注意事项、配合要点	2	
	洗手：七步洗手法洗手	2	
	评估鼻腔：评估被采样者有无鼻中隔偏曲、炎症及通畅情况	2	
	体位：操作者尽量位于患者一侧，协助患者取站立位或坐位，头部后仰，保持头部不动	2	
	评估距离：以拭子棒评估耳根到鼻孔的距离并在拭子棒上留下痕迹	2	
	插入拭子棒：示指、中指、拇指呈握笔式插入拭子棒，方向与鼻垂直（与上颚平行），插入深度至标记处（或至少为耳根到鼻孔距离的二分之一）	10	
	采样：拭子棒插入至标记深度，遇阻力提示已达鼻咽后壁，停留 15~30 秒吸取分泌物；轻轻旋转 3~5 次；轻轻旋转取出拭子棒	20	
	旋紧试管：拭子前端浸入专用试管，尾端折断弃去；旋紧试管盖	4	
	再次核对：再次核对检验条码信息	2	
	标本包装：75%乙醇喷洒标本器皿外面-置入自封袋-75%乙醇喷洒消毒-标识"XG"字样-置入专用密封箱-75%乙醇喷洒消毒	20	
	整理：整理用物，垃圾分类处理	2	
	脱防护服：按三级防护流程脱防护服、洗手	2	
评价（20）	整体评价：规范，熟练；消毒隔离观念强	10	
	评判性思维（*见斜体处*）		
	人文关怀：动作轻柔、保护被采样者隐私	10	
共计		100	

注：表中斜体部分为临床思维点

3.临床思维

（1）环境准备：此案例采样地点是在疫区，目的是进行人群筛查，短时间内人群聚集，存在一定的风险，因此，根据情况将采集地点设置在通风良好、宽敞的场所较好，原则是尽量减少人员的流动。如果设置在密不通风的室内，则病毒有可能通过高浓度的气溶胶传播。根据公共场所新冠肺炎防控原则，应督促受检者相互间保持 1 m 以上距离，佩戴口罩，以防受检人群中有无症状感染者而增加病毒传播的风险。若将采集地点设置在医疗机构，则需注意和发热患者分开区域进行，避免增加感染的风险。

（2）自身准备：在疫区进行呼吸道标本采集属于高风险操作，因此，应予最高级别的防护即三级防护。

4.鼻咽拭子采集注意事项

（1）操作要轻柔，以旋转方式缓慢插进和推出拭子棒，密切观察被采样者反应，必要时暂停，予安慰指导。

（2）拭子插入方向要与鼻部垂直，往后下而不是往上插入。

（3）插入过程中有阻力时不可强行暴力插入，以免损伤黏膜。

5.知识拓展

（1）新冠病毒（COVID-19）核酸检测：新冠病毒是通过呼吸道传染的，感染人体后存在于呼吸道上皮及其分泌物中。人们常说的采集核酸，就是采取呼吸道分泌物样本，检测受测者体内是否有新冠病毒的核酸（RNA）。每种病毒的核酸内部都含有核糖核苷酸，不同的病毒所含的核糖核苷酸数量和排列顺序（基因排序）不同，使得每种病毒都具有特异性。如果通过 PCR 等技术测得样本和新冠病毒基因排序一致，则判定为核酸检测阳性，表示受测者体内可能存在新冠病毒。

《新型冠状病毒肺炎防控方案（第八版）》

（2）新冠病毒检测标本送检：标本采集后应当尽快送往实验室，室温（25℃）放置不宜超过 4 小时。如果需要长途运输，建议采用干冰等制冷方式进行保存。标本运送期间应当避免反复冻融。

▶【案例导入——小儿支气管肺炎】

> 　　案例3　35 床，小明，男，8 岁，住院号 13287。主诉：发热咳嗽 1 个月余，伴喘息 26 天入院。查体：T 36.7℃，P 110 次/min，R 26 次/min，BP 94/63 mmHg，SpO_2 97%。神志清楚，精神可，可见吸气性三凹征。专科检查：听诊双肺散在干性啰音。血常规检查：WBC $6.28×10^9$/L，N 48%，L 38%；ESR 正常；摄 X 线胸片提示支气管炎，入院前新冠核酸检测阴性。临床诊断喘息性支气管炎；支原体肺炎？医嘱：采集咽拭了行病原学诊断。

1.用物准备及操作标准

用物准备及操作标准参考表 1-22-1 及图 1-22-1。

2.临床思维

（1）自身准备：个人防护按二级防护准备，根据患者临床表现及核酸检测结果，该患儿的咳嗽、发热与普通呼吸道感染更相关，新冠感染的可能性较低，因此按常规的呼吸道标本采集施行防护。

（2）健康教育：

①患儿有刺激性干咳，哮喘，应保持室内空气湿度在 50%～70%，鼓励患者多饮水。

②保持空气新鲜，尽量减少接触刺激咳嗽和哮喘的气体，如烟雾、粉尘等。

③患儿存在呼吸困难，吸气性三凹征，应嘱患儿尽量卧床休息，减少机体耗氧量。

④指导患儿亲属疾病相关知识，如应遵医嘱使用药物等。

3. 知识拓展

小儿支原体肺炎：支原体肺炎常发生于 5 岁以上儿童，秋冬季节高发。人类支原体是其致病病原体，通过飞沫或气溶胶传播。支原体肺炎的临床表现主要是咳嗽，缺乏特异性。其诊断主要通过实验室诊断为依据，如呼吸道分泌物支原体培养或核酸检测，血清支原体抗体检测等，其中咽拭子标本核酸检测主要用于支原体肺炎的早期诊断。

第二十三节　灌肠

一、操作概述

经肛门插入肛管，灌入一定量的液体，通过软化粪便、刺激肠蠕动，帮助患者排便排气、清洁肠道，达到解除便秘或为某些手术做术前准备的目的；或通过肠道给药治疗某些疾病；或为妇女分娩前做准备。临床上根据灌肠的目的分为保留灌肠和不保留灌肠两大类。

> **【学而思政】**
>
> 元素：科学思维、辨证思维。
>
> 内涵：在学习操作技术过程中将理论与实践结合，通过不同的案例情景练习，学会科学辩证地思考，掌握灌肠技术共性与个性的区别与联系，正确决策，实施个性化的护理。
>
> 任务：想一想。
>
> 请问：口服导泻药能完全代替经肛门灌肠吗？

口服导泻能否完全代替灌肠

二、示范案例

▶ **【案例导入——双下肢感觉运动障碍伴便秘】**

> **案例1**　15床，徐某，女，56岁，住院号234183。因左侧肩背部疼痛2个月余，加重伴双下肢感觉运动障碍、不能站立6天入院。今晨护理查房时患者诉腹胀难忍，7日未解大便，已用开塞露塞肛，效果不明显。询问饮食状况，表示因担心床上排便不方便，所以减少了进食量，其余与病前无差别，以肉食为主，较少吃粗粮和果蔬。查体：T 36.3℃，P 58次/min，R 18次/min，BP 114/70 mmHg，SpO_2 96%。临床诊断双下肢感觉运动障碍查因；脊髓肿瘤？医嘱：立即灌肠。

1.用物准备

灌肠操作用物摆放顺序如图1-23-1所示。

治疗车上层：一次性灌肠包（内含灌肠袋、肛管、石蜡油纱布、手纸、一次性手套）、一次性中单、水温计、盛热水容器、灌肠液（0.2%肥皂水500 mL）、弯盘、速干手消毒剂，另备输液架。

治疗车下层：生活垃圾桶、医用垃圾桶、便盆（图略）。

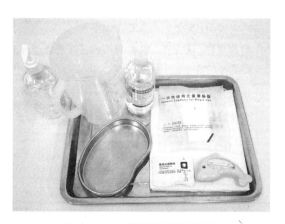

图1-23-1　灌肠用物摆放顺序

2. 操作标准

灌肠操作标准见表 1-23-1。

表 1-23-1   灌肠操作评分标准（大量不保留灌肠）

项目（分）	具体内容和评分细则	满分（分）	得分（分）
准备（10）	核对：医嘱、治疗卡并签名	2	
	自身准备：着装整洁、规范，洗手，戴口罩	2	
	用物准备：一次性灌肠包、一次性中单、水温计、盛热水容器、*灌肠液（0.2%肥皂水 500 mL）*、输液架、弯盘、速干手消毒剂	4	
	环境评估：环境安静、光线充足、调节室温，拉床帘	2	
操作过程（70）	核对解释：核对床号、姓名、手腕带，交代目的、注意事项、配合要点，助患者排空小便	4	
	患者评估：评估病情、意识状态、心理状况、配合能力、排便情况	6	
	准备灌肠袋：关闭调节开关	2	
	倒灌肠液：测试并调节灌肠液温度（39~41℃）并倒入灌肠袋中	2	
	悬挂：悬挂灌肠袋于输液架上（*液面距肛门垂直距离 40~60 cm 高度*）	4	
	体位：协助患者取左侧卧位，双腿屈曲	4	
	暴露臀部：脱裤至膝部暴露臀部，臀部移至床沿，盖被保暖	3	
	垫单置盘：臀下垫中单，弯盘置于臀部旁	4	
	戴手套	2	
	准备肛管：润滑肛管前端，排气	4	
	插肛管：左手持手纸撑开臀部，右手插入肛管 7~10 cm 并固定	10	
	灌液：打开灌肠管调节开关，让液体缓缓流入	4	
	观察：患者反应：腹胀、腹痛；观察液面下降速度	3	
	拔管：灌肠完毕拔除肛管	2	
	保留：嘱患者保留 5~10 分钟（根据不同的目的保留不同的时间）	2	
	排便：协助排便	2	
	整理：协助取舒适体位，整理床单位	2	
	洗手记录：脱手套，洗手，记录	2	
	健康教育：①插管过程中嘱患者若有便意进行深呼吸；②指导患养成良好的起居习惯，预防便秘的发生；③腹部按摩	6	
	垃圾分类处理	2	
评价（20）	整体评价：规范，熟练，按时完成；无并发症发生	10	
	评判性思维（*见斜体处*）		
	人文关怀：动作轻柔、隐私保护、保暖	10	
共计		100	

注：表中斜体部分为临床思维点

3. 临床思维

（1）灌肠方法与灌肠液的选择：该患者的主要问题是腹胀、便秘，且一般措施效果不佳，需立即采用大量不保留灌肠解除患者症状。患者既往没有其他病史，对灌肠液的选择没有特殊要求，通常可选择温水、肥皂水、0.9%氯化钠注射液等，此患者首选肥皂水。理由：肥皂水润滑和刺激肠蠕动的双重作用优于0.9%氯化钠注射液，且较为经济，容易取得。

（2）灌肠袋液面距离肛门的高度：灌肠液液面高度与灌肠目的和患者的耐受度有关，清洁灌肠高度最高40~60 cm，流速快、压力大，短时间内进入肠道的液体较多，能够起到刺激肠蠕动、快速软化大便的作用，从而达到促进排便排气的目的；而保留灌肠略低（<30 cm），其液体流速及对肠腔的压力相对较小，刺激肠蠕动的速度较慢，因而使液体在肠腔的停留时间相对较长，从而达到促进药物吸收、降低体温等作用。另外，针对年老体弱者而言，其耐受性降低，虽然是清洁灌肠，应相对将液面降低为宜。此例患者为56岁，一般情况较好，因此，保持灌肠液液面距离肛门60 cm高度。

（3）卧位选择：此例采用的是大量不保留灌肠，将灌肠液灌入降结肠以下的肠管即可，促进大便排出。灌肠左侧卧位的原因与正常人体解剖结构有关，由于直肠和乙状结肠都偏向于身体的左侧，并且跟乙状结肠相连的降结肠也在腹腔左侧。而灌肠的作用是让液体跟大便充分接触，根据液体流动从高往低流动的原理，左侧卧位时，直肠、乙状结肠处于低位，液体能快速充分与大便接触，从而起到润便、通便的作用。

（4）健康教育：

①插管时患者若有便意，应指导其深呼吸以转移注意力，保证肛管顺利插入；在液体灌入的过程中，若出现便意可将灌肠筒液面稍降低，减慢流速，尽量保证全部液体进入后保留10分钟，以达到最佳效果。

②该患者首先考虑为功能性便秘，与其生活习惯改变有关，比如因住院导致的排便习惯的改变和运动减少、担心床上排便麻烦人为地减少进食、食物纤维素含量不足等，应重点从上述几个方面对患者进行健康教育干预，改变上述不良习惯。针对该患者运动减少导致的肠蠕动减慢，可以指导患者进行腹部按摩。

4. 注意事项

（1）掌握灌肠的禁忌症：严重心脏病、消化道出血、急腹症、孕妇、结肠及直肠肛门手术后不宜灌肠。

（2）正确选择灌肠液：

①肝性脑病禁止选用肥皂水灌肠，以免碱性的肥皂水促进肠道内氨的吸收，加重疾病的症状。宜选用弱酸性的食醋或乳果糖加入0.9%氯化钠注射液中灌肠。

②充血性心力衰竭患者和其他水钠潴留的患者禁用盐水灌肠，以免因钠的吸收加重循环负荷，加重病情。

③正确选择卧位：根据灌肠的目的采用不同的卧位：一般灌肠常采用左侧卧位（清洁灌肠、细菌性痢疾等）；阿米巴痢疾则采用右侧卧位。

④正确选择灌肠方式：根据灌肠目的选用适当的灌肠方式和压力，a.术前清洁灌肠、解除便秘可采用不保留灌肠，根据患者的耐受度选用不同的速度和液量；b.通过肠道给药则选用保留灌肠（保留时间1小时以上），选用较细的肛管进行灌肠，伤寒患者灌肠液量不超过500 mL。

（3）避免损伤肠道黏膜：插肛管过程中动作要轻柔，切勿暴力插管。插管前先润滑肛管前端和肛门区域。插管过程中遇阻力时应嘱患者做深呼吸放松，操作者轻轻回撤少许后边旋转导管边插入。

（4）严密观察病情变化：灌肠过程中若出现轻度腹痛、便意，可嘱患者做深呼吸，直至灌肠完毕；若患者出现心慌、出冷汗、面色苍白、严重腹痛等，需立即停止灌肠，通知医生，配合进行处置。

（5）肛管插入的深度：成人清洁灌肠 7~10 cm，儿童 4~7 cm。

5. 知识拓展

（1）便秘的常见原因：便秘根据有无器质性病变分为器质性便秘和功能性便秘。常见的原因如结肠肛门的炎症、肿瘤、肠壁神经肌肉功能障碍等器质性便秘，不良生活方式如缺少运动、食物纤维过少、饮水过少、不良的排便习惯、长期心情压抑等功能性因素。

（2）便秘的处理措施：①积极治疗原发病，去除病因；②口服药物导泻，如大黄苏打片、果导片、硫酸镁、甘露醇等；③开塞露塞肛+腹部按摩；④经上述措施仍不能解决问题者采用灌肠，促进大便排出，缓解症状。

三、拓展案例

【案例导入——溃疡性结肠炎】

> **案例2**　30床，李某，女，50岁，住院号231985。反复腹痛腹泻2个月余，体重明显减轻1个月入院。入院评估：慢性病容，表情焦虑，自动体位，诉不思饮食，无呕吐。身高165 cm，近1个月体重从55 kg降低至45 kg。查体：T 36 ℃，P 80 次/min，R 20 次/min，BP 100/60 mmHg。临床诊断左半结肠溃疡性结肠炎。医嘱：0.9%氯化钠注射液50 mL+地塞米松50 mg 保留灌肠。

1. 用物准备

灌肠操作用物摆放顺序如图 1-23-2 所示。

治疗车上层：医嘱单、石蜡油棉球、0.9%氯化钠溶液（38~39℃）、温水（38~39℃），一次性50 mL 注射器、手纸、一次性手套、一次性中单、肛管或胃管、弯盘、水温计、软枕、速干手消毒剂。

治疗车下层：生活垃圾桶、医用垃圾桶、便盆（图略）。

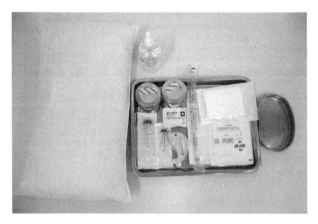

图 1-23-2　保留灌肠操作用物摆放顺序

2. 操作标准

保留灌肠操作标准见表 1-23-2。

表 1-23-2 保留灌肠操作评分标准

项目（分）	具体内容和评分细则	满分（分）	得分（分）
准备（10）	核对：医嘱、治疗卡并签名	2	
	自身准备：着装整洁、规范，洗手，戴口罩	2	
	用物准备：医嘱单、石蜡油棉球、0.9%氯化钠溶液（38~39℃）、温水（38~39℃）、一次性50 mL注射器、手纸、一次性手套、一次性中单、肛管或胃管、弯盘、水温计、速干手消毒剂、软枕	4	
	环境评估：环境安静、光线充足、调节室温，拉床帘	2	
操作过程（70）	核对解释评估：核对床号、姓名、手腕带，评估病情，交代目的、注意事项、配合要点，嘱患者排空大便	10	
	体位：协助取左侧卧位，双腿屈曲，脱裤至膝部暴露臀部，臀部移至床沿，垫中单，垫软枕使臀部抬高10 cm，盖被保暖	12	
	弯盘置于臀部旁，备纸巾	2	
	戴手套	2	
	准备药物，润滑检查肛管	4	
	插肛管：手纸撑开臀部，插入肛管15~20 cm并固定，缓慢注药，观察患者反应	20	
	注药完毕注温水5~10 mL	2	
	拔肛管：拔管前抬高肛管末端，使药液全部进入，拭净肛门	4	
	保留：嘱患者卧床休息，保留1小时以上	2	
	垃圾分类处理、洗手	4	
	健康教育：①插管过程中嘱患者若有便意进行深呼吸；②疾病相关宣教	6	
	记录	2	
评价（20）	整体评价：规范，熟练，按时完成；患者感觉舒适	10	
	评判性思维（*见斜体处*）		
	人文关怀：动作轻柔、隐私保护、拉好床栏、保暖	10	
共计		100	

注：斜体部分为临床思维

3. 临床思维

（1）卧位：该患者病变部位在左半结肠，因此需采取左侧卧位同时将臀部抬高10 cm，目的是尽量使药物到达并留在左侧结肠部位，以达最佳治疗效果。

（2）健康教育：

①插管过程中行深呼吸可以有效分散注意力，暂时抑制排便反射，有利于药物充分和病变组织接触。

②疾病相关宣教：指导患者选用优质蛋白的饮食，急性期暂时采用半流质少渣饮食，免辛辣，待症状缓解后逐渐恢复到正常饮食；溃疡性结肠炎为慢性疾病，可能会需要长时间服药，告知患者遵医嘱服药，勿擅自加减药物或停药。

4.知识拓展

溃疡性结肠炎：溃疡性结肠炎是临床常见的消化系统疾病，属于炎症性肠病（（flammatory bowel disease，IBD））的一种。临床表现为腹痛、腹泻及脓血便等症状为主，该病发病机制尚未完全明确。可能与机体免疫、感染以及外界环境有关。目前临床并无针对该病的特效药物，较多地采用对症支持治疗的方式以缓解患者临床症状。常用的药物有5-氨基水杨酸（5-ASA）、糖皮质激素等。局部灌肠给药适合病变局限于较低结肠或直肠的情况，利用药物直接与黏膜接触，发挥其修复肠黏膜损伤的作用。

【案例导入——肝性脑病】

> 案例3 35床，蒋某，男，46岁，住院号133287。因呕血伴"柏油"样大便2天，伴精神行为异常1天入院。既往有慢性肝病病史20余年。平常喜好烟酒。查体：T 36.7℃，P 80次/min，R 24次/min，BP 120/63 mmHg，SpO_2 94%。慢性肝病面容，嗜睡，言语不清。实验室检查：ALT 100 U/L，AST 80 U/L，血氨80.3μmol/L；脑电图异常。临床诊断肝硬化失代偿期；上消化道出血；肝性脑病。医嘱：0.9%氯化钠溶液500 mL+乳果糖100 mL灌肠。

1.用物准备及操作标准

用物准备及操作标准参考表1-23-1及图1-23-1。

2.临床思维

（1）选用清洁灌肠：根据症状判断该患者为上消化道出血（如果大便为鲜血，则为下消化道出血急性期，不宜灌肠），血液积留在肠腔，被细菌分解，产生大量的氨，氨在碱性的肠液中被吸收，而肝功能受损患者对氨的代谢能力受限，致使氨经血流通过血脑屏障进入大脑，干扰脑组织的能量代谢，诱发肝性脑病。通过采用弱酸性的液体清洁灌肠，一方面可以清洁肠道内积血，减少氨的产生，另一方面酸性环境减少氨的吸收，因而达到阻止血氨进一步升高的目的。

（2）健康教育：

①目前卧床休息，待疾病好转可以行轻体力活动。

②嘱患者禁酒，以免进一步损伤肝脏。

③饮食清淡、易消化，免辛辣刺激，避免进食大量蛋白质饮食，保持大便通畅。

④有腹水者每日摄盐控制在1.5~2.0 g，饮水控制在500~1000 mL/d。

⑤保持良好的个人卫生习惯，居室常通风，预防感染。

⑥预防跌倒坠床：该患者有嗜睡表现，存在跌倒/坠床风险，灌肠过程中应注意防范，如确保对侧床栏抬起，当患者躁动不安时在征得亲属同意后适当约束。

3.知识拓展

肝性脑病的治疗措施：①去除诱发因素；②做好营养支持，尽量避免蛋白质的分解；③减少肠内氨源性毒物的产生和吸收，可进行清洁肠道、口服乳果糖或乳果糖保留或清洁灌肠、口服抗生素、口服益生菌等；④药物促进体内氨的代谢；⑤药物调节神经递质；⑥治疗基础疾病。

第二十四节 导尿术

一、操作概述

导尿术指在严格无菌操作下，将无菌导尿管经尿道插入膀胱引流尿液的方法。其目的是：为尿潴留患者引流出尿液，以减轻患者痛苦；协助临床诊断，如留取尿标本作细菌培养、尿道或膀胱造影等；为膀胱肿瘤患者进行膀胱化疗。

> 【学而思政】
>
> 　　元素：尊重、共情；慎独精神、护患沟通技巧训练。
>
> 　　内涵：操作实践中自觉践行维护尊严、保护隐私、促进舒适理念；传递人文关怀，建立信任的护患关系。
>
> 　　任务：请你点评。
>
> 　　请问：夜班护士做得对吗，为什么？假如是你该怎么做？

插尿管误入阴道

二、示范案例

▶【案例导入——膀胱癌】

> 　　**案例1** 03床，李某，男，56岁，住院号1230897。于2个月前无明显诱因出现肉眼血尿，无尿频、尿急、尿痛，血尿为全程性，休息、饮水后稍缓解。2个月余来肉眼血尿反复出现，求进一步诊治入院。查体：T 36.8℃、P 80次/min、R 20次/min、BP 125/70 mmHg、SpO$_2$ 96%。临床诊断膀胱癌，采取膀胱镜下肿瘤切除术，术后为避免复发，予以膀胱灌注化疗每周1次。医嘱留置导尿。请你执行。

1. 用物准备

导尿术用物摆放顺序如图1-24-1所示。

治疗车上层：一次性导尿包（初次消毒用物：小方盘、消毒棉球、无菌手套、镊子；再次消毒及导尿用物：弯盘、消毒棉球、镊子2把、无菌纱布、无菌手套、孔巾、治疗巾、弯盘、气囊导尿管、内含无菌液体的10 mL注射器、润滑棉球、标本瓶、集尿袋）、一次性垫巾、尿管标识、弯盘、速干手消毒剂。

治疗车下层：生活垃圾桶、医用垃圾桶、锐器盒（图略）。

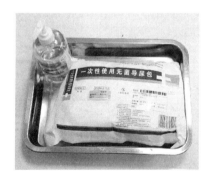

图1-24-1 导尿术用物摆放顺序

2. 操作标准

导尿术评分标准见表1-24-1。

表 1-24-1　导尿术评分标准

项目 (分)	具体内容和评分细则	满分 (分)	得分 (分)
准备 (10)	核对：医嘱、治疗卡并签名	2	
	自身准备：着装整洁、规范，修剪指甲，洗手，戴口罩	2	
	用物准备：一次性导尿包、一次性垫巾、尿管标识、弯盘、速干手消毒剂	4	
	环境评估：环境清洁、光线充足、调节室温、关闭门窗、拉床帘	2	
操作 过程 (70)	核对解释：核对床号、姓名、手腕带、交代目的、注意事项、配合要点	4	
	患者评估：全身评估病情、治疗、意识状态；局部评估膀胱充盈度、会阴部皮肤黏膜情况及清洁度	6	
	体位：协助取屈膝仰卧位，两腿略外展，暴露外阴	4	
	垫巾置盘：臀下铺一次性垫巾，弯盘置于近外阴处	2	
	初步消毒：左手戴无菌手套，右手持镊子夹消毒棉球依次消毒阴阜、阴茎、阴囊，用戴手套的左手取无菌纱布裹住阴茎将包皮向后暴露尿道口，自尿道口向外向后旋转擦拭尿道口、龟头及冠状沟。消毒完毕将弯盘及小方盘移至床尾处，脱下手套	8	
	开导尿包：消毒双手，在患者两腿之间，打开导尿包	3	
	铺孔巾：戴无菌手套，铺孔巾，暴露阴茎	3	
	润滑尿管：润滑尿管前端，连接集尿袋	4	
	再次消毒：一手用纱布包住阴茎将包皮向后推暴露尿道口，另一手持镊子夹消毒棉球再次消毒尿道口、龟头及冠状沟	6	
	插导尿管：一手固定阴茎并提起，使之与腹壁成60°，嘱患者张口呼吸，用另一镊子持导尿管对准尿道口轻轻插入尿道 20~22 cm，见尿后再*插入 7~10 cm*	6	
	固定导尿管：注入无菌溶液，轻拉导尿管有阻力感，证实导尿管于膀胱内	4	
	撤用物：撤下孔巾，擦净外阴，撤去用物	2	
	固定集尿袋：集尿袋固定于床旁，低于耻骨联合水平，再予以*二重固定*，贴好标识	6	
	整理：协助取舒适体位，整理床单位	2	
	洗手记录：脱手套，洗手，记录	2	
	健康教育：*①尿管护理；②勿打折、扭曲、脱落、受压；③观察尿液的颜色、性状、量；④疾病相关宣教*	6	
	垃圾分类处理	2	
评价 (20)	整体评价：规范、熟练、轻柔、安全、按时完成；确保尿管在膀胱内，固定妥当	10	
	评判性思维（*见斜体处*）		
	人文关怀：动作轻柔、隐私保护、拉好床栏、保暖	10	
共计		100	

注：表中斜体部分为临床思维点

3. 临床思维

（1）消毒：男性患者导尿第 1 次消毒顺序依次为阴阜、阴茎、阴囊、尿道口、龟头、冠状沟。每个棉球限用 1 次，包皮和冠状沟易藏污垢，应仔细擦拭，预防感染。第 2 次消毒顺序：尿道口、龟头、冠状沟，消毒尿道口时停留片刻，使消毒液充分与尿道口黏膜接触，达到消毒的目的。

（2）见尿后插入 7~10 cm：男性尿道较长，导尿时一般插入尿道 20~22 cm，见尿后再插入 1~2 cm。本案例为留置导尿，故见尿后再插入 7~10 cm。

（3）二重固定：因气囊导尿管是膀胱的异物，置管期间若不妥善外固定，会导致尿管摩擦黏膜及尿道，出现血尿、尿道口红肿、尿路感染。因此需要在大腿内侧或下腹部以"高举平台法"做二次固定。

（4）健康教育：

①向患者及亲属介绍留置导尿的目的，取得配合。

②注意集尿袋的高度：卧位和立位时集尿袋不得超过膀胱高度并避免挤压、打折、脱落，防止堵管和逆行感染。

③留置尿管期间多饮水，每日尿量尽量维持在 2000 mL 以上，达到自然冲洗尿道、减少尿道感染的作用。

4. 导尿的注意事项

（1）插入前应充分润滑导尿管前端，操作轻柔，避免损伤尿道。

（2）严格遵守无菌操作原则，如尿管触及尿道口以外的区域，应重新更换尿管。

（3）男性尿道较长，如插管过程受阻，稍停片刻，嘱患者张口呼吸，降低尿道括约肌的紧张度后，再缓缓插入，切勿强行送管而损伤尿道黏膜。

（4）为膀胱过度充盈患者导尿时，放出尿液的速度不宜过快，首次放尿不可超过 1000 mL，以免导致膀胱出血，且大量放尿可使腹内压急剧下降，导致血压下降而虚脱。

（5）老年女性尿道口回缩，插管时应仔细观察、辨认，避免误入阴道。若误入阴道，应更换无菌导尿管，重新插管。

（6）男性患者导尿时要注意男性尿道的 3 个狭窄、2 个弯曲。3 个狭窄为尿道内口、尿道膜部和尿道外口，故插管时动作要轻柔，通过狭窄部位时勿用力过快过猛而损伤尿道黏膜；2 个弯曲为耻骨下弯和耻骨前弯，插管时应上提阴茎与腹壁呈 60°。

5. 知识拓展

对拔管前是否需要进行膀胱功能锻炼的研究：导尿管拔管前夹闭尿管的做法在 1936 年提出，目前在临床上得到广泛应用，认为夹闭尿管能改善膀胱感觉与功能，刺激膀胱恢复正常的充盈与排空，降低尿潴留发生率，缩短膀胱恢复正常功能的时间。但基于目前的证据显示，不建议拔除导尿管前常规夹闭尿管，有四点原因：①若夹闭后患者无尿意，未及时开放尿管，可导致膀胱过度充盈，收缩功能障碍，不利于膀胱功能恢复；②夹闭尿管后无法随时观察尿液的质和量，以及少尿情况，不便及时干预与处理；③护士需要多次夹管多次宣教，一定程度上增加了护士的工作量；④反复多次训练，无形中延长了留置尿管的时间，可能增加导尿管相关尿路感染发生率。

三、拓展案例

【案例导入——留取尿培养标本】

> **案例 2**　17 床，王某，女，35 岁，住院号 1166598。因发热 4 天、腹泻 2 天入院。患者既往有精神病史，入院时处于谵妄状态。查体：T 38.5℃、P 105 次/min、R 24 次/min、RP 118/70 mmHg、SpO$_2$ 96%。入院后尿常规显示 WBC(+++)。临床诊断发热查因；尿路感染？肠道感染？患者腹泻严重，处于谵妄状态，自然状态留取中段尿困难，医嘱予以导尿留取尿培养标本。

1. 用物准备及操作标准

用物准备及操作标准参考表 1-24-1 及图 1-24-1。

2. 临床思维

(1) 消毒：女性患者导尿第 1 次消毒顺序是由外向内，自上而下，依次为阴阜、大阴唇、小阴唇、尿道口。第 2 次消毒顺序是内-外-内，依次为尿道口、小阴唇、尿道口，消毒尿道口时稍停片刻，充分发挥消毒效果，注意每个棉球限用 1 次。

(2) 见尿后插入 1 cm：女性尿道较短，导尿时一般插入尿道 4~6 cm，见尿后插入 1 cm 左右。该患者仅需留取中段尿标本，无需留置尿管，因此插入 1 cm 左右即可。

(3) 标本留取：留取尿培养标本时，应用无菌标本瓶接取中段尿液 5~10 mL，盖好瓶盖，放置在合适处，避免碰洒或污染。

(4) 防坠床：患者为谵妄状态，操作过程中应注意将对侧床栏拉起，必要时予约束。

3. 知识拓展

留取中段尿做尿培养：对于清醒能自主排尿的患者，可以采取留中段尿做细菌培养，即弃去开始和最后排出的尿液，留取中间排出的尿液送检，此方法简便，在临床上应用较广泛。具体应注意以下几点：①因为尿道口周围有细菌存在，因此必须先清洗尿道口，以免因污染影响培养结果的准确性；②尿培养要避免经血、白带、粪便、前列腺液、精液、粪便消毒剂或水等混入，容器也要使用无菌、加盖、不含防腐剂、抑菌剂的容器；③尿液最好使用清晨第 1 次尿液进行培养，并尽快送检。

▶【案例导入——心源性休克】

> **案例 3** 洪某，女，10 岁，住院号 1059461。患儿家长诉 1 周前患儿感冒，服用感冒药后症状未缓解。2 天前患儿出现发热、胸闷、心悸、气短，为求进一步诊治入院。查体：T 39.0℃、P 145 次/min、R 27 次/min、BP 80/58 mmHg、SpO_2 95%。临床诊断为病毒性心肌炎、心源性休克。医嘱予以留置导尿。

1. 用物准备及操作标准

用物准备及操作标准参考表 1-24-1 及图 1-24-1。

2. 临床思维

(1) 评估解释安慰：儿童患者对医疗操作较成人更容易产生恐惧心理，应重点详细给予解释，取得配合，必要时请亲属参与解释。

(2) 插入深度：插入尿道 4 cm 后见尿再插入 1 cm：女童的尿道口与阴道口非常接近，应注意区分。女童的尿道短，插管时一般插入尿道 4 cm 左右即可见尿液排出，再插入 1 cm。男童一般插入 6~12 cm，见尿后再继续插入 2 cm。

3. 知识拓展

心源性休克的处理：①体位，最好采用平卧位，不用枕头，不能平卧者，可采用 30° 半卧位，注意保暖和安静，尽量不要搬动；②吸氧和保持呼吸道通畅，一般用非创伤性的鼻导管、面罩给氧维持正常的动脉氧分压，至少要维持在 70 mmHg 以上；③持续监测生命体征、精神状态，观察尿量和外周组织灌注情况；⑤建立静脉通道，给予血管活性药物治疗，积极治疗原发病。

心源性休克诊治进展及
指南解读 (2017)

导管相关感染防控最佳
护理实践专家共识

第二十五节　鼻饲

一、操作概述

鼻饲是指将导管(胃管)自鼻腔插入胃内,经胃管注入流质饮食、药物、营养液及水,以维持患者营养平衡或保证治疗需要的护理技术。临床上常用于不能正常经口进食的情况,如口腔颌面大手术后、昏迷患者、严重吞咽功能障碍、早中期痴呆患者、失能老人等。

【学而思政】

　　元素:职业法律、职业安全。

　　内涵:在学习过程中牢固掌握操作要领,严格遵守操作规程,树立安全意识;自觉遵守护士行为准则,树立法律意识。

　　任务:请你点评。

　　请问:护士小胡犯了什么错误?为什么?

小胡犯了什么错误

二、示范案例

【案例导入——大面积脑梗死】

　　案例1　33床,李某,女,86岁,住院号1566897。因意识障碍(昏迷)3天前入院。既往有房颤病史。查体:T 37℃,P 80 次/min,R 18 次/min,BP 130/88 mmHg,SpO_2 95%,临床诊断:房颤;脑梗死。医嘱:鼻饲流质饮食。

1.用物准备

胃管鼻饲操作用物摆放顺序如图 1-25-1所示。

治疗车上层:无菌鼻饲包(内备:治疗碗1个、纱布2块、弯盘1个、镊子1把、止血钳1把、压舌板1个)、无菌持物钳、胃管、胃管标识、治疗巾、20 mL注射器、50 mL注射器、石蜡油棉球、棉签、手套、胶布、别针、夹子或橡皮圈、小水杯、手电筒、听诊器、鼻饲流质(38~40℃)、温开水适量、笔、弯盘、速干手消毒剂。

治疗车下层:生活垃圾桶、医用垃圾桶、锐器盒(图略)。

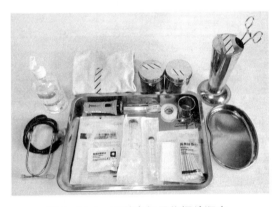

图 1-25-1　胃管鼻饲用物摆放顺序

2.操作标准

胃管鼻饲操作评分标准见表1-25-1。

表 1-25-1　胃管鼻饲操作评分标准

项目（分）	具体内容和评分细则	满分（分）	得分（分）
准备（10）	核对：医嘱、治疗卡并签名	2	
	自身准备：着装整洁、规范，洗手，戴口罩	2	
	用物准备：无菌鼻饲包、无菌持物钳、胃管、胃管标识、治疗巾、20 mL 注射器、50 mL 注射器、石蜡油棉球、棉签、手套、胶布、别针、夹子或橡皮圈、小水杯、手电筒、听诊器、鼻饲流质（38~40℃）、温开水适量、笔、弯盘、速干手消毒剂	4	
	环境评估：环境清洁、光线充足、调节室温，拉床帘	2	
操作过程（70）	核对解释：核对床号、姓名、手腕带，向亲属交代目的、注意事项、配合要点，取得亲属同意	4	
	患者评估：全身评估：病情、意识状态（清醒患者需评估吞咽功能）；检查并清洁鼻腔，评估鼻黏膜有无肿胀、炎症，鼻中隔有无偏曲，有无鼻息肉，取下义齿	6	
	体位：取去枕仰卧位，头向后仰	4	
	定位铺巾：定位，颌下垫巾，放弯盘，备胶布	2	
	准备无菌用物：打开鼻饲包，置入一次性胃管、20 mL 和 50 mL 注射器、纱布，石蜡油棉球	2	
	检查通畅：戴手套，检查胃管通畅	2	
	测量长度，润滑：眉心-脐，标记，润滑胃管	5	
	插入胃管：左手持纱布托住胃管，右手用钳子夹住胃管前端，自一侧鼻孔轻轻插入，插入 10~15 cm 时，左手托起患者头部，使其下颌靠近胸骨柄（清醒患者：嘱患者做吞咽动作），继续插入至标记处	8	
	固定确认：三种方法：①抽胃液；②注入 10 mL 空气，听到气过水声；③胃管末端放入小水杯中，无气泡逸出	5	
	二重固定（脸颊）	2	
	摆体位（保持床头抬高角度为30°~45°，头偏向一侧）	4	
	灌注流质：依次喂少量温开水（20 mL）-鼻饲液-温开水	6	
	观察：注意观察患者反应，每次灌注流质前确认胃管在胃内、评估有无胃潴留	2	
	标识固定：反折胃管末端，纱布包好，或关闭末端；贴胃管标识；固定	2	
	清洁整理：清洁患者口鼻，保持原卧位，整理床单位	2	
	洗手记录：脱手套、洗手，记录	2	
	健康教育：①交代亲属胃管勿打折、扭曲、脱落、受压；②维持原卧位 30 分钟以上；③口腔护理；④疾病相关宣教	5	
	垃圾分类处理	2	
	拔出胃管：①用物（弯盘、纱布）；②核对解释；③拔管（撕去胶布-反折胃管末端-持纱布拔管）；④擦拭口鼻，清理用物；⑤洗手、记录	5	
评价（20）	整体评价：规范，熟练，安全，按时完成；确保胃管在胃内	10	
	评判性思维（*见斜体处*）		
	人文关怀：动作轻柔、隐私保护、保暖	10	
共计		100	

注：表中斜体部分为临床思维点

3. 临床思维

（1）插管前和插管中的体位：该患者为昏迷患者，吞咽反射消失，宜取去枕仰卧位，头向后仰，当插到 10~15 cm 时(会厌部),用手托起患者头部,使其下颌靠近胸骨柄,提高插管成功率。

(2)插管的长度:一般成人胃管置入的长度为 45~55 cm,约等于鼻尖–耳垂–剑突的距离或前额发际线至剑突的距离,考虑该患者为昏迷患者,为减少食物返流导致误吸的风险,故根据指南推荐在上述基础上适当延长插入深度,使胃管前端接近幽门部位,采用眉心—脐的距离作为胃管置入的长度。

(3)喂食前体位:由于该昏迷患者插管过程中为平卧位,故喂食前应调节体位,使头部抬高30°~45°,头偏向一侧;喂食完毕,保持该体位 30 分钟,避免搬动患者,防止食物返流导致误吸。

4. 鼻饲注意事项

(1)插管动作轻柔,避免损伤食管黏膜,特别是通过环状软骨水平处、平气管分叉处、食管通过膈肌处三个食管狭窄部位时。

(2)清醒患者胃管插入 10~15 cm(咽喉部)时,嘱其做吞咽动作;若是昏迷患者,则用左手将其头部托起,使下颌靠近胸骨柄,更利于插管。

(3)插入胃管过程中如果患者出恶心呕吐时要暂停送管,嘱患者深呼吸或做吞咽动作;出现呛咳、呼吸困难、发绀等,表明胃管误入气管,应该立刻将胃管拔出,休息片刻后重新插入;若插管不畅,需检查是否胃管盘曲在口腔,应回撤少许后小心插入。

(4)流质鼻饲管期间每天口腔护理 2~3 次,按说明书更换胃管。

(5)掌握好鼻饲液的温度和量,温度 38~40℃,注入速度不可过快,每次注入不超过 200 mL,间隔大于 2 小时,鼻饲过程中观察患者生命体征,评估有无食管反流、误吸。

(6)急性食管静脉曲张出血、食管梗阻者严禁插胃管。

5. 知识拓展

胃管鼻饲研究进展:

(1)评估胃管位置:首次置入推荐 X 线检查结果作为金标准。持续鼻饲患者,每 4 小时评估 1 次胃管的位置;分次鼻饲者,每次喂养前评估胃管位置,不宜单独采取听诊气过水声、石蕊试纸检测酸碱度或者肉眼观察胃内抽出物的方法判断胃管位置,推荐采用综合的方法进行胃管位置评估。

《神经重症患者肠内喂养护理专家共识(2022 年发布)》

(2)胃管的更换:说明书已规定者,按说明书更换,没有特殊说明者,硅胶胃管至少每 3 周更换 1 次,聚氨酯胃管每月更换 1 次。

(3)冲管:持续鼻饲时,每 4 小时用 20~30 mL 温水脉冲式冲管 1 次;间歇或分次喂养时,每次喂养前后用 20~30 mL 温水脉冲式冲管。

(4)防反流和误吸:常规评估患者有无腹胀、反流等误吸危险因素,听诊胃肠蠕动 1 次/4 小时,昏迷患者在鼻饲前翻身叩背、吸净呼吸道分泌物,人工气道患者接受鼻饲时,行声门下吸引 1 次/4 小时,可降低误吸发生率。对于误吸风险较高的患者,推荐延长鼻胃管插入长度,保证胃管末端达到胃幽门后。

三、拓展案例

▶ 【案例导入——破伤风】

案例 2　10 床,张三,男,40 岁,住院号 457123。患者于半个月前不慎被铁钉刺穿鞋底致脚底出血,当时出血量不多未予以特别处理。近 3 日来出现肢体紧张不自主抽动、张口困难,为求进一步就诊收治入院。查体:T 36℃,P 20 次/min,R 20 次/min,BP 120/60 mmHg,SpO$_2$ 96%。临床诊断:破伤风。医嘱予以鼻饲能全素 180 mL/次。

1. 用物准备及操作标准

用物准备及操作标准参考表 1-25-1 及图 1-25-1。

2. 临床思维

（1）操作前准备：此例患者是全身型破伤风，任何声、光、接触刺激均有可能诱发严重痉挛，甚至窒息。因此，应注意以下几点：①在药物充分控制肌肉痉挛的情况下进行插胃管操作；②保持环境安静，住单间暗室，避免光线刺激患者，尽量减少各类操作，降低各种操作声音；③床旁备齐气管插管或气管切开等急救设备。

（2）加强呼吸道管理，防止误吸：保持床头抬高 30°～45°卧位，在每次灌注流质或药物前要清除呼吸道分泌物，若已行气管切开机械辅助呼吸者，喂食前行声门下吸引。

（3）加强心理疏导：破伤风患者由于其神志清楚，频繁的抽搐常导致内心非常痛苦、紧张，因此在尽量减少刺激的同时加强心理安慰，操作前做好解释，可以将要表达的内容以简单的文字形式呈现，减少声音的刺激。

3. 知识拓展

声门下吸引：严重的破伤风患者常需建立人工气道，建立了人工气道的患者，其声门下与气管导管气囊上的区域常有大量分泌物滞留，随着吞咽或呼吸运动，滞留物可能会被挤压沿气囊进入下呼吸道，声门下吸引就是通过导管套上的声门下吸引装置对此区域进行持续或间断吸引，以降低呼吸机相关肺炎发生率的一项护理技术。

▶【案例导入——老年痴呆】

> **案例 3**　09 床，胡某，男，93 岁，住院号 125263。因渐进性吞咽困难 1 个月，加重伴行为异常入院。患者极度消瘦，交流困难。查体：T 37℃，P 70 次/min，R 18 次/min，BP 110/70 mmHg，SpO$_2$ 95%，临床诊断：阿兹海默症（老年痴呆），吞咽障碍。医嘱：鼻饲饮食。

1. 用物准备及操作标准

用物准备及操作标准参考表 1-25-1 及图 1-25-1。

2. 临床思维

插胃管体位：根据中国老年医学学会营养与食品安全分会《老年吞咽障碍患者家庭营养管理中国专家共识（2018）精简版》推荐，高龄吞咽障碍患者留置胃管时，采取侧卧位能提高置管成功率，优于平卧及半卧位置管，故采取右侧卧位插管。

3. 知识拓展

老年痴呆与吞咽障碍：高龄老人由于某些疾病（神经系统疾病、颅脑外伤、全身系统疾病、肿瘤、传染病、心理疾病等）或神经肌肉退行性变导致吞咽障碍。老年性痴呆是一种起病隐匿的进行性发展的神经系统退行性疾病，部分老年性痴呆患者伴随吞咽障碍。吞咽障碍与营养不良关系密切，可互为因果形成恶性循环。吞咽障碍、痴呆、营养不良同属于老年综合征的范畴。

《老年吞咽障碍患者家庭营养管理
中国专家共识（2018）精简版》

第二十六节　胃肠减压术

一、操作概述

胃肠减压术是利用负压吸引和虹吸的原理,将胃管自口腔或鼻腔插入,通过胃管将积聚于胃肠道内的气体及液体吸出,可减低胃肠道内的压力和腹部的膨胀程度,提高患者的舒适度;对胃肠道穿孔患者可防止胃肠内容物经破口继续漏入腹腔,并有利于胃肠吻合术后吻合口的愈合。临床上常用于急性胃扩张、肠梗阻、胰腺炎、胃肠穿孔修补或部分切除术后,以及胆道或胰腺手术后等情况。

> **【学而思政】**
>
> 　　元素:以人为本;评判性思维。
>
> 　　内涵:操作实践中自觉践行减轻痛苦、维护尊严、促进舒适的理念;培养理论联系实际的评判性思维。
>
> 　　任务:请你点评。
>
> 　　请问:张叔叔为什么临时变卦"不听话"?护士小王做得对吗,为什么?假如是你该怎么做?

张叔叔为什么临时
变卦"不听话"

二、示范案例

【案例导入——急性胰腺炎】

> 　　**案例 1**　64 床,李某,男,56 岁,住院号 1566897。2 天前公司聚会晚餐后出现腹痛、腹胀,今日再发加重伴有恶心、呕吐非咖啡色胃内容物多次,于凌晨 2 点急诊入院。入院时呈急性痛苦面容,查体:T 38.9℃、P 110 次/min、R 24 次/min、BP 90/60 mmHg、SpO_2 92%。专科检查:腹部紧张,全腹压痛,以左上腹压痛明显,无反跳痛,肠鸣音亢进,移动性浊音(−),墨菲氏征(−),查血淀粉酶提示 9378U/L,临床诊断为急性胰腺炎。医嘱予以胃肠减压。

1. 用物准备

胃肠减压用物摆放顺序如图 1-26-1 所示。

治疗车上层:无菌胃管包(内备:治疗碗、镊子、止血钳、纱布 2 块、压舌板)、一次性胃管、石蜡油棉球、20 mL 注射器、治疗巾、负压引流装置或引流袋、胃管标识贴条、纱布、棉签、清洁手套、胶布、小水杯,手电筒、听诊器,弯盘、速干手消毒剂。

治疗车下层:生活垃圾桶、医用垃圾桶。

2. 操作标准

胃肠减压操作评分标准见表 1-26-1。

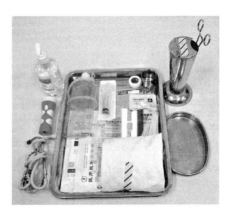

图 1-26-1　胃肠减压用物摆放顺序

表 1-26-1 胃肠减压操作评分标准

项目（分）	具体内容和评分细则	满分（分）	得分（分）
准备（10）	核对：医嘱、治疗卡并签名	2	
	自身准备：着装整洁、规范，洗手，戴口罩	2	
	用物准备：无菌胃管包、负压引流装置或引流袋、胃管标识、纱布、棉签、手套、胶布、小水杯，手电筒、听诊器，弯盘、速干手消毒剂	4	
	环境评估：环境清洁、光线充足、调节室温，拉床帘	2	
操作过程（70）	患者评估：核对床号、姓名、手腕带，交代目的、注意事项、配合要点，*腹部听诊*	10	
	体位：协助患者取半坐卧位，双膝弯曲	4	
	检查清洁：检查并清洁鼻腔，取下义齿	3	
	定位铺巾：剑突定位，颌下垫巾，放弯盘，备胶布（2条）	6	
	开包：打开无菌胃管包	2	
	检查通畅：戴手套，用注射器检查胃管通畅	4	
	测量润滑：测量长度，标记，润滑胃管	6	
	插入胃管：左手持纱布托住胃管，右手用钳子夹住胃管前端，自一侧鼻孔轻轻插入，插入10~15 cm时，嘱患者做吞咽动作，继续插入至标记处	8	
	固定确认：初步固定（鼻翼），抽胃液，确定胃管在胃内	6	
	二重固定（脸颊）	4	
	连接固定：连接负压引流装置或引流袋，固定于床旁，贴好标识	6	
	清洁整理：清洁患者口鼻，整理床单位	2	
	洗手记录：脱手套、洗手，记录	2	
	健康教育：*①胃肠减压期间禁食禁饮；②勿打折、扭曲、脱落、受压；③观察引流液的颜色、性状、量；④口腔护理；⑤疾病相关宣教*	5	
	垃圾分类处理	2	
评价（20）	整体评价：规范、熟练、安全、按时完成；确保胃管在胃内	10	
	评判性思维（*见斜体处*）		
	人文关怀：动作轻柔、隐私保护、拉好床栏、保暖	10	
共计		100	

注：表中斜体部分为临床思维点

3. 临床思维

（1）腹部听诊：听诊可以判断肠鸣音是否存在，间接了解肠麻痹的程度。急性胰腺炎患者因腹腔神经丛受刺激产生肠麻痹而导致腹胀，早期为反射性，继发感染后由腹膜后的炎症刺激导致。腹膜后炎症越严重，腹胀越明显。腹腔积液时腹胀可加重，此时肠鸣音消失，且与腹痛同时存在。

（2）协助患者取半坐卧位，双膝弯曲：急性胰腺炎患者腹痛常剧烈，呈持续性、刀割样疼痛。位于上腹正中偏左，严重时两侧腰部有放射痛，以左侧为主。该患者有腹部紧张，全腹压痛，以左下腹压痛明显，取半坐卧位，双膝弯曲有利于缓解疼痛，也可为后续胃管的置入做好体位准备。

（3）健康教育：

①禁食禁饮：急性胰腺炎患者会因为进食促进胰液的分泌从而加重病情，同时留置胃管的目的是促进胃内容物的排出从而减轻腹胀腹痛，因此需要禁食禁饮。

②胃管勿打折、扭曲、脱落、受压；符合一般引流管护理常规。

③指导患者胰腺炎疾病相关知识。

4. 胃肠减压注意事项

(1)插管动作应轻柔,避免损伤食管黏膜,特别是通过环状软骨水平处、平气管分叉处、食管通过膈肌处三个食管狭窄部位时。

(2)清醒患者胃管插入 10~15 cm(咽喉部)时,嘱其做吞咽动作;若是昏迷患者,则用左手将其头部托起,使下颌靠近胸骨柄,更利于插管。

(3)插入胃管过程中如果患者出现呛咳、呼吸困难、发绀等,表明胃管误入气管,应该立刻将胃管拔出。

(4)妥善固定胃管减压装置,防止变换体位时加重对咽部的刺激以及管道受压、脱出影响减压效果。

(5)观察引流物的颜色、性质、量,并记录 24 小时引流总量。

(6)留置胃管期间应每日进行 2 次口腔护理。

(7)胃肠减压期间,观察患者水电解质及胃肠功能恢复情况。

5. 知识拓展

(1)急性胰腺炎的分类新进展:急性胰腺炎严重程度不一,目前教科书上按病理变化可分为急性水肿性胰腺炎和急性出血坏死性胰腺炎。而在《中国急性胰腺炎诊治指南》(2019 年,沈阳)中将急性胰腺炎分为轻症急性胰腺炎、中度重症胰腺炎、重症急性胰腺炎三类。

(2)胃管置入长度:胃肠减压时胃管置入长度一般为前额发际至胸骨剑突处或由鼻尖经耳垂至胸骨剑突处的距离。一般成人插入长度为 45~55 cm,同时也应根据患者的身高等确定个体化长度。为防止反流、误吸,插管长度应在 55 cm 以上;如需经胃管注入刺激性药物,可将胃管再向深部插入 10 cm。

中国急性胰腺炎诊治指南

胃肠减压术

三、拓展案例

【案例导入——肠梗阻】

> **案例2**　15 床,陈某,男,72 岁,住院号 1566897。3 年前行结肠癌根治术。近日因腹痛、腹胀伴呕吐,肛门停止排便排气,呼吸费力 3 天于 21 点急诊入院。临床诊断为麻痹性肠梗阻合并肺部感染。既往有 30 余年吸烟史。查体:T 38.0℃、P 102 次/min、R 26 次/min、BP 128/80 mmHg。SpO$_2$ 92%。医嘱予以胃肠减压。

1. 用物准备及操作标准

用物准备及操作标准参考表 1-26-1 及图 1-26-1。

2.临床思维

（1）腹部体查：视诊可以观察到腹部膨隆的情况；触诊患者可有压痛；听诊可以判断肠鸣音是否存在，间接了解肠麻痹的程度；叩诊可以了解到腹腔内因为肛门停止排便排气所导致的腹胀程度。

（2）协助患者取半坐卧位，双膝弯曲：麻痹性肠梗阻患者腹痛多为全腹持续性胀痛。该患者有腹胀腹痛，腹部紧张，取半坐卧位，双膝弯曲有利于缓解疼痛，同时该患者的 SpO_2 92%、R 26 次/min，此卧位也能改善呼吸状况，也可为后续的胃管置入做好体位准备。

（3）操作后取低半坐卧位，头偏一侧，拉床栏：低半坐卧位有助于缓解腹胀、腹痛，且能改善呼吸，提高舒适度。另外，因患者有呕吐，头偏一侧有助于防止误吸，拉上床栏防跌倒。

（4）健康教育：

①禁食禁饮：麻痹性肠梗阻患者存在腹胀、腹痛、肛门停止排便排气等特点，在未通气的情况下进食会加重腹痛、腹胀症状从而加重病情，同时留置胃管的目的是促进胃内容物的排出，从而减轻腹胀腹痛，因此需要禁食禁饮。

②胃管勿打折、扭曲、脱落、受压：符合一般引流管护理常规，且重点要维持引流通畅和有效负压。

3.知识拓展

肠梗阻的处理原则：纠正肠梗阻引起的全身生理紊乱和解除梗阻。具体治疗方法应根据肠梗阻的病因、性质、类型、部位、程度、有无并发症以及患者的全身情况而决定。包括：①基础治疗，禁食、胃肠减压、纠正水、电解质及酸碱平衡失调，防治感染和中毒，给予生长抑素减少胃肠液的分泌量以减轻胃肠道膨胀，酌情应用解痉药、镇静药等；②解除梗阻，分为非手术治疗及手术治疗两种。非手术治疗方法有口服或经胃管注入植物油、中医中药治疗、针刺方法等。

▶【案例导入——急性梗阻性化脓性胆管炎】

> **案例 3**　32 床，赵某，男，55 岁，住院号 1359461。因突发剑突下疼痛 4 小时，伴高热、寒战入院。患者诉疼痛呈持续性、阵发性加重，向右肩胛部放射，既往有胆总管结石病史。查体：皮肤巩膜黄染，剑突下及右上腹压痛，肌紧张，肝区叩击痛，无法坐起。T 39.0℃、P 125 次/min、R 27 次/min、BP 90/58 mmHg。SpO_2 95%。临床诊断为急性梗阻性化脓性胆管炎。医嘱予以胃肠减压。

1.用物准备及操作标准

用物准备及操作标准参考表 1-26-1 及图 1-26-1。

2.临床思维

（1）协助患者取右侧卧位，双膝弯曲：该患者剑突下有疼痛且呈持续性、阵发性加重伴反射痛，无法坐起。取右侧卧位有利于减轻腹痛且顺应解剖学原理利于胃管插入。

（2）操作后取仰卧中凹卧位，拉床栏：急性梗阻性化脓性胆管炎患者随着病情的进展会出现休克及中枢神经系统受抑制等表现，该患者已有休克表现，因此取中凹卧位，促进回心血量。拉床栏预防跌倒。

（3）健康教育：

①禁食禁饮：胆管梗阻和胆管内化脓性感染是急性梗阻性化脓性胆管炎的基本病理变化。若继续进食将进一步增加胆管内压力，加重感染。且患者已出现休克表现，极有可能需要手术解除梗阻，因此禁食禁饮也是为手术做准备。

②胃管勿打折、扭曲、脱落、受压。

③绝对卧床休息：患者生命体征不平稳，有休克表现，此阶段需要绝对卧床休息。

3. 知识拓展

（1）急性梗阻性化脓性胆管炎（AOSC）的定义：AOSC又名急性重症胆管炎，是急性胆管炎的严重阶段。其发病基础是胆道梗阻及细菌感染。青壮年多见。其病因在国内与国外的病因不尽相同。在我国，主要为肝内外胆管结石、胆道蛔虫和胆管狭窄。在国外，恶性肿瘤、胆管良性病变引起狭窄、先天性胆管解剖异常等较为多见。该患者此次发病由胆总管结石引起。

（2）急性梗阻性化脓性胆管炎的处理原则：立即解除胆道梗阻并引流，有非手术治疗和手术治疗两种。非手术治疗包括：①抗休克治疗，补液扩容，恢复有效循环血量；休克者可使用多巴胺维持血压；②纠正水、电解质及酸碱平衡失调；③抗感染治疗，选用针对革兰阴性杆菌及厌氧菌的抗生素，联合、足量用药；④其他治疗，吸氧、禁食、胃肠减压、降温、营养支持等。手术治疗：主要目的是解除胆道梗阻、降低胆道压力。多采用胆总管切开减压、"T"管引流术。

第二十七节　皮肤护理

一、操作概述

皮肤由表皮、真皮和皮下组织构成,并含有附属器官(如毛发、皮脂腺、汗腺和指(趾)甲等),是人体最大的器官,它具有保护机体、调节体温、感觉、吸收、分泌及排泄等功能。皮肤护理可以保持皮肤清洁干燥,促进血液循环,保持身体的完整性,促进患者舒适,预防皮肤感染,预防压力性损伤及其他并发症的发生,还可维护患者自身形象,促进康复。

> 【学而思政】
> 　　元素:专业价值、评判性思维、人文理念。
> 　　内涵:操作实践中增强维护尊严、保护隐私、促进舒适的理念;培养理论联系实际的评判性思维,在平凡的操作中体现专业价值,领悟护理工作中病情观察的作用与重要性。
> 　　任务:课前讨论。
> 　　讨论:在为患者实施皮肤护理的过程中,护士扮演着怎样的角色?如何体现专业价值?

小张及时发现患者自杀

二、示范案例

▶【案例导入——梗阻性黄疸】

> **案例 1**　31 床,陈某,女,74 岁,住院号 1566897。身高 157 cm,体重 40 kg,因皮肤、巩膜黄染 7 天入院。查体:T 36.6℃,P 72 次/min,R 22 次/min,BP 96/55 mmHg,SpO₂ 97%,患者不能下床,生活不能自理,诉皮肤瘙痒难忍,现请你患者进行皮肤护理。

1. 用物准备

皮肤护理用物摆放顺序如图 1-27-1 所示。

治疗车上层:脸盆 2 个、毛巾 2 条、浴巾 2 条、浴毯、赛肤润、清洁病服、水温计、速干手消毒剂(另备:浴皂、指甲剪、梳子、纸巾)。

治疗车下层:水桶 2 个(1 个桶盛 50~52℃热水,另 1 个桶盛接污水)、便盆、生活垃圾桶、医用垃圾桶。

2. 操作标准

皮肤护理(床上擦浴)操作评分标准见表 1-27-1。

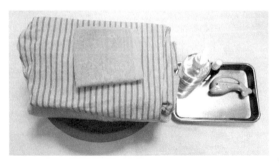

图 1-27-1　皮肤护理用物摆放顺序

表 1-27-1 皮肤护理(床上擦浴)操作评分标准

项目 (分)	具体内容和评分细则		满分 (分)	得分 (分)
准备 (10)	自身准备:着装整洁、规范,洗手,戴口罩		2	
	用物准备:脸盆 2 个、毛巾 2 条、浴巾 2 条、浴毯、赛肤润、清洁病服、水温计、速干手消毒剂(另备:浴皂、指甲剪、梳子、纸巾、水桶 2 个、便盆)		4	
	环境评估:环境清洁、光线充足、调节室温(室温 24℃以上),拉床帘		4	
操作 过程 (70)	核对解释:核对床号、姓名、手腕带,交代目的、注意事项、配合要点		2	
	患者评估:全身评估,评估病情、意识、心理状态及配合度;局部评估,皮肤完整性、清洁度、**颜色**、弹性		4	
	体位:协助患者移向护士,取舒适卧位并保持身体平衡		2	
	盖浴毯:松开盖被,移至床尾,浴毯遮盖患者		1	
	备水:将脸盆和肥皂放于床旁桌上,倒入适量温水		1	
	擦洗 面部、 颈部	铺浴巾及浸湿毛巾:浴巾铺在患者枕上,另一条浴巾盖在患者胸部。将毛巾叠成手套状浸湿	2	
		洗眼部:温水擦洗眼部,由内眦擦全外眦,擦干眼部	2	
		洗面部:擦洗前额、面颊、鼻翼、耳后、下颌直至颈部后擦干	3	
	擦洗 上肢、 手	脱上衣:为患者脱去上衣,盖好浴毯	2	
		铺浴巾:移去近侧上肢浴毯,将浴巾纵向铺于患者上肢下面	1	
		洗上肢:将毛巾涂好浴皂,由远心端向近心端擦洗患者上肢直至腋窝,再用清水擦净,浴巾擦干	2	
		泡手剪指甲:协助患者将手浸泡于脸盆中,洗净并擦干,**修剪指甲**。操作后移至对侧,同法擦洗对侧上肢	4	
	擦洗 胸、 腹部	换水:根据需要换水,测试水温	1	
		擦洗胸部:将浴巾盖于患者胸部,将浴毯向下折叠至患者脐部。护士一手掀开浴巾一侧,用另一包有毛巾的手擦洗患者胸部。擦洗乳房时环形用力,擦净乳房下皮肤皱褶处。必要时可将乳房抬起。洗净后彻底擦干胸部皮肤	3	
		擦洗腹部:将浴巾纵向盖于患者胸、腹部。将浴毯向下折叠至会阴部。护士一手掀起浴巾一边,用另一包有毛巾的手擦洗患者腹部一侧,同法擦洗对侧腹部。洗净后彻底擦干腹部皮肤	3	
	擦洗 背部	翻身铺巾:协助患者取侧卧位,背向护士,将浴巾纵向铺于患者身下	2	
		遮盖肩腿:将浴毯盖在患者肩部和腿部	1	
		擦洗背臀部:依次擦洗后颈部、背部、臀部	3	
		进行背部按摩	2	
		更衣:协助患者穿好清洁上衣。先穿对侧,后穿近侧。如有活动障碍或肢体外伤,应先穿患侧,后穿健侧	2	
		换水:将浴毯盖于患者胸、腹部,换水	1	

续表1-27-1

项目(分)		具体内容和评分细则	满分(分)	得分(分)
操作过程(70)	擦洗下肢、足部及会阴部	平卧：协助患者取平卧位	2	
		铺巾盖巾：将浴毯撤至床中线处，盖于远侧腿部，确保遮盖会阴部分。将浴巾纵向铺于近侧腿部下面	2	
		擦洗一侧：依次擦洗踝部、膝关节、大腿，洗净后彻底擦干	2	
		泡足剪趾甲：一手托起患者小腿部，将盆放在足下，盆下垫浴巾，将足部轻轻放于盆内，浸泡后擦洗足部。根据情况修剪趾甲，彻底擦干足部	2	
		擦洗对侧：护士转向床对侧。将浴毯盖在洗净腿，同法擦洗近侧下肢	2	
		涂抹赛肤润，换水	3	
		擦洗会阴部：将浴巾盖好上肢和胸部，浴毯盖好下肢，暴露会阴部，洗净并擦干	2	
		穿裤：协助患者穿好清洁裤子	2	
	安置患者：为患者梳头、协助患者取舒适体位、整理床单位		2	
	洗手记录：洗手、记录（执行时间及护理效果）		2	
	健康教育：①皮肤护理的重要性；②压疮的预防；③疾病相关宣教		3	
	垃圾分类处理		2	
评价(20)	整体评价：动作敏捷，保护隐私、避免不必要的暴露，操作过程中及时观察患者病情，安全操作		10	
	评判性思维（*见斜体处*）			
	人文关怀：动作轻柔、隐私保护、拉好床栏、保暖		10	
共计			100	

注：表中斜体部分为临床思维点

3. 临床思维

(1)皮肤颜色：胆道梗阻后胆红素逆流入血导致黄疸，不仅仅会导致皮肤颜色的改变，还会刺激皮肤中的 C 型纤维末梢再传导至神经中枢直达躯体感觉皮层，所以会出现皮肤瘙痒。梗阻性黄疸的患者皮肤颜色改变可以作为评估机体胆红素水平的参考指标，皮肤护理时要仔细观察，发现异常要及时报告医生，为疾病的诊疗提供参考。

(2)体位：患者 BMI 为 16.2，消瘦，在协助患者移至护士侧时应保护患者，防止坠床的发生。

(3)修剪指甲：患者因黄疸导致皮肤瘙痒不适，为了避免患者不自觉搔抓皮肤所以应修剪指甲，必要时戴手套。

(4)健康宣教：

①告知皮肤护理的重要性。

②剪短指甲，避免用力抓挠皮肤，内衣最好选择原色的纯棉、麻、丝织物，布质柔软，光滑吸湿性强，以防摩擦皮肤。

③保持皮肤清洁，用温水擦洗。清洁皮肤沐浴时注意四忌：忌太勤、忌水过烫、忌搓揉过频、忌用碱性清洗剂。

④预防压力性损伤：定时翻身、加强营养。

4. 皮肤护理注意事项

(1)注意保暖,控制室温,调节好水温,及时为患者盖好浴毯。

(2)擦浴时应拉上床帘,保护隐私,减少身体不必要的暴露。

(3)擦浴时注意遵循节时省力原则,动作敏捷、轻柔,减少翻动次数,一般在 15~30 分钟内完成擦浴。

(4)擦浴过程中应注意观察病情变化及皮肤情况,有管道和创口者做好保护,如果患者出现面色苍白、寒战、脉速等征象,应立即停止擦浴并及时给予处理。

(5)脱衣时先脱近侧后脱对侧,穿衣时先穿对侧后穿近侧。如果有肢体外伤或活动障碍,则先脱健侧后脱患侧,先穿患侧后穿健侧。

5. 知识拓展

赛肤润的应用:赛肤润是一种液体敷料,由过氧化玉米油和少量大茴香组成,涂抹后能在皮肤表面形成一层保护膜,主要用于皮肤的压力性损伤的早期、皮肤干燥症及风险区域皮肤表面(如腹泻患者及婴幼儿红臀的预防)。用法如下:①使用前先清洁皮肤,再将赛肤润均匀喷涂于躯干及四肢各部位皮肤,五指指腹环形按摩,瘙痒处酌情多喷,按摩大于 1 分钟,同时可轻轻拍打有利于皮肤的吸收;②使用频次,4 次/d,分别在早起后、午休前、晚餐前及晚睡前使用,在睡眠、休息前后使用可增强使用效果,使患者获得良好的睡眠质量;③使用过程中应观察皮肤是否有红、痒、皮疹等过敏反应。

三、拓展案例

▶【案例导入——颅内动脉瘤】

案例2 15床,陈某,男,63岁,住院号6685197。因意识丧失30分钟入院,患者于2小时前打麻将时突然出现剧烈的头痛伴频繁呕吐,呈喷射状,呕吐出胃内容物。查体:T 36.5℃,P 56次/min,R 16次/min,BP 190/120 mmHg,中度昏迷状态,双侧瞳孔等大等圆,对光反射灵敏。临床诊断:颅内动脉瘤破裂。患者已在急诊下行开颅手术,术后留置创面引流管、胃管、导尿管,今日是术后第1日,请为患者进行皮肤护理。

1. 用物准备及操作标准

用物准备及操作标准参考表 1-27-1 及图 1-27-1。

2. 临床思维

(1)体位:术后返回病房时取平卧位,意识清楚时应抬高床头 15~30°,以利于静脉回流。

(2)引流管的处理:保持引流管勿打折、扭曲、受压;进行床上擦浴时注意导尿管引流袋不得高于患者腹部,防止引流液反流。

(3)翻身:床上擦浴时动作应轻柔,当翻身时应扶持患者头部,使头颈成一条直线,防止头颅部过度扭曲或震动。

(4)病情观察:在进行床上擦浴过程中应密切观察生命体征的变化尤其是血压,注意观察患者有无血压升高、脉搏缓慢、呼吸不规则、头晕、剧烈头痛进行性加重、烦躁不安、喷射性呕吐等颅内压增高或者脑疝的症状。

3. 知识拓展

颅内动脉瘤：颅内动脉瘤是颅内动脉壁的局限性和病理性扩张，多因先天或后天原因导致局部动脉壁薄弱，在血压升高的情况下极易破裂出血，是蛛网膜下隙出血最常见的原因。临床表现可分为局灶症状、动脉瘤破裂出血症状和脑血管痉挛症状。

《中国颅内破裂动脉瘤
诊疗指南 2021》

▶【案例导入——自发性气胸】

> **案例3**　30 床，赵某，男，25 岁，住院号 7358761。因打篮球时突发胸痛、气促、呼吸困难入院。查体：T 37℃，R 32 次/min，P 100 次/min，BP 90/51 mmHg，烦躁不安，口唇发绀，气管明显移至右侧，颈静脉怒张，左侧叩诊呈鼓音，呼吸音减弱。入院后立即予以胸腔闭式引流，今日是术后第 2 日，晚间护理时为患者进行床上擦浴。

1. 用物准备及操作标准

用物准备及操作标准参考表 1-27-1 及图 1-27-1。

2. 临床思维

(1) 体位：进行床上擦浴时可取半坐卧位，可以使膈肌下降，有利于呼吸。

(2) 胸腔闭式引流管的处理：①为患者翻身擦背时为了防止空气的进入，用 2 把止血钳双向夹闭引流管；②擦浴时密切观察患者有无呼吸困难、胸闷等不适；③擦浴时动作轻柔，谨防胸腔闭式引流管脱出；④擦浴完成后检查引流管密闭性，确认引流瓶低于胸壁引流口平面 60~100 cm 并查看水柱波动(4~6 cm)；⑤保持引流管伤口敷料清洁、干燥，避免污染。

(3) 健康宣教：

①告知皮肤护理的重要性，皮肤是人体的第一道防线，做好皮肤护理可以预防感染。

②告知患者保持引流管密闭性的重要性，引流管勿打折、扭曲、受压，防止引流管脱落，如果引流管脱落后立即捏紧引流管口皮肤并告知医生。

3. 知识拓展

成人胸腔闭式引流护理最佳证据总结关于脱管的应急处理。

(1) 连接管处脱开：应立即重新连接管道，在等待准备水封装置的时候，传统做法是立即用止血钳双向夹闭胸腔引流管，并更换装置，但此做法未考虑到直接夹紧胸腔引流管对于引流大量气体的患者，可能导致张力性气胸甚至发生纵隔扑动，其危险性更大。应先将管道放到引流瓶水面下 2~4 cm。

(2) 胸腔引流管从胸壁脱出：此时胸壁有伤口，如果直接用手按压伤口或捏起皮肤，或者用凡士林纱布、无菌纱布四周封边封闭伤口，可能导致大量气体无法及时排出导致张力性气胸。所以，胸腔引流管从胸壁处脱出后，立即用无菌敷料覆盖伤口，贴三边胶布，剩下一边提供翼型阀门功能，以保证胸腔内的气体能够逸出。吸气时，敷料紧贴着伤口防止气体进入胸腔，呼气时，敷料张开的一边允许气体从胸腔逸出。

第二十八节　口腔护理

一、操作概述

口腔护理是临床上一项常见的护理操作技术，通过口腔护理可以达到保持口腔清洁、清除口腔异味、增进食欲、预防疾病、观察病情的目的。常用于高热、昏迷、危重、禁食、鼻饲、口腔疾患、术后及生活不能自理的患者。

【学而思政】

元素：以人为本；专业价值。

内涵：通过将口腔护理的专业知识运用于实践，体现护理的专业性，增强职业认同；自觉践行人性化服务理念，减轻患者病痛。

护士小王帮了邻居唐爷爷

任务：请你点评。

请问：你怎么看案例中护士小王的行为？你认为护士在疾病防治中扮演着怎样的角色？

二、示范案例

▶【案例导入——食管癌】

案例1　21床，唐某，男，57岁，住院号1458971。因"进行性吞咽困难3个月"入院，临床诊断为食管癌，两天前行手术治疗，持续禁食禁饮、胃肠减压，患者神志清楚，时常担心自己术后能否正常进食，查体：T 36.5℃，P 91次/min，R 20次/min，BP 125/76 mmHg，SPO$_2$ 96%，口唇稍干，轻度口臭。医嘱予以口腔护理，每日2次。

1. 用物准备

口腔护理操作用物摆放顺序如图1-28-1所示。

治疗车上层：口腔护理包（内有治疗碗或弯盘盛棉球、弯盘、弯止血钳2把、压舌板）、无菌持物筒（内盛无菌持物钳）、水杯（内盛漱口溶液）、吸水管、石蜡油棉球、手电筒、纱布数块、治疗巾、口腔护理液、手套、速干手消毒剂，另备口腔外用药（常用的有口腔溃疡膏、西瓜霜、维生素B$_2$粉末等）。

治疗车下层：生活垃圾桶、医用垃圾桶（图略）。

2. 操作评分标准

口腔护理操作评分标准见表1-28-1。

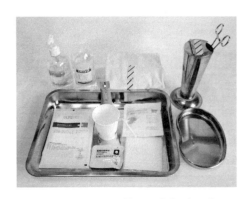

图1-28-1　口腔护理用物摆放顺序

表 1-28-1　口腔护理操作评分标准

项目（分）	具体内容和评分细则	满分（分）	得分（分）
准备（10）	核对：医嘱、治疗卡并签名	2	
	自身准备：着装整洁、规范，洗手，戴口罩	2	
	用物准备：口腔护理包、无菌持物筒（内盛无菌持物钳）水杯（内盛漱口溶液）、吸水管、石蜡油棉球、手电筒、纱布数块、治疗巾、*口腔护理液（1%～3%过氧化氢溶液）*、口腔外用药、手套、速干手消毒剂	4	
	环境评估：环境清洁、光线充足、调节室温，拉床帘	2	
操作过程（70）	患者评估：核对床号、姓名、手腕带，交代目的、注意事项、配合要点；评估患者口腔情况、检查有无活动义齿	10	
	体位：协助取仰卧位，头偏向一侧，面向护士	4	
	铺巾置盘：铺治疗巾于颈下，弯盘置于患者口角旁	2	
	湿润口唇：先用蘸湿的棉签湿润嘴唇	2	
	漱口：协助患者用吸水管吸水漱口	2	
	开包：打开口腔护理包外层，用无菌持物钳开内层包布	2	
	湿润清点棉球：倒漱口液，戴手套，润湿并清点棉球数量	4	
	拧干棉球：用弯止血钳夹取含有口腔护理液的棉球，拧干	3	
	左外侧面：嘱患者咬合上、下齿，用压舌板撑开左侧颊部，纵向擦拭牙齿左外侧面，由白齿洗向门齿	2	
	右外侧面：同法擦洗牙齿右外侧面	2	
	左内侧咬合及颊部：嘱患者张开上、下齿，擦洗牙齿左上内侧、左上咬合面、左下内侧面、左下咬合面，弧形擦洗左侧颊部	6	
	右内侧咬合及颊部：同法擦洗右侧牙齿及颊部	6	
	舌面舌下及硬腭：擦洗舌面、舌下及硬腭部	3	
	清点棉球：擦洗完毕，再次清点棉球数量	2	
	再次漱口：协助再次漱口，纱布擦净口唇	2	
	再次检查口腔：用手电筒评估口腔情况	2	
	润唇：口唇涂液体石蜡	2	
	撤用物：撤去治疗巾及弯盘	2	
	整理：协助取舒适卧位，整理床单位	2	
	洗手记录：脱手套、洗手，记录（口腔异味、白斑、溃疡、疱疹等情况）	2	
	健康教育：*①去除异味相关宣教；②饮食指导；③疾病相关宣教*	6	
	垃圾分类处理	2	
评价（20）	整体评价：规范、熟练、安全、按时完成	10	
	评判性思维（*见斜体处*）		
	人文关怀：动作轻柔、隐私保护、拉好床栏、保暖	10	
共计		100	

注：表中斜体部分为临床思维点

3.临床思维

（1）口腔护理液：该患者口唇稍干，轻度口臭，故选用1%~3%过氧化氢溶液作为口腔护理液。

（2）健康宣教：

①去除异味相关宣教：勤漱口，可遵医嘱使用朵贝尔溶液去除口腔异味，保持口腔清洁。

②饮食指导：a.术后早期绝对禁食禁饮，可经常湿润口腔，避免口腔干燥；b.停止胃肠减压24小时后，先试饮少量水，术后5~6日可进全清流质，每2小时给100 mL，每日6次。术后3周患者若无特殊不适可进普食，但应注意少食多餐，细嚼慢咽，进食不宜过多、速度不宜过快；c.避免进食生、冷、硬食物，以防后期发生吻合口瘘；d.进食后2小时内勿平卧，睡眠时将床头抬高；e.食管胃吻合术后，由于胃被拉入胸腔、肺受压而出现胸闷、进食后呼吸困难，应少食多餐。

③疾病相关宣教：若术后3~4周再次出现吞咽困难，可能为吻合口狭窄，应及时就诊。

4.口腔护理注意事项

（1）操作应轻柔，棉球应包裹金属钳端，防止钳端直接触及口腔黏膜和牙龈。

（2）昏迷患者禁止漱口，止血钳须夹紧棉球，每次一个，防止棉球遗留于口腔。棉球不可重复使用，一个棉球擦洗一个部位。棉球不可过湿，以不能挤出液体为宜。

（3）有活动性义齿的患者，取下义齿并用冷水刷洗，浸于冷水中备用，每日换水一次。注意勿将义齿浸于热水或乙醇中，以免变色、变形及老化。

（4）对于长期使用抗生素和激素的患者，注意观察口腔内有无真菌感染。

5.知识拓展

常用的口腔护理液的选择：常用口腔护理液的选择如表1-28-2所示。

表1-28-2　常用口腔护理液的选择

名称	作用及适用范围
0.9%氯化钠溶液	清洁口腔，预防感染
0.02%氯已定溶液	清洁口腔，广谱抗菌
0.08%甲硝唑溶液	适用于厌氧菌感染
1%~3%过氧化氢溶液	防腐、防臭，适用于口腔感染有溃烂、坏死组织者
朵贝尔溶液	轻度抑菌，除臭
1%~4%碳酸氢钠溶液	属碱性溶液，适用于真菌感染
0.02%呋喃西林溶液	清洁口腔，广谱抗菌
0.1%醋酸溶液	适用于铜绿假单胞菌感染
2%~3%硼酸溶液	酸性防腐溶液，有抑制细菌的作用

三、拓展案例

▶【案例导入——脑梗死】

案例2　58床，吴某，男，68岁，住院号1685695。因"右侧肢体偏瘫28天，意识障碍25天"转入神经内科监护室，神志昏迷，双侧瞳孔对光反射灵敏，等大等圆，直径为3 mm。持续经气管切开处接高流量湿化氧疗仪给氧，吸氧浓度（FiO_2）35%，患者痰多，生命体征平稳。医嘱予以口腔护理，每日2次。

1. 用物准备及操作标准

用物准备及操作标准参考表 1-28-1 及图 1-28-1。

2. 临床思维

(1)肺部听诊及吸痰：取半坐位，听诊肺部呼吸音情况，判断患者气道是否通畅、痰鸣音情况。口腔护理前给予患者吸痰，观察痰液颜色、性质及量。

(2)开口器的使用：使用开口器协助患者张口，开口器从臼齿处放入，牙关紧闭者不可使用暴力使其张口，以免造成损伤。

(3)禁止漱口：该患者处于昏迷状态，因此在进行口腔护理时要注意棉球干湿度，禁止漱口，以免引起误吸。

3. 知识拓展

气管切开术后护理要点：①防脱管窒息；②保持气管套管通畅，随时清除套管内、气管内及口腔内分泌物，做好口腔护理；③维持下呼吸道通畅：做好气道湿化，防止分泌物干结堵管；④做好气管切开伤口护理，防止伤口感染。

▶ 【案例导入——心肺复苏术后】

> 　**案例 3**　12 床，曾某，男，57 岁，住院号 1636758。因"心肺复苏术后 1 天"转入急诊抢救区，无亲属陪伴。神志昏迷，双侧瞳孔对光反射灵敏，等大等圆，直径为 3 mm。现经口气管插管处接有创呼吸机辅助呼吸，呼吸机模式为呼吸机容量控制模式，吸氧浓度 40%，接密闭式吸痰管吸痰。查体：T 36.6℃，P 88 次/min，R 16 次/min，BP 126/78 mmHg，SpO_2 99%。医嘱予以口腔护理，每日 2 次。

1. 用物准备

气管插管口腔护理用物摆放顺序见 1-28-2 所示。

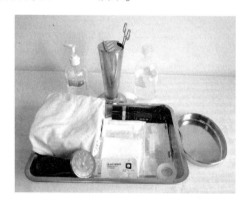

图 1-28-2　气管插管口腔护理用物摆放顺序

治疗车上层：口腔护理包(内有治疗碗或弯盘盛棉球、弯盘、弯止血钳 2 把、压舌板)、无菌持物筒(内盛无菌持物钳)、水杯、气囊测压表、一次性牙垫、棉签、液体石蜡、手电筒、纱布数块、治疗巾、口腔护理液、胶布、手套、速干手消毒剂。

治疗车下层：生活垃圾桶、医用垃圾桶(图略)。

2. 操作标准

气管插管口腔护理评分标准见表1-28-2。

表1-28-2　气管插管口腔护理评分标准

项目（分）	具体内容和评分细则	满分（分）	得分（分）
准备（10）	核对：医嘱、治疗卡并签名	2	
	自身准备：着装整洁、规范，洗手，戴口罩	2	
	用物准备：口腔护理包、压舌板、无菌持物筒（内盛无菌持物钳）、水杯、气囊测压表、一次性牙垫、棉签、液体石蜡、手电筒、纱布数块、治疗巾、**口腔护理液**、胶布、手套、速干手消毒剂	4	
	环境评估：环境清洁、光线充足、调节室温，拉床帘	2	
操作过程（70）	患者评估：核对床号、姓名、手腕带；全身评估：病情、意识、生命体征、呼吸机参数；局部评估：听诊肺部呼吸音、**气囊压力**、**导管型号及位置**	10	
	体位：抬高床头30°～45°，头偏向一侧	4	
	铺巾置盘：铺治疗巾于颈下，弯盘置于患者口角旁	2	
	吸痰：洗手，戴手套，**给予患者声门下、口腔内吸痰**	4	
	拆胶布：请另一名护士站在患者头端位置扶住导管，避免导管脱出；检查气管插管距门齿的长度，去除固定气管插管的胶布，取出牙垫	3	
	检查口腔：用压舌板撑开颊部，用手电筒检查口唇、口腔黏膜及舌苔性质有无异常	2	
	脱手套：脱手套，洗手	1	
	湿润口唇：先用蘸湿的棉签湿润嘴唇	2	
	开包：打开口腔护理包外层，用无菌持物钳开内层包布	2	
	湿润清点棉球：倒口腔护理液，戴手套，润湿并清点棉球数量	2	
	按顺序擦拭：用弯止血钳夹取含有口腔护理液的棉球，拧干	2	
	左外侧面：用压舌板撑开左侧颊部，纵向擦拭牙齿左外侧面，由臼齿洗向门齿	2	
	左内侧咬合面及颊部：擦洗牙齿左上内侧、左上咬合面、左下内侧面、左下咬合面，弧形擦洗左侧颊部，"Z"字型擦拭导管左侧面	6	
	右侧：同法擦洗牙齿右侧面	6	
	舌面舌下及硬腭：擦洗舌面、舌下及硬颚部	3	
	清点棉球：擦洗完毕，再次清点棉球数量	2	
	再次检查口腔：用纱布清洁口唇，用手电筒评估口腔情况	2	
	再次检查导管：再次检查气管插管距门齿的长度，确认气管插管无移位，测量气囊压力，听诊双肺呼吸音	4	
	固定：将牙垫塞进口腔另一侧，用胶布固定气管插管	3	
	润唇：口唇涂液体石蜡	1	
	撤用物：撤去治疗巾及弯盘	1	
	整理：协助取舒适卧位，整理床单位	2	
	洗手记录：脱手套、洗手，记录（口腔异味、白斑、溃疡、疱疹等情况）	2	
	垃圾分类处理	2	

续表1-28-2

项目 (分)	具体内容和评分细则	满分 (分)	得分 (分)
评价 (20)	整体评价：规范、熟练、安全、按时完成	10	
	评判性思维（*见斜体处*）		
	人文关怀：动作轻柔、隐私保护、拉好床栏、保暖	10	
共计		100	

注：表中斜体部分为临床思维点。

3. 临床思维

（1）口腔护理液：该患者口腔黏膜无异常、无异味，故选用0.9%氯化钠溶液作为口腔护理液。

（2）评估气囊压力、导管型号及位置：操作前后测量气囊压力，气管插管压力正常值为25～30 cm H_2O。机械通气患者声门下分泌物常聚集在导管气囊上，若气囊压力不足（<20 cm H_2O）或气囊漏气，分泌物会流入下呼吸道导致呼吸机相关肺炎（VAP）的发生；气囊充气过度（>30 cm H_2O）会导致长期气道壁损伤。核对气管插管导管门齿刻度，若深度不合适，及时查找原因给予纠正，警惕导管移位。

（3）体位摆放：口腔护理前抬高床头30°～45°，患者头偏向一侧。抬高床头的目的是避免污染液体吸入呼吸道并使用负压装置吸出污染物，此时采用常规的抬高床头15°～30°不足以预防机械通气患者VAP发生，气管插管患者可能没有咽反射，头偏向一侧可减少口腔分泌物及漱口液误吸的风险。

（4）口腔护理前给予声门下、口腔内吸痰：吸痰可以降低危重症患者VAP的风险，口腔护理前吸痰可以减少气道及口腔分泌物，降低吸入性肺炎发生概率。

4. 气管插管口腔护理注意事项

（1）操作前后认真清点棉球数量，禁止漱口。
（2）检查气管导管插入的深度和外露长度，避免移位和脱出。
（3）躁动者适当约束或应用镇静药。
（4）气管插管患者的口腔护理应双人操作，一人固定气管导管，另一人进行口腔护理。

5. 知识拓展

经口气管插管患者口腔护理效果评价新进展。

（1）口腔清洁度测量采用0～2分制：0分为口腔清洁，口腔或义齿上无食物残渣或牙垢；1分为口腔或义齿上有1～2处食物残渣或牙垢，或存在口臭；2分为口腔或义齿上有多处食物残渣或牙垢，或存在严重口臭。

（2）牙菌斑指数测定：牙菌斑指数测定用棉签蘸取牙菌斑显示剂，涂于患者6颗指标牙上进行染色，滞留30秒后观察牙染色面积，然后用软毛牙刷将红色色斑刷除即可。菌斑指数采用修改的0～5分制计分标准，0分为牙面无菌斑；1分为牙颈部龈缘处存在点状菌斑；2分为牙颈部菌斑宽度≤1 mm；3分为牙颈部菌斑覆盖宽度超过1 mm。

第二十九节 床上洗头

一、操作概述

床上洗头是帮助卧床患者保持头发清洁、美观，让患者感觉舒适的一项常用护理操作。床上洗头的目的包括：①去除头皮屑和污物，清洁头发，减少感染的机会；②按摩头皮，刺激头部血液循环及头发生长代谢；③促进患者舒适，增进身心健康，建立良好的护患关系。

【学而思政】

元素：职业价值；护患沟通。

内涵：操作实践中自觉践行促进身心舒适、维护尊严理念；用细节传递人文关怀，建立良好的护患关系。

任务：请你点评。

请问：实习护生小月的想法对吗，为什么？你会怎么做？

小月的想法

二、示范案例

【案例导入——心力衰竭】

案例1 05床，孙某，女，75岁，住院号1167897。因反复胸闷气促6年余、加重3天入院，诊断为慢性心力衰竭急性加重，心功能Ⅳ级。查体：T 36.0℃、P 112次/min、R 24次/min、BP 148/89 mmHg、SpO$_2$ 94%。入院经治疗后症状缓解，目前患者心衰得到控制，能平卧。今日查房患者诉头皮油腻发痒，医嘱予以床上洗头。

1.用物准备

床上洗头用物摆放顺序如图1-29-1所示。

治疗车上层：中单、浴巾、毛巾、别针、眼罩、耳塞、量杯、洗发液、梳子、马蹄形垫、水壶（内盛不超过40°的热水）、水温计、脸盆、吹风机、速干手消毒剂。

治疗车下层：生活垃圾桶、医用垃圾桶（图略）。

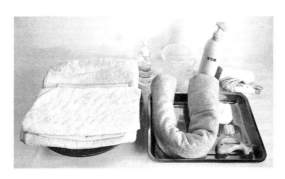

图1-29-1 床上洗头用物摆放顺序

2. 操作标准

床上洗头操作评分标准见表1-29-1。

表1-29-1 床上洗头操作评分标准

项目（分）	具体内容和评分细则	满分（分）	得分（分）
准备（10）	核对：医嘱、执行卡并签名	2	
	自身准备：着装整洁、规范，洗手，戴口罩	2	
	用物准备：中单、浴巾、毛巾、别针、眼罩、耳塞、量杯、洗发液、梳子、马蹄形垫、水壶（内盛热水）、水温计、脸盆、吹风机、速干手消毒剂	4	
	环境评估：环境清洁、光线充足、调节室温，拉床帘	2	
操作过程（70）	患者评估：床号、姓名、手腕带、评估病情、意识、自理能力、配合程度、*头发卫生状况*，交代目的、注意事项、配合要点	10	
	体位：患者取仰卧位，衣领向内反折，将毛巾围于颈部，用别针固定	6	
	头部置水槽中：中单及浴巾垫于枕下，移枕于患者肩下，置马蹄形垫于后颈下，颈部枕于马蹄形垫的突起处，头部置于水槽中	6	
	保护眼耳：用耳塞保护双耳，眼罩遮盖双眼	4	
	洗发：确定水温适宜后，温水充分浸湿头发，取适量洗发液，用手指指腹由发际到脑后部反复揉搓，按摩头皮	10	
	温水冲洗干净	4	
	观察：洗发过程注意*随时观察病情；保护各种管道*	6	
	干发：取下眼罩及耳塞，解下颈部毛巾，擦干头发，用毛巾包好头发，擦干面部	8	
	梳发：撤去洗头用物，解下毛巾，吹干头发，将头发梳理整齐	4	
	整理：协助患者取舒适卧位，整理床单位	2	
	洗手记录：洗手、记录（执行时间和护理效果）	2	
	健康教育：*①床上洗头的重要性；②疾病相关宣教*	6	
	垃圾分类处理	2	
评价（20）	整体评价：整洁，舒适，安全，无不良反应发生	10	
	评判性思维（*见斜体处*）		
	人文关怀：动作轻柔、保暖、安全舒适	10	
共计		100	

注：表中斜体部分为临床思维点

3. 临床思维

（1）评估头发卫生状况：洗发前应评估患者头皮卫生情况，患者头皮油腻发痒，宜选择清爽止痒去油洗发液。女性患者头发易出现打结，可用30%乙醇溶液辅助梳理。

（2）随时观察病情：心衰患者洗头过程中应予以床旁心电监护，随时观察患者生命体征变化，如心率、血压、血氧等的变化；主动询问患者有无气促、呼吸困难等不适，如有异常，应立即停止操作并及时处理。

（3）保护各种管道：心衰患者往往有吸氧、输液等管道，进行床上洗头时注意保护。

（4）健康教育：告知患者床上洗头的重要性：心衰患者由于交感神经兴奋性增高，汗腺分泌增加导致出汗较多，头皮易感油腻不适，床上洗头可保持头发清爽卫生，促进头部血液循环和头发生长，并能保持良好的外观形象，让患者心情愉悦。

4. 床上洗头的注意事项

（1）洗发时间不宜过长，避免引起患者头部充血或疲劳不适。
（2）注意控制室温和水温，避免弄湿衣物，以防患者受凉。
（3）保持患者舒适体位，保护伤口及妥善固定各种管道，防止水流入耳、眼。
（4）操作力量适中，动作敏捷、轻柔，注意节力。
（5）有头虱者行灭虱处理。

5. 知识拓展

床上洗头的研究进展：临床上常用的床上洗头法主要有传统洗头法（简易马蹄形垫）和全自动洗头机洗头法。近年来，一次性洗发帽、简易洗头装置、75%的乙醇棉球洗头等床上洗头法也应用于临床。有研究指出，当使用75%的乙醇棉球洗头时，洗发时间与干发时间明显少于传统洗头方法，也避免了衣服、被褥被溅湿的现象，减少了由于时间过长而导致患者受凉、头晕、胸闷、呼吸脉搏加快、不舒适等不良反应的发生。

三、拓展案例

【案例导入——重症肺炎】

> 案例2　24床，张某，男，66岁，住院号1276097。因发热伴咳嗽、胸闷气短、乏力6天入院。既往有吸烟史40年。查体：T 39.5℃、P 128次/min、R 30次/min、BP 88/55 mmHg、SpO$_2$ 85%。肺部CT显示双侧肺部感染，排除新冠肺炎。临床诊断为重症肺炎。入院后医嘱予以特级护理、禁食，行气管插管呼吸机辅助通气等治疗后病情好转。近日患者发热出汗较多，自发病以来未洗发，患者感头皮瘙痒难耐，医嘱予以在呼吸机辅助下进行床上洗头。

1. 用物准备及操作标准

用物准备及操作标准参考表1-29-1及图1-29-1。

2. 临床思维

（1）评估头发卫生状况：洗发前应评估患者头皮卫生情况，患者头皮瘙痒难忍，宜选择清爽止痒洗发液。
（2）随时观察病情：洗发过程中密切观察生命体征，痰多者应吸痰后再洗头。清醒患者洗发前应告知若有任何不适，可抬手示意。若发现患者心率增快、血氧下降等改变，应立即停止操作，及时处理。
（3）保护各种管道：洗发前应检查和妥善固定好各类管道。洗头过程中应特别注意保护呼吸机管道的通畅，避免打折或脱落，尽量少转动患者的头部，注意呼吸机面罩的贴合度。
（4）健康教育：
①床上洗头的重要性：重症肺炎患者因高热大汗，头皮易感瘙痒不适，床上洗头可缓解患者头皮瘙痒，促进舒适。

②疾病相关：鼓励患者咳嗽排痰。

3. 知识拓展

简易马蹄形垫的制作与应用：临床工作中若无法提供传统的专用马蹄形垫，可以就地取材，以毛巾卷成 U 型或用 U 型枕头来代替。操作时在外面包裹防水橡胶或一次性中单（塑料面在外），患者平卧，后颈部枕于枕上，U 型的开口朝外，引流洗发水液流向污水桶（盆）。

▶【案例导入——颅脑外伤】

> **案例3**　监 4 床，袁某，男，55 岁，住院号 1149452。因颅脑外伤行开颅手术术后 4 个月，为行康复治疗入院。查体：T 36.2℃、P 65 次/min、R 19 次/min、BP 129/70 mmHg，两侧额、颞、顶部骨瓣缺失，大脑组织轻度膨出，头部伤口已完全愈合。患者由于大面积骨瓣缺失，失去颅骨的保护，头部较软，头皮及发根部油性分泌物较多，有成片状的污渍。医嘱予以床上洗头。

1. 用物准备及操作标准

用物准备及操作标准参考表 1-29-1 及图 1-29-1。

2. 临床思维

（1）评估头发卫生状况：颅脑外伤因手术创伤等原因长时间不可洗头，头皮及发根部油性分泌物较多，有成片状的污渍。用指腹轻轻按摩头皮，不可用指甲抓挠。针对头皮上顽固性污渍，可采取多次清洗的方法，不可强行一次性洗净，也不宜采用乙醇按摩头皮法进行洗头。

（2）患者取仰卧位，一名护士轻托患者枕骨部位，抬高头部，避免采用头低位，以免引起颅内压增高，另一名护士采用轻柔方法完成洗头。

3. 知识拓展

颅脑外伤患者临床护理要点：①做好术后引流管的护理；②加强肺部的相关护理，预防坠积性肺炎等并发症；③加强消化系统的护理，保持胃管的通畅、清洁，做好口腔护理；④做好昏迷患者导尿管和皮肤的护理，预防尿路逆行感染和皮肤压力性损伤；⑤制定患者早期康复护理计划。

颅脑创伤患者早期康复护理指南的构建（2017）

第三十节 物理降温

一、操作概述

物理降温主要是根据辐射、传导、对流、蒸发等原理，借助冰敷、乙醇擦浴、冰毯、冰水灌肠、低温输液等方式迅速将人体体温降至正常，以预防持续高热导致的失水、惊厥、器官功能衰竭等并发症，临床常用于感染、中暑、甲亢危象以及中枢性高热的降温处理。

【学而思政】

元素：人文关怀的理念；审慎严谨的职业素养。

内涵：操作实践中加强护患之间交流沟通，给予患者关怀及信心；根据病情采取必要的护理措施，培养审慎严谨的职业素养。

任务：请你点评。

请问：赵爷爷为什么夸赞小黄？小黄在工作中体现了护士的哪些优秀品质？

赵爷爷给小黄竖起大拇指

二、示范案例

▶【案例导入——中暑】

> 案例1 09床，李某，女，52岁，因盛夏户外活动2小时突发意识不清伴抽搐10余分钟，由120送入急诊科。查体：T 40.3℃，P 145次/min，R 28次/min，BP 94/50 mmHg，SpO₂ 99%，谵妄，烦躁不安，双侧瞳孔等大等圆，大汗淋漓，面色苍白。排除基础疾病，临床诊断：中暑（热射病），医嘱立即予冰袋及冰帽物理降温。

1. 用物准备

冰袋及冰帽降温用物摆放顺序如图1-30-1所示。

治疗车上层：冰袋、冰帽、布袋、毛巾、体温计、棉垫、小棉球、弯盘、速干手消毒剂。

治疗车下层：生活垃圾桶、医用垃圾桶（图略）。

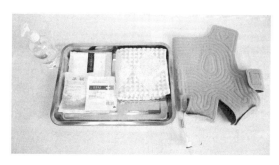

图1-30-1 冰袋及冰帽降温用物摆放顺序

2.操作标准

使用冰袋及冰帽降温操作评分标准见表1-30-1。

表1-30-1　冰袋及冰帽降温操作评分标准

项目（分）	具体内容和评分细则	满分（分）	得分（分）
准备（10）	核对：医嘱、执行卡并签名	2	
	自身准备：着装整洁、规范，洗手，戴口罩	2	
	用物准备：冰袋、冰帽、布袋、毛巾、体温计、棉垫、小棉球、弯盘、速干手消毒剂	4	
	环境评估：环境清洁、光线充足、调节室温，拉床帘	2	
操作过程（70）	患者评估：核对床号、姓名、手腕带，*评估全身情况及局部皮肤*，询问有无对冷敏感，交代目的、注意事项、配合要点，再次查看患者体温	10	
	准备冰袋：检查冰袋有无破损，用毛巾擦干冰袋外壁，将冰袋放入布袋，系紧袋口	8	
	保护敏感部位：后颈部、双耳廓垫棉垫，外耳道塞小棉球	6	
	放置位置：将冰袋置于体表大血管分布处（也可以放置于前额及头顶部），避开禁忌部位	6	
	头部置于冰帽中	5	
	放置时间：用冷时间30分钟/次，30分钟后测体温（不应在放置冰袋的腋下测体温），体温低于39℃时取下冰袋	8	
	观察：观察患者的反应和局部皮肤情况	6	
	监测体温变化	4	
	撤用物：撤去治疗用物	2	
	安置患者：协助患者取舒适体位，整理床单位，开窗，拉开床帘	6	
	洗手记录：洗手、记录（用冷部位、时间、体温、效果、患者反应）	3	
	健康宣教：*①解释物理降温目的、作用等；②口腔及皮肤护理；③疾病相关宣教*	4	
	垃圾分类处理	2	
评价（20）	整体评价：规范，熟练；及时观察患者反应	10	
	评判性思维（*见斜体处*）		
	人文关怀：动作轻柔、隐私保护、拉好床栏、保暖	10	
共计		100	

注：表中斜体部分为临床思维点

3.临床思维

（1）评估全身情况：患者有谵妄，烦躁不安、休克等表现，随时存在坠床、自伤、窒息等风险，需要做好如下工作：①冰敷前，床边准备好舌钳、开口器等器械，防止患者舌后坠，引起窒息或咬伤自己。冰敷过程中协助患者取平卧位，将头偏向一侧，拉好床栏；②患者不能配合冰敷者，应与亲属做好沟通交流；③专人守护，加强观察，防止局部冻伤或冰袋从大血管部位滑脱影响降温效果；④遵医嘱做好其他救治工作，如建立静脉通道、补液等。

（2）评估局部情况：冰袋是将冷直接与皮肤接触，通过传导的物理作用，使体温降低。使用冰袋前应评估局部皮肤是否完整、有无破损，且冰袋不能直接接触皮肤，应在外面包裹布袋、毛巾等，以免局部皮肤冻伤。

（3）健康教育：

①告知患者或亲属使用冰袋降温的目的、作用及正确的使用方法。

②口腔及皮肤护理：高热患者保持口腔清洁、湿润，配合进行口腔护理，预防口腔感染。中暑患者冰敷时，要同时不断按摩四肢及躯干皮肤，使之潮红充血，促进散热，及时更换衣物。

③预防中暑：a.暑热夏季应穿宽松浅色透气衣服，在阳光下活动时，注意防晒；b.炎热天气尽量减少户外活动，避免在11:00~15:00暴露于阳光太久；c.注意补充盐分和矿物质，多饮用含有钾、镁和钙盐的饮料；d.在高温环境中不管有没有感到口渴都需要补充水分，不要等口渴再饮水。e.若是出现中暑的先兆，应该立即脱离高温环境，转移到通风阴凉处休息，适当饮用淡盐水或者冰水，防止再次在强高温照射下暴晒或者运动。

4.使用冰袋、冰帽降温注意事项

（1）掌握禁忌症和禁忌部位：昏迷、感觉异常、年老体弱者慎用物理降温。枕后、耳廓、阴囊、腹部、足底禁忌冰敷。

（2）用布包裹，不直接接触皮肤：使用冰敷应随时观察和检查冰袋、冰帽有无漏水，是否紧贴在冰敷部位，冰块、冰帽融化后及时更换，保持布袋干燥。

（3）防冻伤：观察冰敷局部皮肤色泽等情况，防止冻伤。倾听患者主诉，有异常立即停止用冷。

（4）监测体温并记录：冰袋使用30分钟后须测量体温，当体温降至39℃以下，应取下冰袋，并在体温单上做好记录。冰帽降温时，注意监测肛温，肛温不得低于30℃。

5.知识拓展

其他物理降温方法：对于难以控制的高热，如热射病、甲亢危象所致高热，还可以使用直肠灌肠，具体方法为利用灌肠器将4℃ 0.9%氯化钠溶液200~500 mL以15~20 mL/min的速度进行直肠灌洗。血连续性肾替代（CRRT）降温治疗，则是使用4℃的置换液，迅速达到降温目的，当体温降至38.5℃时再换成常温置换液，减少高热对机体的损伤，为治疗争取时间。

三、拓展案例

【案例导入——急性上呼吸道感染】

案例2　09床，赵某，女，29岁，住院号1726538。2天前无诱因开始出现发热，体温波动在38~39℃，用退热药可缓解，但仅可维持4小时左右，今日来医院急诊就诊。查体：T 39.3℃、P 122次/min、R 22次/min、BP 99/62 mmHg。血常规提示：WBC 11.2×10⁹/L，N 5.0×10⁹/L，PLT 180×10⁹/L。临床诊断急性上呼吸道感染。患者对冷敏感，拒绝冰敷，排除乙醇过敏史，遵医嘱予乙醇擦浴降温。

1.用物准备

乙醇擦浴降温操作用物摆放顺序如图1-30-2。

治疗车上层：小毛巾2块、浴巾1块、热水袋（60~70℃）、冰袋及套、脸盆内盛25%~35%乙醇200~300 mL、体温计、病员服一套、速干手消毒剂。

治疗车下层：生活垃圾桶、医用垃圾桶、

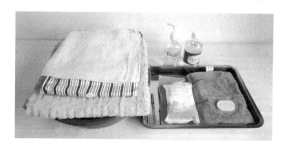

图1-30-2　乙醇擦浴降温操作用物摆放顺序

锐器盒(图略)。

2. 操作标准

乙醇擦浴降温操作评分标准见表1-30-2。

表1-30-2　乙醇擦浴降温操作评分标准

项目 (分)	具体内容和评分细则	满分 (分)	得分 (分)
准备 (10)	核对：医嘱、执行卡并签名	2	
	自身准备：着装整洁、规范、修剪指甲、洗手，戴口罩	2	
	用物准备：小毛巾2块、浴巾1块、脸盆内盛25%~35%乙醇200~300 mL、体温计、病员服一套、热水袋(60~70℃)、冰袋及布套、速干手消毒剂	4	
	环境评估：环境清洁、宽敞、光线充足，调节室温，关门窗，拉床帘	2	
操作过程 (70)	核对解释评估：核对床号、姓名、手腕带，评估全身情况、*皮肤情况，*询问有无对乙醇过敏，交代目的、注意事项、配合要点	8	
	脱衣：松开床尾被盖，协助患者脱去上衣	2	
	卧位：协助患者取仰卧位，*头部置冰袋、足底部置热水袋*	4	
	准备擦拭毛巾：浴巾垫擦拭部位下，小毛巾浸入乙醇中，拧至半干、缠绕手上成手套状，以离心方式拭浴，拭浴毕，用浴巾擦干皮肤	4	
	擦拭：双上肢：①颈外侧→肩→肩上臂外侧→前臂外侧→手背；②侧胸→腋窝→上臂内侧→前臂内侧→手心(腋窝及肘窝处应稍用力略延长时间促进散热)	10	
	擦干：用浴巾擦干皮肤，询问患者有无不适	2	
	更换小毛巾	2	
	转至对侧同法擦拭	4	
	擦腰背部：协助患者取侧卧位，从颈下肩部→腰部、臀部，拭浴毕，更换清洁上衣	6	
	脱裤：协助患者取仰卧位，脱裤	2	
	擦双下肢：①外侧：髂骨→下肢外侧→足背；②内侧：腹股沟→下肢内侧→内踝；③后侧：臀下→大腿后侧→腘窝→足跟	10	
	更换清洁裤子	2	
	整理：拭浴毕，取下热水袋及冰袋，整理床单位，开窗，拉开床帘	5	
	洗手，记录	2	
	健康宣教：*①解释物理降温目的、作用等；②环境清洁干净；③饮食指导；④口腔及皮肤护理；⑤疾病相关知识宣教*	5	
	垃圾分类处理	2	
评价 (20)	整体评价：规范、熟练、步骤正确；及时观察患者反应	10	
	评判性思维(*见斜体处*)		
	人文关怀：动作轻柔、隐私保护、拉好床栏、保暖	10	
共计		100	

注：表中斜体部分为临床思维点

3.临床思维

（1）评估皮肤：检查患者皮肤有无受损，再次排除乙醇过敏史，如皮肤有破损或乙醇过敏史则不可用乙醇擦浴，乙醇的刺激对皮肤是一种损伤。

（2）头部置冰袋、足底部置热水袋：乙醇可扩张血管，乙醇擦浴时头部置冰袋既可降温又可防止头部充血而头痛。足底放热水袋，可促进足底血管扩张而减轻头部充血。

（3）健康教育：

①告知患者乙醇擦浴降温的目的、作用及正确的使用方法。

②进食清淡易消化食物，增加蛋白质、纤维食物的摄入量，补充足够水分。

③加强体育锻炼，增强机体抵抗力；避免受凉、淋雨、过度疲劳等诱发因素，流行季节避免到公众场所，注意居住、工作环境通风换气。

④疾病相关：勤测体温，出现畏寒寒战等不适及时报告医务人员，配合采集血液标本。

4.乙醇擦浴降温注意事项

（1）擦拭方式：擦浴时，以拍拭（轻拍）方式进行，避免使用摩擦方式而生热。

（2）掌握禁忌症部位及人群：胸前区、腹部、后颈、足底为擦浴的禁忌部位，新生儿及血液病高热患者禁用乙醇擦浴。

（3）观察患者反应：当乙醇浓度过高（超过25%~35%）或患者不耐受时，可造成各种不良反应，如恶心、呕吐，乙醇擦浴过程中，应注意观察患者反应。

（4）及时测体温：乙醇擦浴后30分钟测量体温，在体温单上做好记录。

5.知识拓展

物理降温不推荐在儿童中使用：既往物理降温为儿童发热常用的降温手段，但2016年发布的《中国0至5岁儿童病因不明急性发热诊断和处理若干问题循证指南（标准版）》提出：虽然在对乙酰氨基酚退热基础上联合温水擦浴短时间内退热效果更好些，但会明显增加患儿不适感，增加患儿哭闹、寒战等反应，不推荐使用温水擦浴退热，更不推荐冰水或乙醇擦浴方法退热。

【案例导入——高血压脑出血】

> **案例3**　21床，徐某，男，67岁，住院号5635432。2天前情绪激动后突发头痛伴呕吐入院。头颅CT提示左侧颞顶枕出血伴颅内血肿。已行颅内血肿清除术，术后持续高热。既往有高血压病史，未规律服药。查体：T 39.8℃，P 107次/min，R 28次/min，BP 164/93 mmHg，SpO_2 98%。神志嗜睡，双侧瞳孔等大等圆，直径3.5 mm，对光反应灵敏，左侧硬膜外引流管外接引流袋，引流通畅。遵医嘱予冰敷物理降温。

1.用物准备及操作标准

用物准备及操作标准参考表1-30-1及图1-30-1。

2.临床思维

（1）检查头部皮肤及引流管：检查患者头部皮肤受损情况，佩戴冰帽时注意保护耳廓和后颈部，避免左侧硬膜外引流管打折、扭曲、脱落及受压，保持引流袋低于创腔30 cm，引流通畅。患者嗜睡，缺乏自主表达能力，使用冰敷时避免冻伤。

（2）健康教育：

①告知亲属使用冰帽降温的目的、作用及正确的使用方法。

②绝对卧床休息,患者呈嗜睡状态,注意预防跌倒。

③指导亲属督促患者改变不良生活方式,戒烟,忌酗酒,进食低盐低脂饮食,注意劳逸结合,不可用力过猛,保持大便通畅。

④疾病相关知识:告知再出血、脑疝、应激性溃疡等并发症的表现,出现异常及时报告医务人员,配合医务人员行口腔护理、皮肤护理、压力性损伤的预防;遵医嘱按时服用降压药等。

3. 知识拓展

亚低温治疗:

(1)目前国际上将低温划分为:轻度低温(33～35℃)、中度低温(28～32℃)、深低温(17～27℃)、超深低温(4～16℃)。其中轻度低温和中度低温归属亚低温,临床应用最为普遍。

亚低温脑保护
中国专家共识

(2)亚低温治疗的原理是利用具有中枢神经系统抑制作用的药物,使患者进入睡眠状态,再配合物理降温以减少脑耗氧量和能量代谢,从而降低颅脑损伤患者的颅内压,适用于心脏外科体外循环术中的脑保护、脑灌注压下降相关的颅脑损伤、心肺复苏术(CPR)后脑病、新生儿缺氧缺血性脑病、颅脑损伤、缺血性脑卒中、脑出血、蛛网膜下隙出血、各种高热状态等。但最新的脑出血诊疗指南未提及亚低温治疗,也有文献报告采用亚低温治疗与否和患者的生存时间无明显关系。

第三十一节　跌倒/坠床预防

一、操作概述

跌倒是指突然发生、非自主或故意的体位改变，身体倒在地上或更低的平面上，包括从一个平面至另一个更低平面的跌落或同一平面的跌倒，从某种意义上说，坠床是跌倒的一种特殊形式。跌倒一旦发生，常导致不同程度的伤害。住院患者以及老年人是跌倒/坠床的高危人群。跌倒/坠床预防护理的主要内容包括及时准确的风险评估、针对性地采取防范措施、加强环境管理、及时巡视、提供必要的帮助和患者健康教育等。

【学而思政】

元素：职业价值感、大健康观、沟通与共情。

内涵：通过学习，认识跌倒预防的重要性，提升职业价值感，培养主动传播健康知识的责任感，达到学知识、悟思想、力行为的目的。

任务：课前思考，课后反思、教师点评。

问题：为什么跌倒发生率如此高？降低跌倒发生率，作为护士，你能做什么？

跌倒发生率高

二、示范案例

▶【案例导入——脑卒中偏瘫】

　　案例1　01床，张某，男，68岁，住院号12865。2天前突然出现尿失禁，左侧肢体活动受限伴语言含糊，经外院初步处理，病情趋于稳定，为求进一步诊治转入医院。既往有高血压病史30余年，间断服药，血压时高时低，每天吸烟1包，喜欢吃油条。查体：T 37℃，P 108次/min，R 24次/min，BP 153/78 mmHg，被动体位。专科检查：左侧上下肢肌力为0级，右侧上肢肌力为4级伴肌张力增高，右下肢肌力4级，肌张力正常。临床诊断高血压病，极高危组；右侧基底节区脑出血。请为该患者行跌倒预防护理。

1.用物准备

跌倒预防护理用物摆放顺序如图1-31-1所示。

跌倒风险评估表、护理记录单、笔、速干手消毒剂、跌倒风险警示标识、约束带(必要时)。

2.操作标准

跌倒预防操作标准见表1-31-1。

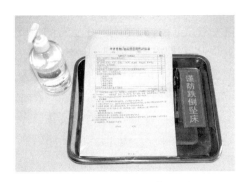

图1-31-1　跌倒预防护理用物图

表 1-31-1   住院患者跌倒预防操作评分标准

项目 (分)	具体内容和评分细则	满分 (分)	得分 (分)
准备 (10)	自身准备：着装整洁、规范，洗手	4	
	用物准备：跌倒风险评估表、跌倒风险警示标识、护理记录单、笔、速干手消毒剂、必要时备约束带	4	
	环境评估：环境清洁、光线充足、调节室温，拉床帘	2	
操作过程 (70)	患者评估：核对床号、姓名、手腕带，交代目的、注意事项、配合要点	5	
	跌倒风险筛查：①最近一年跌倒经历；②意识状态；③视力状态；④肢体活动；⑤平衡与步态；⑥年龄；⑦体能虚弱否；⑧生活自理情况；⑨有无亲属陪伴；⑩服药情况	20	
	一般防范措施：①环境管理（清洁干燥、地面防滑无积水、无障碍物、光线充足）；②悬挂跌倒风险警示牌；③加强巡视，为患者提供帮助；④患者所需物品就近摆放	10	
	针对性防范措施：体位摆放（良肢位），卧于床铺中间；拉床栏，呼叫器、生活用品置患者右手侧	20	
	健康指导：①卧位；床护栏使用；②及时求助；③肢体按摩功能锻炼；④床上排便；⑤正确扶患者姿势，翻身姿势；⑥疾病指导	10	
	洗手，记录	5	
评价 (20)	整体评价：评估全面，评分准确，措施具有针对性，患者依从性好	10	
	评判性思维（*见斜体处*）		
	人文关怀：动作轻柔、隐私保护、保暖	10	
共计		100	

注：表中斜体部分为临床思维点

3. 临床思维

（1）跌倒/坠床针对性防范措施：该患者跌倒风险评分 8 分（按住院患者跌倒预防操作评分标准评分，见表 1-31-1），为跌倒高风险人群，要采取针对性的预防措施。

①该患者左侧肢体偏瘫，但右侧肢体活动正常，故用品置于患者右侧，且保持患者睡于床铺正中位置，拉上床栏，防止患者自行改变体位或取物时发生坠床；患者为急性脑出血患者，应保持床铺头部抬高 30°。

②良肢位摆放：a. 左侧卧位时（患侧卧位），左侧在下，躯干稍向后旋转，右侧在上，腰背部用软枕支撑；左侧肩关节稍向前拉出，肘关节伸直，前臂旋后，掌心向上，手指伸展；左侧髋关节稍后伸，膝关节微屈，踝关节成 90°；右侧上肢放松，置于胸前软枕或躯干上；右侧下肢置于身体前，保持屈髋屈膝，软枕支撑小腿；b. 右侧卧位（健侧卧位），右侧在下，肢体自然摆放；左侧在上，左侧肩关节前伸、前屈不超过 90°，肘关节伸展，前臂旋前，腕关节背伸，掌心向下，手指伸展，置于软枕上；左侧下肢半屈曲，向前迈步于软枕上；c. 仰卧位，患者平卧，左侧肩下垫软枕，肩部上抬前挺，肩关节稍外展，前臂旋后，肘、腕、指关节伸直，掌心向上，手指伸直并分开，左侧上肢置于软枕上；左侧肩关节下至膝关节上的大腿外侧垫软枕；左膝下垫软枕微屈，足保持中立的功能位，必要时以软枕支撑。

（2）健康教育：

①指导患者取正确卧位：卧于床中间，取平卧位或侧卧位，拉起床栏。

②教会患者使用呼叫器，及时求助，不要擅自独自下床。

③指导患者尽早行肢体功能锻炼，指导亲属为患者按摩肢体，促进血液循环，预防肌肉萎缩。

④当患者疾病恢复可以下床时，嘱咐患者起床或改变体位时避免速度过快。例如从平卧位至坐位保持 30 秒，无特殊不适则从坐位至站立位并观察 30 秒，无不适症状则可以开步行走。

⑤疾病相关：指导患者要保持健康生活方式，如清淡饮食，避免吃油炸食品，戒烟，规范服药，平稳控制血压，预防二次卒中。

4.住院患者跌倒预防护理注意事项

(1)新入院患者入院时完成首次跌倒评分，存在风险的患者每周再评估 1 次，病情变化或治疗护理措施变更时随时评估并记录。

(2)跌倒风险评估得分 1 分及以上表示存在风险，须在患者床单位醒目处悬挂警示标识牌并每班交接。

(3)跌倒/坠床措施要有针对性：

①能行走者：保持地面平坦无路障，病床高度合适，以患者坐于床沿双足置于地面时，保持膝关节成 90° 为宜。

②肢体功能障碍者：学会辅助器具的正确使用，如轮椅、拐杖等，掌握正确上下轮椅法。

③卧床患者：正确使用床栏；用物摆放在方便位置，护士加强巡视，及时满足患者需求。

④久卧后起床时：注意改变体位动作勿过快，要循序渐进。

(4)跌倒预防护理要体现以患者及亲属为中心，同时关注患者心理因素对跌倒的影响，确保患者及亲属知晓并依从性好。

5.知识拓展

跌倒高风险患者干预措施：针对具有跌倒高风险的患者，指南推荐有效的干预措施要点包括以下几点。①与患者共同商讨：患者及其亲属对跌倒风险的认知和重视程度在跌倒预防中至关重要，指南建议护士可以在评估患者对跌倒的认知情况的基础上，医患共同制定针对性的措施；②患者及亲属的健康教育：教育内容要有针对性；③无缝式护理交接：加强照护者团队内的有效沟通，保证护理的连续性；④实施针对性及可行性强的护理措施：措施体现针对患者的个性化，同时考虑医疗机构的可行性；⑤增强体能训练，制定个性化运动方案；⑥医护患三方合作，减少跌倒相关药物的使用。

加拿大安大略注册护士协会
2017 年《预防跌倒和
减少跌倒损伤(第四版)》

三、拓展案例

▶ 【案例导入——血管迷走性晕厥】

案例2　06 床，李某，女，12 岁，住院号 12736。因反复头晕 5 个月，晕厥 8 次入院。5 个月前军训时突感头晕，视物模糊，有重影，继而晕倒在地。后被同学唤醒后感四肢乏力，休息片刻恢复正常。上述症状反复发作，尤其在闷热环境、起床时、下蹲后站立时、久站后容易出现头晕。查体：T 36.5℃，P 95 次/min，R 20 次/min，BP 111/72 mmHg，自动体位。专科检查：倾斜试验阳性。临床诊断血管迷走性晕厥。请为该患儿行跌倒预防护理。

1. 用物准备及操作标准

用物准备及操作标准参考表 1-31-1 及图 1-31-1。

2. 临床思维

（1）跌倒/坠床针对性防范措施：本例患儿有反复跌倒病史、体位性低血压、头晕等症状，属于跌倒高风险人群。患儿的跌倒常发生于体位改变及活动时，由于迷走神经兴奋性增强导致心率减慢、血压下降、血管扩张，从而引起急性脑供血不足而晕厥，跌倒可能会突然发生，因此，在常规预防措施的基础上，重点注意以下几点：①防范突然的体位改变诱发晕厥；②每日直立训练 20 分钟；③适当补充液体和增加食盐量，该患儿目前为症状急性发作期，宜遵医嘱静脉补充 0.9% 氯化钠注射液提高血容量，待症状好转后可嘱患儿每日饮白开水 800~1400 mL，以尿液清亮、尿量增加为度。

（2）健康教育：

①减少或预防晕厥发生的自我护理措施：避免诱发因素如体位突然改变、长时间站立、夜间上厕所、情绪紧张、疼痛刺激等。

②预防或减轻晕厥相关跌倒伤害的措施：学会识别先兆，如头晕、全身大汗、心悸、恶心呕吐、面色苍白等迷走神经兴奋的症状，有上述发作先兆者立即平卧。

③心理护理：告知患儿及家长晕厥是儿童时期常见的急症，其发作为自限性，缓解后不遗留异常症状及体征，避免过度紧张。

3. 知识拓展

反射性晕厥的护理措施：反射性晕厥的治疗处理原则是尽量减少复发及其带来的伤残，改善生活质量。非药物治疗是其主要措施，包括健康教育及改变生活方式、倾斜训练。其中以下健康教育要点尤其重要：①告知患者和家长尽量避免一切可能诱发晕厥的因素，如拥挤闷热的环境、突然的体位改变、久蹲后速起、久站、脱水、情绪紧张、剧烈咳嗽等。养成良好的生活习惯，适当增加水、盐的摄入。遵医嘱使用某些影响血管舒缩功能或影响神经调节的药物（如降压药、利尿药、扩血管药、抗抑郁药等），必要时停用或减量；②学会识别晕厥先兆，及时采取应对措施防范跌倒等伤害事件的发生，如立即平卧或尽量降低头部位置增加脑部供血，四肢做等长收缩、上肢绷紧、握拳等动作给肢体加压缓解症状。

▶ 【案例导入——老年综合征：跌倒】

案例3　30床，李大爷，男，92岁，住院号28652。反复头晕、行走不稳、视力下降12年，再发伴头部受伤12天由亲属以轮椅护送入院。患者于12年前诊断"高血压病；腔隙性脑梗塞；脑萎缩"，反复7次住院，予对症治疗后出院。患者12天前从轮椅摔下，摔伤头部，8天前再次摔伤头部。MRI提示：双侧额颞顶部硬膜下血肿（慢性）；脑白质变性、老年性脑改变、脑内小软化灶。既往史：冠心病30余年；12年前患听神经瘤已治愈；8年前发现白内障已行手术。体查：T 36.4℃，P 70次/min，R 22次/min，BP 128/72 mmHg，查体欠合作。右侧听力减退，反应迟钝，吐词欠清，言语紊乱，时间、空间定向力欠佳，近期记忆力欠佳。双上肢肌力5级，双下肢近端5-级，远端4级，四肢肌张力正常，活动度尚可。平衡能力测定：坐位平衡1级，站位平衡不能完成。改良Barthel指数评定量表MBI为19分，重度功能障碍。主要临床诊断：高血压病；冠心病；腔隙性脑梗塞；脑萎缩；脑外伤；听神经瘤术后；白内障术后；老年综合征。请为该患者行跌倒预防护理。

1.用物准备及操作标准

用物准备及操作标准参考表1-31-1及图1-31-1。

2.临床思维

(1)跌倒/坠床针对性防范措施:此例患者为典型的老年综合征患者,多病共存,多重用药,是跌倒的高风险患者。患者的主要问题在于躯体平衡功能受损、活动能力下降、重度依赖、视力下降、肌力下降(下肢远端4级)、扩血管药物的使用等,这些都是跌倒的高风险因素。防范跌倒在采取常规的防范措施基础上,应组织多学科团队进行干预,包括医生、康复师、康复技师、药师、护士等成员。预防重点在于尽力去除或减少高危因素,促进活动平衡功能的康复,预防再次跌倒的发生,预防和减轻伤害,具体从以下几方面着手:

①评估患者使用和选择助行工具的情况,及时指导正确选择和使用,防范因器具选择或使用不当而发生跌倒。

②和医师、药师共同制定最佳药疗方案,尽量减少不必要的用药,防范药物相关跌倒的发生。

③关注患者平衡功能损害,尽早与康复师共同制定个性化的康复训练计划,提高肌力和训练平衡功能,推荐患者病情稳定后在专业人员的陪同指导下循序渐进地行奥塔戈运动锻炼。

(2)健康教育:健康教育应将照护者纳入并作为重点指导对象。告知照护者居家照护关键要点;正确使用轮椅的方法;指导患者进行身体平衡功能锻炼及肌力提升运动;指导患者亲属如何设置居家环境,如保持光线充足、无路障、卫生间防滑、使用坐便器代替蹲式厕所、地毯无卷边等;指导老人不要着长过踝部的阔腿裤;指导亲属为老人提供清淡易消化、营养丰富的食物,保证充足的营养。

3.知识拓展

(1)老年综合征的定义:老年综合征是指老年人由于多种疾病或多种原因造成的非特异性的同一组临床表现或问题,常见的有跌倒、衰弱、痴呆、尿失禁、抑郁、谵妄等,据相关文献报道,目前老年综合征有30多种,这些临床表现或问题严重影响老年人的生活质量。

(2)常用的跌倒风险评估量表:

①Morse老年人跌倒风险评估量表(MFS):该量表包括6个条目的评分,量表总分125分。得分越高,表明受试老年人发生跌倒的风险越高。跌倒风险评定标准:<25分为低度风险,25~45分为中度风险,>45分为高度风险。该量表广泛应用于老年人的跌倒风险评估,见表1-31-2。

表1-31-2　Morse老年人跌倒评估表

评分项目				评分
跌倒史(近3个月)	无=0分	有=25分		
超过1个医学诊断	无=0分	有=15		
使用助行器具	轮椅、平车=0分	使用拐杖、手杖、助行器=15分		
接受跌倒相关药物治疗	无=0分	有=20分		
步态/移动	正常、卧床休息不能活动=0分	双下肢虚弱乏力=10分	残疾或功能障碍或严重虚弱=20分	
精神状态	有自主行为能力=0分	无控制能力=15分		
总得分				

②住院患者跌倒/坠床风险评估表：该量表包括9个方面，分别赋予不同的分值，量表总分为14分，得分越高表示跌倒风险越高。该评估表广泛应用于住院患者的跌倒风险筛查中，同时适用于儿童住院患者，见表1-31-3。

表1-31-3　住院患者跌倒/坠床风险评估表

危险因子	得分
最近1年有不明原因跌倒的经历	1分
意识障碍	1分
视力障碍(单盲、双盲、弱视、白内障、青光眼、眼底病、复视等)	1分
活动障碍、肢体瘫痪	3分
年龄≤10岁或≥65岁	1分
体能虚弱(生活部分自理，白天过半时间需要卧床或坐椅)	3分
头晕、眩晕、直立性低血压	2分
服用影响意识或活动的药物(散瞳剂、镇静安眠药、降压利尿药、镇静抗癫痫药、麻醉止痛药)	1分
住院中无家人或其他人陪伴	1分
总分	

第三十二节　压力性损伤的预防及护理

一、操作概述

压力性损伤是指皮肤和(或)皮下组织的局限性损伤,由压力或压力合并剪切力作用所致,也可能与医疗设备或其他物体的压迫有关。压力性损伤通常发生在骨隆突部位,常表现为局部组织受损伴有或不伴有开放性溃疡和疼痛。压力性损伤本身并不是原发疾病,而是在原发疾病的基础上因各种原因所造成的继发性皮肤损伤。压力性损伤关键在于预防,从成本经济学效益分析,预防压力性损伤比治疗压力性损伤更节约医疗资源。进行压力性损伤护理的目的在于解除局部受压,改善局部血液循环,去除危险因素,避免压力性损伤进展;同时评估压力性损伤伤口情况,选择最佳的护理方法,促进伤口愈合。

> 【学而思政】
>
> 元素:以人为本的理念;循证思维训练;职业忠诚度与成就感。
>
> 内涵:操作实践中自觉践行减轻痛苦、维护尊严、保护隐私的理念;培养循证思维;引入国际伤口造口师在护理行业中的发展情况。
>
>
>
> 伤口护士小杨的故事
>
> 任务:请你思考并就个人职业生涯予以初步规划。
>
> 请问:你对小杨的职业生涯怎么看?请你结合自身实际情况做一份简单职业生涯规划书。

二、示范案例

▶【案例导入——压力性损伤预防】

> 案例1　15床,元某,女,68岁,住院号1564578。因上腹部疼痛、呕吐7天伴皮肤巩膜黄染3天于今日坐轮椅送入院。临床诊断为复发性胆总管结石。既往有卒中史,左侧肢体移动障碍。身高162 cm,体重42 kg,平日喜出汗,血清白蛋白27.2 g/L。请你作为责任护士,予以压力性损伤预防。

1. 用物准备

压力性损伤预防用物摆放顺序如图1-32-1所示。

治疗车上层:压力性损伤风险评估表、护理记录单、笔、高危压力性损伤风险警示标识、减压垫、气垫床、速干手消毒剂。

治疗车下层:生活垃圾桶、医用垃圾桶(图略)。

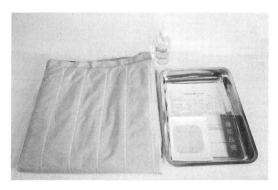

图1-32-1　压力性损伤预防用物摆放顺序

2. 操作标准

压力性损伤预防评分标准见表 1-32-1。

表 1-32-1　压力性损伤预防评分标准

项目(分)	具体内容和评分细则	满分(分)	得分(分)
准备(10)	自身准备：着装整洁、规范，洗手	4	
	用物准备：按需准备用物(压力性损伤风险评估表、护理记录单、笔、速干手消毒剂、高危压力性损伤风险警示标识、减压垫、气垫床)	4	
	环境评估：环境清洁、光线充足、调节室温，拉床帘	2	
操作过程(70)	患者评估：核对床号、姓名、手腕带，交代目的，征得合作	5	
	压力性损伤风险筛查：①感觉：对压力导致的不适感觉能力；②潮湿：皮肤的潮湿程度；③活动：身体的活动程度；④移动：改变和控制体位的能力；⑤营养：日常的摄食情况；⑥摩擦力和剪切力	20	
	一般防范措施：①定时更换体位，避免局部受压；②保持皮肤和床单位清洁、干燥；③护理操作轻柔，避免推、拖、拽动作；④心理支持及健康指导；⑤严格交接班	10	
	针对性防范措施：予以气垫床；骨突处减压贴保护；营养支持；悬挂压力性损伤高危警示牌	20	
	健康教育：①卧位交替；②及时告知；③功能锻炼；④疾病指导	10	
	洗手，记录	5	
评价(20)	整体评价：评估全面，评分准确，措施具有针对性，患者依从性好	10	
	评判性思维(*见斜体处*)		
	人文关怀：动作轻柔、隐私保护、保暖	10	
共计		100	

注：表中斜体部分为临床思维点

3. 临床思维

(1)压力性损伤针对性防范措施：该患者压力性损伤风险 Braden 评分为 12 分，属于高危风险，需要采取针对性防范措施。

①上气垫床：该患者左侧肢体移动障碍，需要予以气垫床整体减压。

②减压贴保护骨突处：该患者 BMI 16.0，消瘦状态，需要在受压处予以减压贴保护。

③营养支持：该患者体重过轻，白蛋白为 27.2 g/L，因此需要口服和/或静脉营养支持治疗。

④悬挂压力性损伤高危警示牌：该患者 Braden 评分为 12 分，属于高危风险，悬挂高危警示牌，并严格交接班。

(2)健康教育：

①卧位交替：指导患者平卧位与侧卧位交替，侧卧时双膝间垫枕，足踝、手部等易水肿、受压部位下垫软枕。侧卧时<30°，抬高床头<30°。

②及时告知：当出汗较多时，及时告知护士更换衣物。

③功能锻炼：指导亲属为患者按摩活动障碍侧肢体及双下肢，并指导患者行床上踝泵运动，预防血栓。

④疾病指导：进一步观察患者的病情变化情况，予以禁食、静脉输液、急抽血、完善相关术前检查等处理。

4. 注意事项

（1）尽量使患者保持舒适又能减少或避免摩擦力和剪切力的体位。

（2）感觉障碍者慎用热水袋、冰袋，防止烫伤或冻伤。

（3）正确使用压力性损伤预防器具，不宜使用橡胶类圈状物。

（4）对使用石膏、绷带及夹板固定者，衬垫应平整、柔软，松紧适宜，随时观察局部情况，主动询问患者反应。

5. 知识拓展

压力性损伤的风险评估：常采用结构式风险评估表来进行评估，以 Braden 评分表为例。该风险评估表分六个维度：感觉、潮湿、活动、移动、营养、摩擦力和剪切力。总分 6~23 分，得分越低，发生压力性损伤危险性越高。18 分是压力性损伤危险性的临界值，15~18 分，提示轻度危险，后续评估需要每周一次；13~14 分为中度危险，后续评估需要每周二次；10~12 分提示高度危险，9 分以下提示极度危险，这两种情况需要每天评估一次。"2019 版指南"建议患者入院后尽快评估，患者发生病情变化时 2 小时内评估。根据评估表各维度下的风险因素制定护理计划，而不是根据风险评估总分来进行计划制定。

▶【案例导入——2 期压力性损伤】

> **案例 2** 01 床，高某，男，83 岁，住院号 1587486。因间歇性跛行半年伴左下肢疼痛 1 周进行性加重 2 天急诊入院。有 30 年吸烟史，抽血测清蛋白 29.2 g/L，Braden 评分 12 分，为高危压力性损伤，临床诊断为动脉硬化性闭塞症。今日晚班护士查房时发现患者骶尾部有一 3 cm×3 cm 皮肤破损，渗液较少，基底部呈红色，距破损处 2 cm 外有一 1 cm×1 cm 大小水疱，请予以压力性损伤护理。

1. 用物准备

压力性损伤护理用物摆放顺序如图 1-32-2 所示。

治疗车上层：一次性无菌换药包、中单或治疗单、0.5% 聚维酮碘、0.9% 氯化钠溶液、棉签、胶布、无菌手套、卡尺，根据情况备伤口敷料（如水胶体敷料、半透膜敷料、水凝胶敷料、藻酸盐敷料、泡沫敷料等）及无菌注射器、弯盘、速干手消毒剂。

治疗车下层：生活垃圾桶、医用垃圾桶、锐器盒（图略）。

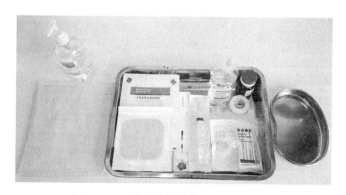

图 1-32-2 压力性损伤护理用物摆放顺序

2. 操作标准

压力性损伤护理评分标准见表 1-32-2。

表 1-32-2　压力性损伤护理评分标准

项目 (分)	具体内容和评分细则	满分 (分)	得分 (分)
准备 (10)	核对:医嘱、治疗卡并签名	2	
	自身准备:着装整洁、规范,洗手,戴口罩	2	
	用物准备:一次性无菌换药包、中单或治疗单、0.5%聚维酮碘、0.9%氯化钠溶液、棉签、胶布、无菌手套、卡尺,根据情况备伤口敷料(如水胶体敷料、半透膜敷料、水凝胶敷料、藻酸盐敷料、泡沫敷料等)及无菌注射器、弯盘、速干手消毒剂	4	
	环境评估:环境清洁、光线充足、调节室温,拉床帘	2	
操作 过程 (70)	患者评估:核对床号、姓名、手腕带,交代目的;全身评估:病情、意识、躯体活动能力、营养及皮肤情况;局部评估:*辨别压力性损伤分期为2期*,观察其部位、大小、创面组织形态,已采取的护理措施及效果	10	
	体位:协助患者取侧卧位	4	
	暴露铺巾:暴露伤口,铺巾于下方	4	
	观察伤口:查看伤口及周围皮肤,触摸其质地与皮温,测量伤口大小并记录,取得患者同意后拍照	5	
	开包:开换药包,戴手套	4	
	消毒冲洗:0.5%聚维酮碘溶液从外向内至伤口边缘螺旋式消毒2遍,后用0.9%氯化钠溶液擦拭或冲洗伤口及潜行窦道,清除血液、污物及坏死组织	6	
	观察拍照:观察伤口再次拍照	3	
	消毒浸干:0.5%聚维酮碘溶液再次消毒伤口周围皮肤,无菌纱布浸干	5	
	正确处理伤口(根据案例选择对应处理方式) ①1期:局部使用半透膜敷料或水胶体敷料保护。加强观察、正确减压 ②2期:水胶体敷料(透明贴、溃疡贴)覆盖。水泡直径<0.5 cm者,贴水胶体敷料让其自行吸收;*直径≥0.5 cm者用无菌注射器抽出水疱内液体,保留疱壁,再用水胶体敷料覆盖,若渗液较多可用藻酸盐敷料或泡沫敷料覆盖* ③3~4期:清除坏死组织、抗感染、清理渗液,有窦道者充分引流 ④无法判断的压力性损伤和有深部组织损伤的伤口需进一步全面评估,根据组织损伤程度选择相应的处理方法	10	
	固定敷料	5	
	合适体位:取头高脚低位,整理床单位	5	
	洗手记录:脱手套、洗手、记录	2	
	健康教育:*①定时翻身;②加强营养;③疾病相关宣教*	5	
	垃圾分类处理	2	
评价 (20)	整体评价:规范、熟练、安全、按时完成	10	
	评判性思维(*见斜体处*)		
	人文关怀:动作轻柔、隐私保护、拉好床栏、保暖	10	
总计		100	

注:表中斜体部分为临床思维点

3.临床思维

（1）辨别压力性损伤为 2 期：该患者骶尾部有皮肤破损，基底为红色，真皮层显露并伴有水疱，脂肪及深部组织未暴露，符合 2 期伤口标准。

（2）协助患者取侧卧位：操作时的卧位应根据病情及压力性损伤部位来安置，以符合病情要求、便于伤口的观察和处理为原则。

（3）正确处理伤口：该患者为 2 期压力性损伤，水疱直径为 1 cm，需用无菌注射器沿疱体下方抽出疱内液体，保留疱壁，再用水胶体敷料覆盖，若渗液较多可用藻酸盐敷料或泡沫敷料覆盖。

（4）操作后取头高脚低位：患者系动脉硬化性闭塞症，本身存在下肢的血液循环障碍，取头高脚低位，增加双下肢的血循环供血。

（5）健康教育：

①定时翻身：避免骶尾部继续受压，建立个体化翻身时刻表，翻身角度应小于 30°。

②加强营养：营养状况和压力性损伤发生与愈合关系密切。患者入院时查清蛋白为 29.2 g/L，为低蛋白血症，存在营养不良，结合专科疾病需要，指导患者以低热量、低糖、低脂、高蛋白饮食为主，多进食新鲜蔬菜、水果等富含纤维素食物。

③疾病相关宣教：指导患者观察患肢肢端血运、皮温等情况，做好肢体保暖、防跌倒、功能锻炼、禁烟等。

4.知识拓展

（1）压力性损伤分期：分为 1 期、2 期、3 期、4 期、不可分期与深部组织损伤期。

（2）2 期压力性损伤临床特点与处理原则。①临床特点：部分皮层缺失伴随真皮层暴露（2 mm）；伤口床呈粉色或红色，无腐肉或瘀伤；脂肪及深部组织未暴露；完整的或破损的血清性（浆液性）水疱；②处理原则：伤口消毒清洗待干后予以水胶体敷料（透明贴、溃疡贴）覆盖。水泡直径<0.5 cm 者，贴水胶体敷料让其自行吸收；直径≥0.5 cm 者用无菌注射器抽出水疱内液体，保留疱壁，再用水胶体敷料覆盖，若渗液较多可用藻酸盐敷料或泡沫敷料覆盖。

【案例导入——1 期压力性损伤】

> 案例 3　19 床，郑某，女，77 岁，住院号 1587456。右股骨颈骨折术后 2 天入院，入院评估见骶尾部皮肤有一 5 cm×5 cm 皮肤压红，使用了气垫圈。右足部有一处 1 cm×1 cm 的皮肤压红，压之不褪色。亲属正站在床边给予患者受压处按摩。Caprini 评分为 7 分。请你予以压力性损伤护理。

1.用物准备

治疗车上层：治疗盘、减压贴、卡尺、弯盘、速干手消毒剂（图略）。
治疗车下层：生活垃圾桶、医用垃圾桶（图略）。

2.操作标准

操作标准参考表 1-32-2。

3.临床思维

（1）辨别压力性损伤为 1 期及处理原则：患者分别在骶尾部和右足部有两处压红，压之均不褪色，皮肤完整，符合 1 期压力性损伤标准。针对压红部分，予以减压贴保护，严禁按摩。

（2）卧位的选择：操作时可取患侧卧位，操作完成后可取患肢外展中立位，平卧与侧卧交替，膝下至足跟垫软枕，避免"漂浮足跟"。

（3）健康教育：

①严禁按摩及使用环形垫：对于1期仅有压红的压力性损伤，可以予以整体减压，如使用气垫床或局部使用减压贴减压，严禁按摩，严禁使用环形垫，避免导致静脉充血和水肿。

②定时翻身：减少骶尾部及足跟部持续受压，建立个体化翻身时刻表，翻身角度小于30°。

③预防血栓：骨折术后血栓发生率较高，指导患者采用多饮水、踝泵运动、气压泵治疗等方法预防血栓。

④疾病相关宣教：严密观察患者生命体征及关节部位、双下肢等长情况，警惕关节脱位，并遵医嘱酌情予以抗凝、急抽血查凝血全套、D_2聚体、静脉营养支持等相关处理。

4. 注意事项

（1）1期压力性损伤患者禁止局部皮肤按摩，以免导致静脉充血和水肿；不宜使用环形垫，以免局部受压而导致血液循环障碍。

（2）合理固定敷料：使用自粘性敷料时应以双手服贴2~3分钟；非自粘性敷料采用胶布或绷带固定，固定方向与身体纵轴垂直。

5. 知识拓展

（1）1期压力性损伤特点：皮肤完整，指压不变白红斑；感觉、皮温、硬度的改变可能先于视觉的改变；颜色改变不包括紫色或褐红色变化；不是瘢痕组织。

（2）1期压力性损伤处理原则：严禁按摩，注意整体与局部减压；根据患者具体情况制定个性化的翻身方案，翻身角度不宜超过30°，床头摇高不宜超过30°。注意保持床单干燥、整洁，避免潮湿摩擦及排泄物对皮肤的刺激；合并糖尿病者必须控制好血糖。

▶【案例导入——4期压力性损伤】

> **案例4**　04床，王某，男，58岁，住院号1475879。患者因截瘫半年伴发热咳嗽1周，怀疑肺部感染入院。查体：T 38.3℃，P 98 次/min，R 24 次/min，BP 148/86 mmHg，SpO_2 93%。骶尾部有一皮肤破损，面积 3 cm×2 cm×1 cm，边缘有内卷，可见肌腱外露，基底红润，渗液较多伴气味。请你予以压力性损伤护理。

1. 用物准备及操作标准

用物准备及操作标准参考表1-32-2及图1-32-2。

2. 临床思维

（1）辨别压力性损伤为4期：患者骶尾部全层皮肤和组织缺失，伤口边缘有内卷，且可见肌腱外露，基底红润，渗液较多，符合4期压力性损伤标准。

（2）正确处理伤口：清除坏死组织、抗感染、清理渗液，根据伤口情况酌情使用填塞型抗菌敷料如银离子敷料进行填塞，再使用外层敷料进行覆盖。

（3）卧位的选择：处理伤口时可选侧卧位，方便伤口的观察与处理，伤口处理完毕后可取舒适卧位，并注意定时翻身。

（4）健康教育：

①定时翻身：对于因截瘫长期卧床的患者，为了避免骶尾部持续受压，应建立床头翻身登记卡，根据患者情况建立个体化时刻表定时翻身，翻身角度小于30°。

②加强营养：患者处于截瘫状态，同时合并4期压力性损伤，渗液较多，消耗蛋白质，因此营养支持尤为重要。嘱患者予以高蛋白、高纤维素、低脂肪饮食，必要时口服或静脉补充营养。

③功能锻炼：指导床上训练与按摩，防肌肉萎缩。必要时可请康复科医生指导康复锻炼。

④渗液微生物培养：患者骶尾部压力性损伤渗液较多合并有气味，必要时可留取渗液做微生物培养，明确感染源。

⑤疾病相关宣教：患者原发病为肺部感染，目前中度发热，应嘱患者多饮温水，保持总入水量在 3000 mL 左右。

3. 注意事项

（1）稳定的焦痂(干燥的、黏附牢固、完整且无红斑或波动)，可作为身体自然的或生物学屏障，不应移除。

（2）清创需充分评估其适应证和禁忌症，并加强与主管医生、患者及亲属的沟通。告知患者及亲属清创后可能出现的并发症，取得其理解和同意后方可进行。

（3）正确选择伤口敷料：根据伤口情况或敷料说明书正确选择伤口敷料，并确认当前敷料是否合理。

4. 知识拓展

（1）4 期压力性损伤临床特点与处理原则。①临床特点：全层皮肤和组织缺失，可见腐肉和(或)焦痂，但不掩盖深度；可见筋膜、肌肉、肌腱、韧带、软骨或骨骼；出现边缘内卷，窦道和(或)潜行缝隙；不同解剖位的组织损伤深度存在差异；植入器械暴露归于 4 期；②处理原则：同 3 期压力性损伤处理方法。

《压力性损伤的预防和治疗临床实践指南》2019 版

（2）伤口敷料的选择：渗液少、无感染迹象可用水凝胶敷料+水胶体敷料/无菌纱布外敷；中度、重度渗液可用藻酸盐敷料或泡沫敷料覆盖；有感染的伤口可选择银离子敷料覆盖，必要时转诊外科行负压治疗或手术修复。若伤口出现红、肿、痛等感染征象时，及时与医生沟通进行处理，必要时留取分泌物做微生物培养。

第三十三节　手卫生

一、操作概述

手卫生是指医务人员在从事职业活动过程中的洗手、卫生手消毒和外科手消毒的总称。其中洗手是指在流动水下应用洗手液揉搓冲洗双手，去除手部皮肤污垢、碎屑和部分微生物的过程。卫生手消毒是指利用手消毒剂揉搓双手，以减少手部暂居菌的过程。临床上习惯将流水洗手和卫生手消毒统称为洗手，二者在操作步骤上相似。外科手消毒的目的是减少手部常居菌和清除暂居菌的过程。手卫生是医院感染控制的重要环节，贯穿于医疗活动的方方面面，护理人员在这方面起着非常重要的作用。手卫生技术是护士的基本功，学习掌握及传播手卫生技术是医务人员的职责。本节内容只涉及洗手和卫生手消毒两部分，外科手消毒详见第二章第一节。

> 【学而思政】
> 　　元素：创新意识、循证思维。
> 　　内涵：通过了解手卫生的历史，学习科学家的科学创新精神和解决问题的循证思维；在护理实践中自觉进行科学的手卫生流程。
> 　　任务：阅读小故事——"洗手背后的故事"，谈谈故事蕴含的大道理。

洗手背后的故事

二、示范案例

▶【案例导入——伪膜性肠炎】

> 　　**案例 1**　12 床，李某，女，89 岁，住院号 12976。因腹痛腹泻 2 天入院。临床诊断假膜性肠炎(艰难梭菌感染)。你刚刚为该患者施行完排便护理，请你做好手卫生。

1. 用物准备

洗手用物摆放顺序如图 1-33-1 所示。
洗手液、干手纸或干手机、流动水、生活垃圾桶(图略)。

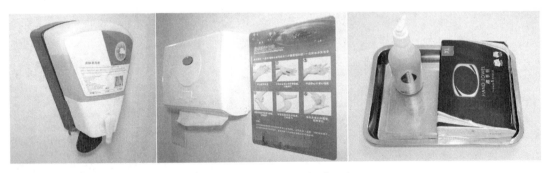

图 1-33-1　洗手用物摆放顺序

2. 操作标准

洗手操作标准见表 1-33-1。

表 1-33-1　洗手操作评分标准

项目 （分）	具体内容和评分细则	满分 （分）	得分 （分）
准备 （10）	**暴露风险评估：*存在暴露的风险，采用流水洗手***	4	
	自身准备：指甲已修剪，皮肤无破损（口述），取下手表及手部饰品	2	
	用物准备：洗手液、干手纸或干手机、流动水、生活垃圾桶	2	
	环境评估：环境清洁、光线充足、室温适宜	2	
操作 过程 （70）	湿手：流动水下淋湿双手	2	
	涂抹洗手液：取适量洗手液，均匀涂抹至整个手掌、手背、手指和指缝	4	
	内：掌心相对，手指并拢，相互揉搓	8	
	外：手心对手背沿指缝相互揉搓，双手交换进行	8	
	夹：掌心相对，双手交叉指缝相互揉搓	8	
	弓：弯曲手指使关节在另一手掌心旋转揉搓，双手交换进行	8	
	大：右手握住左手大拇指旋转揉搓，双手交换进行	8	
	立：将五个手指尖并拢放在另一手掌心旋转揉搓，双手交换进行	8	
	腕：用一侧手握住对侧手腕做环形揉搓，双手交换进行	8	
	在流动水下彻底冲净双手，纸巾擦干或干手机烘干双手	8	
评价 （20）	整体评价：规范，认真揉搓双手，每步骤至少 15 秒，注意清洗双手所有皮肤，包括指背、指尖和指缝	10	
	评判性思维（*见斜体处*）		
	洗手指征掌握好，根据情况选择手卫生方式	10	
共计		100	

注：表中斜体部分为临床思维点

3. 临床思维

评估暴露风险，选择正确的手卫生方式：该患者是由艰难梭菌感染的肠炎，患者的排泄物含有大量病菌，为其进行排便护理的医务人员的手存在暴露于病菌的风险，因此要进行手卫生。艰难梭菌是一种革兰阳性厌氧芽孢杆菌，是引起肠道感染的主要致病菌之一。该类芽孢杆菌对乙醇类消毒剂不敏感，因此，目前用于卫生手消毒的速干洗手液不适用于此案例，应该采用流水下洗手的方式。

4. 洗手注意事项

（1）不戴假指甲，不留长指甲，保持指甲及指甲周围皮肤清洁。

（2）手部皮肤有破损者先戴手套。

（3）洗手时应彻底清洗容易被微生物污染的部位，如指尖、指缝、关节部位、戴首饰部位。

（4）掌握需要流水洗手的指征并遵照执行，戴手套不能代替操作前后的洗手。

5. 知识拓展

（1）洗手和（或）卫生手消毒的五个指征：①接触患者前；②施行清洁或无菌操作前；③有暴露于患者体液风险后；④接触患者后；⑤接触患者周围的环境后。

（2）应进行流水洗手的情况：《医务人员手卫生规范（WS/T 313—2019）》强调以下两种情况应进行洗手：①当手部有肉眼可见的污染时；②可能接触到艰难梭菌、肠道病毒等对快速手消毒液不敏感的病原微生物时。不能以快速卫生手消毒的方式代替流水洗手。

《医务人员手卫生规范（WS/T 313—2019）》

三、拓展案例

【案例导入——冠心病】

> 案例 2　30床，张某，男，60岁，住院号398743。反复胸闷胸痛2个月入院。临床诊断为冠心病。医嘱：低分子肝素皮下注射。请按要求进行操作前后手卫生。

1. 用物准备

速干手消毒剂（图1-33-2）、皮下注射用物（图略）、生活垃圾桶（图略）。

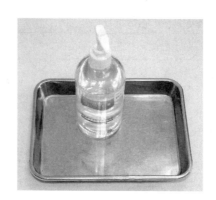

图1-33-2　速干手消毒剂

2. 操作标准

卫生手消毒操作标准见表1-33-2。

表1-33-2　卫生手消毒操作评分标准

项目（分）	具体内容和评分细则	满分（分）	得分（分）
准备（10）	**暴露风险评估：存在低度血液体液暴露的风险，采用卫生手消毒**	4	
	自身准备：修剪指甲，皮肤无破损，取下手表及手部饰品	2	
	用物准备：速干手消毒剂、皮下注射用物（略）、生活垃圾桶	2	
	环境准备：环境清洁、光线充足、室温适宜	2	

续表1-33-2

项目（分）	具体内容和评分细则	满分（分）	得分（分）
操作过程（70）	*洗手时机*：分别在戴口罩前、操作后取口罩前、整理用物垃圾分类处理后施行卫生手消毒，步骤如下：	6	
	涂抹洗手液：取适量洗手液，均匀涂抹整个手掌、手背、手指和指缝	8	
	内：掌心相对，手指并拢，相互揉搓	8	
	外：手心对手背沿指缝相互揉搓，双手交换进行	8	
	夹：掌心相对，双手交叉指缝相互揉搓	8	
	弓：弯曲手指使关节在另一手掌心旋转揉搓，双手交换进行	8	
	大：右手握住左手大拇指旋转揉搓，双手交换进行	8	
	立：将五个手指尖并拢放在另一手掌心旋转揉搓，双手交换进行	8	
	腕：用一侧手握住对侧手腕做环形揉搓，双手交换进行	8	
评价（20）	整体评价：规范，认真揉搓双手，每步骤至少15秒，注意清洗双手所有皮肤，包括指背、指尖和指缝	10	
	评判性思维（*见斜体处*）		
	洗手指征掌握好，根据情况选择手卫生方式	10	
共计		100	

注：表中斜体部分为临床思维点

3. 临床思维

（1）暴露风险评估：此病例为冠心病患者，即将施行的操作是皮下注射，属于无菌操作，暴露于血液体液的风险存在，但风险偏低。

（2）手卫生指征及方式的选择：从暴露风险评估及操作类型来看，此案例需在操作前（戴口罩前）、操作后（脱口罩前）、整理完用物后进行3次手卫生。操作前采用速干手消毒剂进行洗手（卫生手消毒）即可，如果注射过程中手部未被血迹污染，操作后也可直接采用卫生手消毒。

4. 卫生手消毒注意事项

（1）掌握卫生手消毒指征：手部无肉眼可见污染物（如血液体液等），可直接用速干手消毒剂消毒；有血液体液污染时应先流水洗手，之后进行卫生手消毒。

（2）手消毒剂的保存：手消毒液开启后应注明开瓶日期、时间，易挥发的醇类手消毒液开启后不得超过30天；其他手消毒产品不得超过60天或遵产品说明书使用。

（3）洗手时应彻底清洗容易被微生物污染的部位，如指尖、指缝、关节部位、戴首饰部位。

（4）不戴假指甲、不留长指甲。

（5）手部皮肤有破损者戴手套。

（6）戴手套不能代替手卫生。

5. 知识拓展

常见用于皮肤消毒的消毒液类型：①含碘类，如2%碘酊、0.3%～0.5%聚维酮碘；②醇类，如75%乙醇；③季铵盐类，如0.05%～0.1%新洁尔灭；④己烷类，如0.02%～0.05%氯己定（洗必泰）；⑤过氧化物类，如3%过氧化氢（双氧水）、0.1%～0.5%过氧乙酸、0.1%高锰酸钾；⑥重金属盐类，如2%红汞溶液。上述消毒剂中，用于常规卫生手消毒主要是醇类和洗必泰类。

【案例导入——细菌性痢疾】

> **案例 3**   29 床，王某，男，54 岁，住院号 128943。因呕吐、腹痛、腹泻伴脓血便 1 天入院。临床诊断为急性细菌性痢疾。医嘱：静脉输液。你已完成输液操作，请根据情况落实手卫生。

1. 用物准备

洗手液（肥皂）、快速手消毒液、干手纸或干手机。

2. 操作标准

操作标准见表 1-33-1 和表 1-33-2。

3. 临床思维

（1）手卫生方式选择：此案例是细菌性痢疾患者，属于传染性疾病，根据《医务人员手卫生规范（WS/T 313—2019）》规定，直接接触传染病患者后应同时进行流水洗手和卫生手消毒，因此，在操作前可行卫生手消毒，戴手套进行静脉输液操作后先行卫生手消毒，之后流水洗手，上述流程均按 7 步洗手法彻底清洁消毒双手。

（2）速干手消毒剂的选择：由于痢疾的致病菌是志贺菌属（痢疾杆菌），对一般消毒剂敏感，因此可以选用醇类速干手消毒剂。

4. 知识拓展

醇类消毒剂的消毒特性：醇类消毒剂属于中效消毒剂，其消毒作用较氯己定类强，能迅速杀死细菌繁殖体、结核分枝杆菌、某些真菌、有包膜的病毒。其作用机制是破坏细胞膜的脂质，使菌体蛋白质变形而达到杀灭细菌的目的。临床上常用的快速手消毒液为乙醇溶液或啫喱，而此类消毒液只有在 75% 浓度方能发挥最佳杀灭细菌效果，由于醇类物质容易挥发而使浓度降低，失去杀灭微生物的作用，所以开瓶后应在规定时间内用完。

第三十四节　无菌技术操作

一、操作概述

无菌技术是指在医疗、护理操作过程中,防止一切微生物侵入人体和防止无菌物品、无菌区域被污染的技术。无菌技术作为预防医院感染的一项重要而基础的技术,医护人员必须熟练地掌握,在技术操作中严格遵守操作规程,以确保患者安全,防止医源性感染的发生。

> **【学而思政】**
> 　　元素:以健康为中心,职业慎独精神。
> 　　内涵:操作实践中自觉遵守无菌操作原则,以促进患者康复为中心。
> 　　任务:请你评判。
> 　　请问:小王护士在换药操作中的做法对吗?请你说说在护理操作中应该怎样体现慎独精神?

小王护士为陆叔叔换药

二、示范案例

【案例导入——烫伤】

> **案例1**　郭某,男,60岁,门诊号4564424。1天前因感背部受凉使用热水袋保暖,致左后背烫伤,当时可见约5 cm×4 cm水泡,周围皮肤红肿痛,自行戳破水泡后,基底面暴露,来医院门诊就诊。查体:左背部皮肤烫伤后改变,面积10 cm×7 cm,可见部分表皮脱落,基底潮湿,呈红白色,无异味。测T 36.5℃,P62次/min,R 20次/min,BP 139/79 mmHg。现对患者烫伤部位换药。

1. 用物准备

无菌技术操作用物摆放顺序如图1-34-1所示。

治疗车上层:无菌换药包(内备:无菌镊子1把、无菌止血钳1把、无菌干棉球10个、聚维酮碘或络合碘棉球1包、无菌弯盘1个、无菌治疗巾1块)、凡士林纱布、棉垫、无菌手套、0.9%氯化钠溶液、无菌缸(纱布)、无菌持物钳(置于干筒中)、治疗盘、胶布、速干手消毒剂。

治疗车下层:生活垃圾桶、医用垃圾桶、锐器盒(图略)。

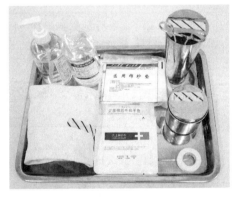
图1-34-1　无菌技术操作用物摆放顺序

2. 操作标准

无菌技术操作评分标准见表1-34-1。

表 1-34-1　无菌技术操作评分标准

项目 (分)	具体内容和评分细则	满分 (分)	得分 (分)
准备 (10)	核对：医嘱、治疗卡并签名	2	
	自身准备：着装整洁、规范，洗手，戴口罩，戴圆筒帽	4	
	用物准备：无菌换药包、凡士林纱布、棉垫、无菌手套、0.9%氯化钠溶液、无菌缸(纱布)、无菌持物钳、治疗盘、胶布、速干手消毒剂	2	
	环境评估：环境清洁、光线充足、调节室温，拉床帘，操作前半小时停止清扫，减少人员走动	2	
操作过程 (70)	核对解释：姓名、年龄(住院患者核对床号、姓名、手腕带)，交代目的、注意事项、配合要点	4	
	患者评估：烧伤面积、深度、部位、受伤时间、原因、性质、疼痛程度及心理状况等	6	
	体位：协助取俯卧位	4	
	观察：观察患处皮肤温度、颜色、感觉等情况	2	
	开包：检查换药包内灭菌指示卡是否变色	2	
	无菌持物钳的使用：打开盛放无菌持物钳的筒盖，闭合钳端垂直取出持物钳，关闭筒盖，夹取无菌治疗巾放入治疗盘，闭合钳端，打开筒盖，快速垂直放回持物钳，关闭筒盖	4	
	单巾铺盘：双手捏住无菌巾外面两角，从远到近铺于治疗盘上，扇形折叠，开口向外	2	
	使用无菌容器：打开无菌缸盖(内面朝上，不可污染内盖、容器边缘及容器内面)，无菌持物钳夹取纱布，置于无菌盘内，无菌缸及时盖严	4	
	投递无菌物品：打开凡士林纱布包装，投递到无菌盘中	2	
	取 0.9%氯化钠溶液：①查对溶液名称、浓度，检查质量、有效期；②打开瓶塞，标签面握于掌心，冲洗瓶口，倾倒至无菌弯盘中，不断流、不外溅；③倒好溶液后立即盖瓶塞；④记录开瓶日期、时间	8	
	戴无菌手套：①检查手套型号、有效期、包装有无破损和潮湿；②开外包装，用一手捏住两只手套的反折部分，取出手套；③将两手套五指对准，先戴一只手，再以戴好手套的手指插入另一只手套的反折内面，同法戴好；④将手套的反折部分扣套在工作服衣袖外面；⑤双手对合交叉检查是否漏气，并调整手套位置	10	
	擦洗消毒：镊子夹取消毒液棉球消毒创面(先络合碘棉球消毒创面周围皮肤，再用 0.9%氯化钠溶液棉球轻轻擦拭创面渗出物，最后用络合碘棉球由内向外消毒创面)	4	
	待干	4	
	盖敷料：创面涂外用药后包扎固定(最里层须用**凡士林纱布**覆盖创面，然后用无菌纱布，最后用胶布固定)	4	
	整理：协助取舒适卧位，整理床单位	2	
	洗手记录：脱手套、洗手，记录	2	
	健康教育：①保护创面，防止感染；②心理护理；③正确使用热水袋；④疾病相关宣教	4	
	垃圾分类处理	2	

续表1-34-1

项目 (分)	具体内容和评分细则	满分 (分)	得分 (分)
评价 (20)	整体评价：规范，熟练，安全完成；严格遵守无菌原则	10	
	评判性思维（*见斜体处*）		
	人文关怀：动作轻柔、隐私保护、保暖	10	
共计		100	

注：表中斜体部分为临床思维点

3.临床思维

（1）凡士林纱布覆盖：该患者为二度烫伤，部分表皮脱落，基底潮湿，呈红白色。皮肤的自然屏障消失，容易导致病原微生物的感染，因此要严格无菌操作，局部消毒后使用凡士林及无菌纱布覆盖。凡士林具有防止纱布与创面粘连的作用，避免对伤口撕扯造成二次伤害；同时促进肉芽组织生长、促进伤口愈合。本案例操作的重点是采用无菌技术为患者换药，无需为患者铺孔巾。患者受伤在左后背，因此将此区域划为体表无菌操作区域。

（2）健康教育：

①尽量采取右侧卧位，减少受伤部位受压。不可用手直接接触创面，出现水泡不可自行戳破。保持卧具清洁，穿棉质柔软衣服，敷料潮湿及时更换，防止外源性污染。

②烧伤患者特别担心容貌和身体、形象的改变影响生活、工作和社交，加上创面疼痛，应做好心理疏导。

③在使用热水袋之前，要先检查热水袋密封无渗漏，橡胶热水袋灌热水不可太多、温度不宜过高，以1/2~2/3满、60~70℃为宜，将盖子拧紧，外套布袋。老年人或者孩子使用时，需要他人看护，一次使用时间不超过30分钟，以免时间太长造成伤害。

4.无菌技术操作注意事项

（1）环境准备：清洁宽敞，操作前30分钟停止清扫、更换床单、减少不必要的人员流动等，防止产生尘埃。

（2）操作者准备：衣帽整洁、无长指甲、行手卫生、戴口罩，必要时穿无菌衣、戴无菌手套。

（3）明确无菌区与非无菌区：操作时应面向无菌区，未经消毒的手或物品避免接触和跨越无菌区；移动无菌容器要托住底部，手部不得触及内部及边缘；无菌物品一经取出不得放回原处。

（4）无菌包的使用：打开包布时手只能接触包布四角的外面，不可触及包布内面；潮湿或怀疑被污染者不得使用，要重新灭菌。

（5）无菌持物钳的使用：不得夹取油纱布；使用时钳端始终向下；取放时须闭合前端向下垂直，放入后打开；夹取距离较远物品时须连同持物钳容器一起搬移；疑似污染，要重新灭菌；无菌持物钳干筒保存应每4小时更换，湿式保存应每周消毒两次，同时更换消毒液。

（6）铺无菌盘：保持铺盘区域清洁干燥，无菌巾避免潮湿、污染；铺好的无菌盘尽早使用，有效期不超过4小时。

（7）无菌溶液的取用：不可将物品置入无菌溶液内直接蘸取溶液；倾倒液体时不可直接接触无菌溶液瓶口；已倒出的溶液不可再倒回瓶内；已开启的无菌溶液，24小时内有效。

（8）戴无菌手套：未戴手套的手不可触及无菌手套的外面；已戴手套的手不可触及未戴手套的手及手套内面；戴手套后双手应始终保持在腰部以上或操作台面以上视线范围内水平；发现有破洞或可疑污染应立即更换；脱手套时应反转脱下，避免强拉。

（9）一份无菌物品只供一位患者使用。

5. 知识拓展

无菌物品储存效期：消毒供应中心灭菌后的无菌物品，使用普通棉布包装，在环境温度、湿度达到卫生行业标准条件下储存时，有效期宜为 14 天，未达标准条件下储存时，有效期宜为 7 天；使用一次性纸袋包装，有效期宜为 30 天；使用一次性医用皱纹纸、一次性纸塑袋、医用无纺布及硬质容器包装，有效期宜为 180 天。一次性使用的无菌物品，有效期可以根据产品外包装说明。

《病区医院感染管理规范
（WS/T 510—2016）》

三、拓展案例

▶ 【案例导入——慢性肾功能衰竭】

> 案例 2　03 床，王某，女，52 岁，住院号 3429744。患者于 3 年前经当地医院确诊为"慢性肾功能衰竭"。半年前开始接受血液透析治疗，3 天前自觉乏力加重，双下肢水肿，收入医院治疗。临床诊断慢性肾功能衰竭。查体：T 36.3℃，P 78 次/min，R 18 次/min，BP 150/70 mmHg。辅助检查：尿素氮 36.3 mmol/L，肌酐 455 μmol/L。医嘱予呋塞米注射液 20 mg 立即静脉注射。现请执行此医嘱。

1. 用物准备及操作标准

用物准备及操作标准参考图 1-34-1 和表 1-34-1。

2. 临床思维

（1）该案例涉及无菌操作的几个重要环节：

①单巾法铺无菌盘环节：目的是用于放置配制好的药物。

②抽取呋塞米环节：按无菌操作原则抽取药液，避免污染药液。可能会涉及无菌持物钳的使用、操作中避免跨越无菌区等。

③静脉穿刺给药环节：涉及戴无菌手套、消毒范围，确定无菌区与非无菌区，操作过程中避免跨越无菌区等。

④操作前环境及自身准备环节。

（2）整体评价其他关键点：操作前病情评估重点为排尿情况及患者饮食情况，作为观察给药效果和进行针对性健康指导的重要依据。

（3）健康教育：

①休息与饮食：指导患者加强休息，以延缓肾功能减退，进优质蛋白、低盐（2~3 g/d）、高热量饮食。

②用药指导：告知注射呋塞米的目的及注意事项，取得配合；使用呋塞米后短时间内出现尿量增加，排钾增加，应遵医嘱适当补钾，防止发生低钾血症。

③避免加重肾损害的因素：预防感染，避免预防接种、妊娠和应用肾毒性药物等。

④配合医务人员准确记录 24 小时尿量，定期测量体重，配合留取小便、血液标本进行检测。

3. 知识拓展

慢性肾衰竭：慢性肾衰竭（GRF）是各种慢性肾脏病（CKD）持续进展的共同结局。指慢性肾脏病引起的肾小球滤过率下降（60 mL/min）及与此相关的代谢紊乱和临床综合征。慢性肾脏病按病程进展分为 5 期，肾小球滤过率逐渐下降直至失代偿，最终发展为肾衰竭（相当于 CKD 4~5 期），出现水盐电解质酸碱平衡失调及全身多系统器官不同程度受累的表现，如恶心呕吐、呼吸困难、水肿、贫血、心衰、骨骼改变等。

第三十五节　穿脱隔离衣

一、操作概述

隔离衣是用于保护医务人员避免受到血液、体液和其他感染性物质污染，或用于保护患者避免感染的防护用具。隔离衣适用于：①接触经接触传播的感染性疾病患者，如传染病患者、多重耐药菌感染患者等；②对患者实施保护性隔离，如护理大面积烧伤、骨髓移植患者时；③可能受到患者血液、体液、分泌物、排泄物喷溅时。

【学而思政】

　　元素：评判性思维。

　　内涵：操作实践中一丝不苟、严谨求实的态度，培养评判性思维。

　　任务：想一想。

　　请问：你打算如何处理此事？为什么？

　　　　　　　　　　　　　　　　　　　白血病孩子的妈妈

二、示范案例

▶【案例导入——伤寒】

　　案例1　34床，陈某，男，20岁，住院号1478945。持续高热和腹泻6天，大便偶尔有黏液，左下腹隐痛，伴食欲差、恶心、呕吐，肥达反应（+），临床诊断伤寒，医嘱予以静脉采血，需穿隔离衣操作，请完成。

1.用物准备

穿脱隔离衣用物摆放顺序如图1-35-1所示。

治疗车上层：口罩、帽子、无菌手套、隔离衣、挂衣架、手消毒用物。

治疗车下层：生活垃圾桶、医用垃圾桶。

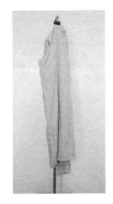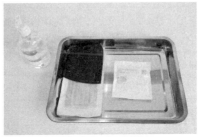

图1-35-1　穿脱隔离衣用物

2. 评分标准

穿脱隔离衣操作评分标准见表 1-35-1。

表 1-35-1　穿脱隔离衣操作评分标准

项目 （分）		具体内容和评分细则	满分 （分）	得分 （分）
准备 （20）		核对：医嘱、治疗卡并签名	2	
		患者评估：病情，*隔离种类*	8	
		自身准备：着装整洁、规范，修剪指甲、脱去手表、卷袖过肘，洗手、戴口罩、帽子	4	
		用物准备：口罩、帽子、无菌手套、隔离衣、挂衣架、手消毒用物	4	
		环境评估：环境清洁、光线充足、调节室温	2	
操作 过程 （70）	穿隔 离衣	*选择隔离衣*：选择大小合适隔离衣，能遮盖工作服	5	
		取隔离衣：手持衣领取下隔离衣	4	
		露肩袖：两手将衣领的两端向外折，使清洁面朝向操作者，露出肩袖内口	2	
		穿衣袖：一手持衣领，将另一手臂入袖，持衣领的手向上拉衣领，将衣袖穿好	5	
		换手持衣领，同法穿另一侧衣袖	5	
		系领扣：两手持衣领中央，沿着领边由前向后扣好领扣	5	
		扣袖扣：扣好两侧袖扣，解开腰带活结	3	
		捏衣边：将隔离衣的一边（约在腰下 5 cm）渐向前拉，直至距边缘约 1 cm 处然后用手捏住，不能触及边缘内面	4	
		同法捏住另一边	4	
		对齐：两手在背后将两侧衣边边缘对齐，向一侧折叠，一手按住折叠处，另一手将腰带拉至背后压住折叠处	2	
		打活结：将腰带在背后交叉，再回前方打一活结	2	
		洗手，戴手套	2	
	脱隔 离衣	脱手套，洗手	2	
		松腰带：双手置于胸前，松开腰带，在前方打活结	2	
		暴露双手：解开两侧袖扣，将部分衣袖塞于工作服袖下，充分暴露双手至前臂	2	
		消毒双手：充分暴露双手，消毒液搓（刷）洗双手 2 分钟-肥皂水、流水洗 2 遍，擦干	3	
		解开领扣	6	
		脱隔离衣：拉下衣领，双手轮换退出衣袖，脱下隔离衣	2	
		挂隔离衣：手持衣领，两边对齐，挂好	4	
		处理：将脱下的一次性隔离衣，污染面向内，卷成包裹状，丢至医疗垃圾袋中，若为布制隔离衣，放入污衣回收桶内清洁消毒后备用	3	
		洗手，更换口罩，脱帽子，再次洗手	3	
评价 （10）		整体评价：规范，熟练，安全，按时完成	10	
		评判性思维（*见斜体处*）		
共计			100	

注：表中斜体部分为临床思维点

3.临床思维

(1)隔离种类：该案例是伤寒患者，伤寒是由伤寒沙门菌引起的急性肠道传染病，通过消化道传播，需要接触隔离，故需要穿隔离衣，穿隔离衣时机应在准备好静脉采血用物之后。

(2)隔离衣选择：在穿隔离衣之前需要对隔离衣进行评估，包括长短是否合适、有无破损、有无潮湿或被污染。如发现破洞应及时更换。

4.穿脱隔离衣注意事项

(1)隔离衣只能在规定区域内穿脱，穿前检查有无潮湿、破损，长短须能全部遮盖工作服。

(2)隔离衣每日更换，如有潮湿、破损或污染，应立即更换。接触不同病种患者时应更换隔离衣。

(3)隔离衣的衣领和内面视为清洁面，系衣领时袖口不可触及衣领、面部、帽子，系腰带手不可触及隔离衣内面，脱隔离衣时双手不可触及隔离衣外面，始终保持衣领清洁。

(4)穿好隔离衣后，双臂保持在腰部以上的视线范围内，不得进入清洁区，避免接触清洁物品。

(5)脱衣袖时，如需要送洗的隔离衣，双手持带将隔离衣从胸前向下拉，双手分别捏住对侧衣领内侧清洁面下拉脱去袖子；如还需使用，一手伸入另一侧袖口内，拉下衣袖过手(遮住手)，再用衣袖遮住的手在外面握住另一侧衣袖的外面，拉下衣袖，两手在袖内使袖子对齐，双臂逐渐退出。

(6)消毒手时不能打湿隔离衣，隔离衣也不可触及其他物品。

(7)脱下的隔离衣还需使用时，如挂在半污染区，清洁面向外；挂在污染区则污染面向外。

5.知识拓展

接触传播的隔离与预防：隔离病房使用蓝色隔离标志，是对确诊或可疑感染了经接触传播疾病如肠道感染、多重耐药菌感染、埃博拉出血热、皮肤感染等采取的隔离与预防。应在标准预防的基础上，采取下列主要的隔离措施：

(1)患者：①住单人隔离间或同病种感染者同室隔离；②限制患者活动范围，减少不必要转运，如需要转运时，应采取有效措施，减少对其他患者、医务人员和环境表面的污染；③患者接触过的一切物品，均应做消毒、清洁、灭菌处理。被污染的敷料应装袋标记后焚烧处理。

(2)医务人员：①进入隔离病室应戴好口罩、帽子，穿好隔离衣；②接触患者的血液、体液、分泌物、排泄物时，应戴手套，手上有伤口时应戴双层手套。

三、拓展案例

▶【案例导入——肺结核】

> **案例2** 56床，李某，男，37岁，住院号1735645。因反复低热伴咳嗽、食欲减退2周入院。临床诊断为肺结核。为提高免疫力，医嘱予以卡介菌多糖核酸肌内注射，肌内注射前需穿隔离衣，请完成。

1.用物准备及操作标准

用物准备及操作标准参考图1-35-1及表1-35-1。

2.临床思维

隔离种类：该案例是肺结核患者，肺结核是由结核分枝杆菌引起的肺部慢性传染性疾病，主要通过飞沫传播，悬浮于空气中 1~5 μm 大小的含结核菌微滴，在空气不流通的室内可达 5 小时，与患者密切接触者可能吸入而感染，需要空气传播隔离，故需要穿隔离衣，穿隔离衣时机应在准备好肌内注射用物之后。

3.知识拓展

空气传播的隔离与预防：隔离病房使用黄色隔离标志，是对经空气传播的呼吸道疾病如肺结核、水痘等采取的隔离和预防。应在标准预防的基础上，采取下列主要的隔离措施：

（1）患者：①住单人间或同病种感染者同室隔离，关闭通向走廊的门窗；无条件收治时，尽快转送至有条件收治呼吸道传染病的医疗机构，并注意转运过程中医务人员的防护；②当患者病情允许时，应戴外科口罩，定期更换，并限制其活动范围；③患者口鼻分泌物应严格消毒后再倾倒，专用痰杯定期消毒，污染的敷料装袋标记后焚烧或做消毒—清洁—消毒处理；④严格空气消毒。

（2）医务人员：①应严格遵循区域流程，在不同的区域，穿戴不同的防护用品，离开时按照要求摘脱，并正确处理使用后的物品；②接触确诊或可疑传染病患者时，应戴帽子、医用防护口罩；进行可能产生喷溅的诊疗操作时，应戴防护目镜或防护面罩，穿防护服，当接触患者及其血液、体液、分泌物、排泄物等物质时应戴手套。

【案例导入——骨髓移植术后】

> **案例3**　26床，张某，2 岁，女，住院号 7845646。白血病行骨髓移植术后 1 周，医嘱予以 0.9%氯化钠注射液 50 mL 静脉滴注，静脉输液前需穿隔离衣，请完成。

1.用物准备及操作标准

用物准备及操作标准参考表 1-35-1 及图 1-35-1。

2.临床思维

（1）隔离种类：该患儿系白血病行骨髓移植术后 1 周，免疫力低下，属于保护性隔离范围，故需要穿隔离衣，穿隔离衣时机应在准备好静脉输液用物之后。

（2）悬挂隔离衣：挂在清洁区（洁净病房）清洁面向外，挂在普通房间则污染面向外。

3.知识拓展

保护性隔离：以保护易感人群作为制订措施的主要依据而采取的隔离。也称反向隔离，适用于抵抗力低下或极易感染的患者，如严重烧伤、早产儿、白血病、脏器移植及免疫功能缺陷等患者。应在标准预防的基础上，采取下列主要的隔离措施：①设专用隔离室，住单间，室外悬挂明显的隔离标志。病室内空气应保持正压通风，定时换气，地面、家具等均应每天严格消毒；②进出隔离室要求：进入室内人员应穿戴灭菌后的隔离衣、帽子、口罩、手套及拖鞋；未经消毒处理的物品不可带入隔离区域；接触患者前、后及护理另一位患者前均应洗手；③污物处理：患者的引流物、排泄物、被其血液及体液污染的物品，应及时分装密闭，标记后送指定地点；④探陪管理要求：凡患呼吸道疾病者或咽部带菌者，包括工作人员均应避免接触患者，原则上不予探视，进入隔离室的人员均应采取相应的隔离措施。

第三十六节　穿脱防护服

一、操作概述

　　广义的防护服是指防御物理、化学和生物等外界因素伤害,保护人体的工作服。本节所指防护服是指一次性使用医用防护服,采用非织造布类材料制成,具有良好的透湿性和阻隔性,能有效抵抗乙醇、血液、体液、空气粉尘微粒、细菌和病毒的渗透,使用安全方便,能有效降低穿着者受感染的风险。医用防护服是临床医务人员在接触甲类或甲类传染病管理的传染病患者时所穿的一次性防护用品,防护服适用于:①接触甲类或按甲类传染病管理的传染病患者时,包括鼠疫、霍乱、传染性非典型性肺炎、肺炭疽、人感染高致病性禽流感;②接触经空气传播或飞沫传播的传染病患者,可能受到患者体液、分泌物、排泄物喷溅时。

> 【学而思政】
>
> 　　元素:以人为本,生命至上的理念。
>
> 　　内涵:操作实践中救死扶伤、减轻痛苦、维护尊严的理念。
>
> 　　任务:请你思考。
>
> 　　请问:他们为什么被称为"奥特曼"?你愿意当这样的"奥特曼"吗?

有人称他们是"奥特曼"

二、示范案例

▶【案例导入——新型冠状病毒肺炎】

> 　　**案例1**　李某,男,28岁,3天前从新型冠状病毒肺炎疫情高风险区回家,自述鼻塞、咽痛,测量体温37.8℃,疑似新型冠状病毒肺炎,前往医院发热门诊就诊,已遵医嘱予以咽拭子核酸检测,现患者留院观察,你即将进入病房为患者测量体温,请按要求做好个人防护。

1.用物准备

　　穿脱防护服用物摆放顺序如图1-36-1所示。

　　治疗车上层:医用防护口罩、帽子、无菌手套、防护服、防护面屏/护目镜、鞋套、速干手消毒剂。

　　治疗车下层:生活垃圾桶、医用垃圾桶(图略)。

2.评分标准

　　穿脱防护服操作评分标准见表1-36-1。

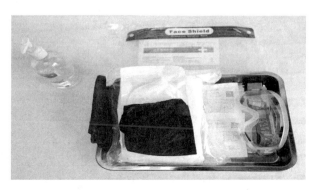

图1-36-1　穿脱防护服用物摆放顺序

表 1-36-1　穿脱防护服操作评分标准

项目（分）	具体内容和评分细则		满分（分）	得分（分）
准备（15）	核对：医嘱、治疗卡并签名		2	
	患者评估：病情，隔离种类		3	
	自身准备：衣帽整洁，修剪指甲-脱去手表-卷袖过肘。（穿工作服——洗手——戴帽子——戴*医用防护口罩*）		4	
	*用物准备：（二级防护）*医用防护口罩、帽子、无菌手套、防护服、防护面屏/护目镜、鞋套、速干手消毒剂		4	
	环境评估：环境清洁、光线充足、调节室温		2	
操作过程（65）	*穿防护服*			
	取防护服：选择大小合适、未破损的防护服，不管是连体式还是分体式防护服均遵循以下顺序（清洁区）		4	
	先穿下衣		3	
	再穿上衣		3	
	戴好帽子		3	
	拉好拉链		3	
	戴手套：正确带内层手套		3	
	带护目镜/防护面屏		3	
	穿鞋套		3	
	正确戴外层手套		3	
	检查密闭性：检查防护服气密性后，进入污染区		4	
	脱防护服			
	脱手套：消毒外层手套后脱去，消毒内层手套（潜在污染区）		3	
	松鞋套：松鞋套口，消毒内层手套		3	
	脱护目镜：脱护目镜/防护面屏，消毒内层手套		3	
	脱分体式防护服	脱连体式防护服	2	
	先将拉链拉到底	先将拉链拉到底		
	向上提拉帽子，使帽子脱离头部	向上提拉帽子，使帽子脱离头部	2	
	脱上衣：脱袖子、上衣，将污染面向里，放入医疗垃圾桶，消毒内层手套	脱袖子	2	
	脱下衣：脱下装、鞋套，由上向下边脱边卷，污染面向里，脱下后置于医疗垃圾袋	由上向下边脱边卷，污染面向里至完全脱下后，卷成包裹装，置于医疗垃圾袋	6	
	脱防护服、鞋套后，消毒内层手套		3	
	脱手套：脱内层手套，洗手		3	
	脱医用防护口罩（N95），洗手		3	
	脱一次性工作帽，洗手		3	
评价（20）	整体评价：规范、熟练、安全、按时完成		10	
	评判性思维（*见斜体处*）			
	脱防护服衣时未触及污染面，操作符合隔离原则		10	
共计			100	

注：表中斜体部分为临床思维点

3.临床思维

（1）用物准备：进入新型冠状病毒肺炎排查病房进行一般操作，按照要求进行二级防护用物准备，防护要求：穿工作服，戴一次性工作帽，戴医用防护口罩，穿防护服，戴护目镜/防护面屏，戴乳胶手套、鞋套。

（2）医用防护口罩的佩戴方法：①一手托住防护口罩，有鼻夹的一面背向外；②将防护口罩罩住鼻、口及下颌，鼻夹部位向上紧贴面部；③另一只手将系带拉过头顶，放在颈后双耳下；④再将上方系带拉至头顶中部；⑤将双手指尖放在金属鼻夹上，从中间位置开始，用手指向内按鼻夹，并分别向两侧移动和按压，根据鼻梁的形状塑造鼻夹；⑥检查：将双手完全盖住口罩，快速呼气，检查密合性，如有漏气应调整鼻夹位置。

（3）护目镜/防护面屏的佩戴方法：①一手托住护目镜/防护面屏前部，另一手将系带置于头顶部；②护目镜下缘压紧口罩上缘，形成相对密闭环境。

（4）穿防护服：穿防护服时机应在准备好咽拭子采集用物之后。

4.穿脱防护服注意事项

（1）严格执行区域划分的流程，按程度做好个人防护，方可进入病区，并按照医院废物管理要求处理使用后物品。

（2）防护服只限在规定区域内穿脱，穿前检查有无潮湿、破损，长短是否合适。

（3）接触多个同类传染病患者时，防护服可连续使用。

（4）接触疑似患者时，防护服应每次更换。

（5）防护服如有潮湿、破损或污染，应立即更换。

（6）通过伸展、转体、下蹲动作检查防护服密闭性。

（7）脱防护装备的每一步骤均应行手消毒，所有装备全部脱出后再次进行洗手和手消毒。

5.知识拓展

二级防护适用情况：①适用范围包括：发热门诊、新冠肺炎高度疑似或确诊病例的诊区/病房的医务人员；进入疑似或确诊患者留观室或隔离病房的医务人员，转运疑似或确诊患者的医务人员和司机，处理患者遗体的工作人员；②防疫要点：穿工作服，戴一次性工作帽，戴医用防护口罩，穿防护服，戴护目镜/防护面屏，戴乳胶手套、鞋套，每次实施防治处理后立即洗手和消毒。

穿脱防护服

三、拓展案例

▶【案例导入——人感染高致病性禽流感】

案例2　12床，王某，女，26岁，住院号489498。确诊人感染高致病性禽流感，现已入住传染病医院，因咳嗽无力，痰液黏稠，无法咳出，医嘱予以吸痰。

1.用物准备及操作标准

用物准备及操作标准参考表1-36-1及图1-36-1。

2. 临床思维

（1）分级防护：该患者确诊人感染高致病性禽流感，属于特殊急性呼吸道传染性疾病，需严格管理的乙类传染病，采取甲类传染病管理措施，为该患者进行吸痰操作，要求进行三级防护，防护要求：①穿工作服，戴一次性工作帽，戴医用防护口罩，穿防护服，戴护目镜或防护面屏，戴乳胶手套、鞋套。除按照二级防护要求外，应穿一次性隔离衣，带护目镜及全面型防护面罩（防护面屏）或全面型呼吸防护器；②每次实施防治处理后，应立即洗手和消毒。

（2）穿防护服：穿防护服时机应在准备好吸痰用物之后。

3. 知识拓展

三级防护适用情况：①适用范围包括为疑似或确诊新冠肺炎患者或按同级别预防的传染病患者实施如气管插管、支气管镜检、吸痰、咽拭子采样和心肺复苏等操作的医务人员；检验科做新型冠状病毒监测的实验人员；②防疫要点：除按照二级防护要求外，穿一次性隔离衣，带护目镜及全面型防护面罩（防护面屏）/全面型呼吸防护器，每次实施防治处理后立即洗手和消毒。

第二章

专科护理技术

● 第一节　外科手消毒

一、操作概述

外科手消毒是指外科手术前医护人员用流动水和洗手液揉搓冲洗双手，再用手消毒剂清除或杀灭手部暂居菌和减少常居菌的过程。包括流水洗手和手消毒两个过程。外科手消毒是预防手术部位发生医院感染重要的举措之一。

【学而思政】

　　元素：严谨慎独。

　　内涵：操作实践中恪守职业道德规范，发扬慎独精神。

　　任务：请你点评。

　　请问：你觉得小张的事情可能会引起怎样的结果？遇到这种情况我们该如何处理？

小张医生对吗？

二、示范案例

▶【案例导入——结肠癌根治术】

　　案例1　04床，陈某，男，48岁，住院号1789531。因大便不成形、间断带暗红色血迹、排便次数增多3个月入院。查体：T 37.2℃、P 75次/min、R 18次/min、BP 125/82 mmHg、SpO₂98%。肠镜下诊断为结肠癌，拟行结肠癌根治术，请进行外科手消毒。

1.用物准备

外科手消毒用物如图2-1-1所示。

洗手池、感应水龙头、洗手液、速干手消毒剂、擦手纸、计时器或挂钟，另备生活垃圾桶。

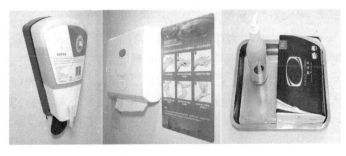

图2-1-1　外科手消毒用物图

2. 操作标准

外科手消毒评分标准见表 2-1-1。

表 2-1-1　外科手消毒评分标准

项目（分）	具体内容和评分细则	满分（分）	得分（分）
准备（10）	*自身准备：着手术衣裤鞋帽，摘除饰物，修剪指甲、戴口罩*	4	
	用物准备：洗手池、感应水龙头、洗手液、速干手消毒剂、擦手纸、计时器或挂钟，另备生活垃圾桶	4	
	环境评估：符合手术室要求、光线充足、调节室温	2	
操作过程（70）	卷袖：将袖口上卷达上臂 1/2 处	6	
	查看时间	2	
	淋湿：流动水冲洗双手-腕部-前臂-肘-上臂下 1/3	10	
	揉搓：取适量洗手液按七步洗手法至腕处，再环形搓揉至上臂下 1/3 处，注意清洁指甲下的污垢和手部皮肤的皱褶处，必要时用手刷刷洗	15	
	再次查看时间：揉搓时间不少于 2 分钟	2	
	冲洗：流动水冲洗双手、前臂和上臂下 1/3	4	
	干手：使用专用擦手纸擦干双手、前臂和上臂下 1/3	4	
	消毒：①冲洗消毒法：取适量的手消毒剂涂抹至双手的每个部位、前臂和上臂下 1/3，并认真揉搓，用流动水冲净，无菌巾擦干；②免冲洗消毒法：取适量的免冲洗手消毒剂涂抹至双手的每个部位、前臂和上臂下 1/3，并认真揉搓直至消毒剂干燥	15	
	手臂姿势：外科手消毒过程中及消毒后，手部始终位于胸前，高于肘部位置，肘部抬高外展，与身体保持距离	10	
	用物按要求处理(口述)	2	
评价（20）	整体评价：规范、熟练、洗手彻底	10	
	评判性思维(*见斜体处*)		
	无菌观念：无菌观念强	10	
共计		100	

注：表中斜体部分为临床思维点

3. 临床思维

（1）自身准备：外科手消毒是手术室洗手护士为配合手术操作前的一项常见操作，该案例是即将行手术的患者，因此行外科手消毒的自身准备在符合常规护理操作要求的基础上，同时应符合洗手护士的要求，如穿洗手衣裤及手术室专用鞋、一次性帽子等。

（2）看时间：为保证洗手及消毒的效果，外科手消毒的时间应达到 3~5 分钟。操作前后养成看时间的习惯，是保证医务人员外科手消毒时间达要求的举措。

（3）手臂姿势：保持指尖朝上，始终保持双手在胸前并高于肘部，肘部外展，与身体保持一定的距离。此姿势是尽量将手部放在操作者视线之内，因而能有效避免意外接触污染物品或其他人员的身体。

4.外科手消毒注意事项

(1)先洗手,后消毒;不同患者手术之间、手套破损或手被污染时,应重新进行外科手消毒。

(2)不能戴假指甲,保持指甲和指甲周围皮肤清洁,皮肤无破损。

(3)手消毒剂开瓶后应标识开瓶日期,在规定时间内使用,每次用量及消毒时间应遵照说明书。

(4)洗手消毒应彻底,可以用海绵、手刷或双手揉搓的方式,时间应达3~5分钟。

(5)手臂姿势:外科手消毒过程中及消毒后,手部始终位于胸前,高于肘部位置,肘部抬高外展,与身体保持距离。

(6)清洁用具(海绵、手刷等)一人一用一处置并放在指定的容器。

5.知识拓展

外科手消毒相关规定新进展:我国卫生健康委2019颁布的《医务人员手卫生规范》中涉及外科手消毒的有以下几点:①外科手消毒时间从原来的2~6分钟更新为3~5分钟;②取消了肥皂的使用;③不推荐常规使用手刷进行外科手消毒,以减少对皮肤的损伤,但在皮肤皱褶处有难以去除的污垢或清洁指甲时可以用手刷;④可以使用免冲洗手消毒液进行手消毒,直接揉搓至手部干燥。免洗外科手消毒剂是近年来出现的一种新型的消毒剂,此类产品目前有水剂、凝胶、泡沫剂等几种类型,使用时省去了流动水冲洗的时间和灭菌布巾干燥的成本,提高了手术人员的工作效率。

三、拓展案例

▶【案例导入—急诊接台手术】

> **案例2** 你刚刚配合医生完成了上述案例1患者的结肠癌的根治术,此时,手术室送来一位急诊脑外伤的患者,拟行颅内血肿清除术,你被指派为该患者紧急手术的洗手护士,请进行术前手卫生处置。

1.用物准备及操作标准

用物准备及操作标准参考表2-1-1及图2-1-1。

2.临床思维

(1)需要重新洗手消毒:不同患者之间需要重新行外科手消毒。

(2)患者病情紧急,如何节省时间:优先选用免冲洗手消毒液,节省时间。

3.知识拓展

醇类免冲洗消毒剂用于外科手消毒的使用方法:醇类消毒剂应用于卫生手消毒和外科手消毒、皮肤消毒、普通物体表面消毒、医疗器械消毒。当用于外科手消毒时具体做法是:在外科洗手基础上,取适量消毒剂原液进行擦拭或揉搓至干燥,作用时间3~5分钟。

《醇类消毒剂卫生要求 GB/T
26373—2020》(2021年,
中华人民共和国国家标准)

第二节　伤口护理

一、操作概述

伤口是指正常皮肤组织在致伤因子作用以及机体内在因素作用下导致的损害。常常有皮肤完整性的破坏以及一定量正常组织的丢失，同时皮肤正常功能受损。伤口愈合是指由于各种因素造成皮肤组织缺损后，通过自身组织的再生、修复、重建或人为进行干预治疗，从而达到伤口愈合目的的一系列过程。伤口护理是指对伤口进行清洁、消毒、换药及伤情观察等护理措施的总称。

> 【学而思政】
>
> 　　元素：职业价值；评判性思维。
>
> 　　内涵：通过了解伤口专科护理的发展史，进一步提高职业价值感和自豪感，领悟专业价值内涵；在操作实践练习中培养理论联系实际的评判性思维。
>
> 　　任务：课前思考。
>
> 　　请自行查阅学习伤口护理专科护士的资料，谈谈你对伤口护理专科化的看法，对你未来的职业规划有何启发？

谈谈你对伤口护理
专科化的看法

二、示范案例

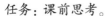【案例导入——肝血管瘤术后伤口】

> 　　**案例1**　31床，王某，男，45岁，住院号7566897。因体检发现肝占位，诊断为肝血管瘤入院，既往身体健康，无药物食物过敏史，戒烟已2年，入院后在全麻下行肝S5段切除术，术中放置肝断面引流管一根，术后第2日晨查房时见患者平卧在病床上，不愿说话，通过沟通得知患者夜间伤口胀痛难以入眠，伤口敷料可见少许淡红色液体，医嘱予以伤口换药。

1. 用物准备

伤口护理用物摆放顺序如图2-2-1所示。

治疗车上层：治疗巾、薄膜手套、一次性换药包（内备：弯盘、直钳、弯钳、棉球、纱布、络合碘棉球）、无菌手套、0.9%氯化钠溶液、75%乙醇、胶布、速干手消毒剂。

治疗车下层：生活垃圾桶、医用垃圾桶、锐器盒（图略）。

2. 操作标准

伤口护理操作评分标准见表2-2-1。

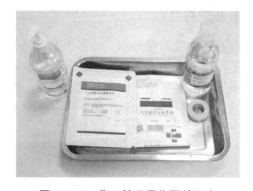

图2-2-1　伤口护理用物摆放顺序

表 2-2-1　伤口护理操作评分标准

项目(分)	具体内容和评分细则	满分(分)	得分(分)
准备(10)	核对：医嘱卡、执行卡并签名	2	
	自身准备：着装整洁、规范，洗手，戴口罩	2	
	用物准备：治疗巾、薄膜手套、一次性换药包、无菌手套、0.9%氯化钠溶液、75%乙醇、胶布、速干手消毒剂	4	
	环境评估：环境清洁，光线充足，调节室温，拉床帘	2	
操作过程(70)	核对解释：核对床号、姓名、手腕带，交代目的、注意事项、配合要点	4	
	患者评估：评估病情、生命体征、影响伤口愈合的因素以及引流液的颜色、性质、量	6	
	体位：协助取*低角度半卧位*，垫治疗巾	4	
	去除敷料：戴手套，揭开外层敷料，暴露伤口，观察外层敷料渗湿范围、颜色、量及气味	4	
	伤口评估：评估伤口类型、大小、基底颜色、有无潜行/窦道/瘘管以及渗液情况；评估伤口周围皮肤的颜色、温度、弹性、质地以及有无受损、红斑、脓肿等情况	10	
	洗手、备胶布	2	
	打开换药包：打开一次性换药包，戴无菌手套	2	
	清洗伤口：非感染伤口用0.9%氯化钠溶液由内向外清洗；感染伤口根据引流液细菌培养结果选择清洗液由外向内清洗，最后用0.9%氯化钠溶液清洗伤口；有引流管时，先清洁伤口，再清洁引流管	15	
	清创：有坏死组织的伤口，根据伤口情况进行清创（口述）	2	
	覆盖并固定敷料：根据伤口的位置、大小、渗液量等覆盖合适的敷料，并妥善固定	10	
	整理：*协助取半坐卧位*，整理床单位	2	
	洗手记录：脱手套、洗手，记录	2	
	健康教育：①伤口敷料保持清洁、干燥；②伤口周围皮肤的观察；③保护伤口的方法；④引流管的护理；⑤体位与疾病恢复的关系	5	
	垃圾分类处理	2	
评价(20)	整体评价：遵循无菌技术、消毒隔离原则，动作熟练、敏捷、轻柔	10	
	评判性思维（*见斜体处*）		
	人文关怀：动作轻柔、隐私保护、拉好床栏、保暖	10	
共计		100	

注：表中斜体部分为临床思维点

2.临床思维

（1）低角度半卧位：伤口护理时为了既充分暴露伤口，便于医生操作，又能使患者舒适，可采取20°半卧位，下肢屈曲，使腹部充分暴露并松弛，或半坐卧位（床头抬高30°~45°，下肢屈曲，膝下垫软枕），可以降低腹壁张力，减轻疼痛，同时半卧位有利于术后肺膨胀，提高患者血氧含量，使呼吸顺畅。

（2）清洗伤口：伤口清洗的方式有伤口擦洗、伤口冲洗、伤口联合冲洗。伤口擦洗常用于非感染的伤口换药，具有简单易操作的优点。伤口冲洗又有脉冲式冲洗、喷射水冲洗法、高压水冲洗法。该患者系清洁非感染伤口，采取伤口擦洗即可，擦洗顺序由里向外；清洁伤口采用0.9%氯化钠溶液擦洗即可。

（3）健康教育：

①保持伤口敷料清洁、干燥，勿要被水浸湿。

②保护伤口的方法：咳嗽、咳痰时用手加压保护伤口，避免负重、剧烈打喷嚏等可能导致腹内

压增高的动作。

③术后取 20° 半卧位或 30°~45° 的半坐卧位可以降低腹壁张力，减轻伤口疼痛，利于伤口恢复。

④告知患者当伤口出现红肿热痛时，及时告知医务人员。

4. 伤口护理的注意事项

(1)严格遵循无菌技术、消毒隔离原则，避免环境、物品和人员造成伤口污染。

(2)患者有多个伤口时应按照先清洁、再污染、最后感染伤口的顺序依次处理。

(3)进行伤口冲洗时力度适宜，避免过度冲击导致伤口受损。

(4)如需进行伤口填塞时动作应轻柔，将敷料末端裸露在伤口外以减少敷料遗留在伤口的风险。

(5)伤口需要清创时应充分评估适应证和禁忌症，选择合适的清创方式，手术清创应由医生操作，保守性清创应由专业人员进行。

(6)操作过程中密切观察患者反应，询问有无疼痛等不适。

5. 知识拓展

常用的伤口清洗方式：

(1)伤口擦洗：为临床上常见的伤口清洗方法，具有简单易操作的优点，常用于伤口普通换药。

(2)伤口冲洗：①脉冲式冲洗法。临床最常用的冲洗方法，是利用脉冲冲洗设备，持一定的压力脉冲水流持续冲洗伤口床的方法。通过水流所产生的脉冲振动作用，达到去除细菌、异物、坏死组织，创造无菌的创面愈合环境；②喷射水冲洗法。喷射水冲洗法是通过特殊的冲洗装置而产生喷射水流，离伤口表面 3~5 cm 的距离冲洗，细菌清除率最好，常用于外伤伤口的清洗，尤其是污染较重伤口；③高压水冲洗法。常用于严重感染的慢性伤口。

(3)伤口联合冲洗方式：①负压联合冲洗治疗；②冲洗、清创一体化超声治疗。临床上在治疗慢性创面方面已取得较好的效果。

三、拓展案例

▶【案例导入——犬咬伤】

> **案例 2**   35 床，陈某，男，40 岁，住院号 5661897。因犬咬伤 2 小时急诊入院，患者左侧大腿可见一处 4 cm×4 cm 皮肤缺损，伤口边缘不齐，周围皮肤红肿，伤口无异味，诉伤口肿胀、疼痛不适。患者现生命体征平稳，既往体健。血常规显示：白细胞计数 $6.0×10^9$/L，血红蛋白 112 g/L。请你为患者行伤口护理。

1. 用物准备及操作标准

用物准备及操作标准参考表 2-2-1 及图 2-2-1。

2. 临床思维

(1)体位：该患者神清，生命体征平稳，可采取坐位，以便冲洗液从伤口的上方向下方引流或从洁净面流向污染面。当患者难以耐受换药治疗时，可以采取仰卧位。

(2)清洗伤口：患者因为犬咬伤，应警惕狂犬病毒感染，伤口较深，应防止厌氧菌感染，清洗液应选择肥皂水、过氧化氢溶液，清洗时间要充分。具体步骤：肥皂水和流动水清洗伤口 15 分钟→络合碘清洗伤口及周围皮肤/络合碘湿敷伤口 5~10 分钟→0.9%氯化钠溶液洗净伤口→3%过氧化氢反复冲洗伤口(对厌氧菌有很强的清除能力)→0.9%氯化钠溶液彻底清洗伤口。

(3)清创：可使用水凝胶覆盖创面(自溶式清创)或者清除伤口内的坏死组织，修剪切缘。

(4)健康教育：指导患者规范用药，受伤后应常规注射狂犬病疫苗和破伤风抗毒素，在伤后1日、3日、7日、14日、28日各注射1剂狂犬病疫苗。

3. 知识拓展

犬咬伤伤口处理：局部伤口处理越早越好，就诊时如伤口已结痂或者愈合则不主张进行伤口处理。如果伤口处理时疼痛剧烈，可给予局部麻醉。

《中国犬咬伤治疗急诊专家共识(2019)》

(1)伤口冲洗：用20%肥皂水(或其他弱碱性清洁剂)和一定压力的流动清水交替彻底清洗、冲洗所有咬伤和抓伤处至少15分钟。然后用0.9%氯化钠溶液(也可用清水代替)将伤口洗净，最后用无菌脱脂棉将伤口处残留液吸尽，避免在伤口处残留肥皂水或者清洁剂。较深伤口冲洗时，用注射器或者高压脉冲器械伸入伤口深部进行灌注清洗，做到全面彻底。

(2)消毒处理：彻底冲洗后用0.5%聚维酮碘或者75%乙醇涂擦伤口。如伤口碎烂组织较多，应当先予以清除。

《狂犬病暴露预防处置工作规范(2019)》

(3)后续处理：伤口轻微时可不缝合和包扎，可用透气性敷料覆盖创面。伤口较大或严重的面部伤口影响面容或者功能时需缝合的，在完成清创消毒后，先用抗狂犬病血清或者狂犬患者免疫球蛋白作伤口周围的浸润注射，使抗体浸润到组织中，以中和病毒，数小时后(不少于2小时)再行缝合和包扎；伤口深而大者应当放置引流条。伤口较深、污染严重者酌情进行抗破伤风处理和使用抗生素等。

▶【案例导入——擦伤后感染伤口】

> 案例3　刘某，男，26岁，因骑电动车擦伤后11天，伤口干痂处紧绷，行动受限，到伤口门诊就诊。患者既往体健，擦伤后饮食、睡眠均正常。检查可见右下肢有一处5 cm×4 cm黄褐色干痂，干痂下可见少许脓液，无异味，周围皮肤无红肿。请为患者进行伤口护理。

1. 临床思维

(1)体位：换药时采取患者舒适且利于操作的体位，可取半坐卧位，右下肢伸直。

(2)清洗液的选择：用聚维酮碘清洗周围皮肤，0.9%氯化钠注射液清洗伤口，再用过氧化氢溶液浸泡干痂10~15分钟，干痂泡发松动后用0.9%氯化钠溶液冲洗伤口。

(3)清创：患者右下肢有黄褐色干痂，干痂下可见少许脓液，应予以清创处理才能促进局部健康肉芽组织增生。可采取以下清创方法：①锐器清创。用剪刀轻轻剪去伤口上的痂皮，覆盖泡沫敷料或者水胶体敷料；②自溶性清创。用刀片在干痂做"#"或者"十"字划痕→涂抹水胶体敷料→覆盖油纱→纱布，油纱可以保持水胶体水分，让干痂软化更快，每2天更换一次敷料。

(4)健康教育：嘱患者减少右下肢的活动，抬高右下肢以利于静脉回流，减轻局部水肿和疼痛；如果右下肢有麻木、疼痛、肿胀或者右下肢青紫时及时就诊；排除深静脉血栓后，指导患者双下肢活动，预防深静脉血栓；保持伤口敷料干燥，如果伤口渗湿，及时就诊。

2. 知识拓展

伤口清洗液的选择：冲洗液有0.9%氯化钠溶液、抗菌剂和中药冲洗剂，其中0.9%氯化钠溶液是临床上常用的清洗液，因它具有等渗性、普适性和无干扰性等优点，适合大多数伤口的冲洗。但当伤口出现大量坏死组织、细菌严重定植或感染时，单用0.9%氯化钠溶液清洗不足以达到清洁效果，需与抗菌剂混合使用(抗菌剂有：含碘消毒液、过氧化氢溶液、过氧乙酸、阴离子溶液、醋酸、高锰酸钾、氯已定等)，旨在减少创面及切口内的细菌数量，并达到彻底清除细菌的效果。伤口清洗液应该个体化运用，既避免过度冲洗，又要实现清洗效果最大化。

第三节　引流管护理

一、操作概述

引流是将体内流体物质排出体外的一种方法,目的是为了引流尿液、消化液或清除病灶内的液体物质,如渗液、血液、脓液等。引流管的名称因放置部位或形状的不同来进行命名。常见的引流管有腹腔引流管、T 管、胸腔闭式引流管、脑室引流管、伤口引流管、尿管等。通过引流管护理能促进血液、渗出液、消化液等通过引流管排出,降低局部张力,减少感染因素,促进伤口愈合,同时也能用于检测。

【学而思政】

元素:以人为本;评判性思维;科学创新。

内涵:通过情景模拟自觉践行减轻痛苦、维护尊严、促进舒适、保护隐私的理念;培养理论联系实际的评判性思维及基于临床的科研思维意识。

李叔叔发脾气了

任务:请你点评。

请问:李叔叔大发脾气的原因是什么?小英做得对吗?如果你是小英,你会怎么做?针对胆汁渗漏导致的衣物被渗湿,思考防渗漏办法,可能的话请予以器具上的设计与革新。

二、示范案例

▶【案例导入——腹腔引流管护理】

案例 1　A4 床,邓某,女,50 岁,住院号 1545145。因肝占位性病变疑似肝癌收入肝脏外科。患者行右半肝切除术后第 3 天,护士准备好用物来床旁予以引流管护理时,发现腹腔引流管内有 500 mL 鲜红色液体。查体:T 36.9℃、P 105 次/min、R 20 次/min、BP 89/56 mmHg、SpO₂ 96%,静脉通路正输注 10% 葡萄糖注射液 500 mL+维生素 C 2g。请你予以处理。

1. 用物准备

腹腔引流管护理用物摆放顺序如图 2-3-1 所示。

治疗车上层:无菌换药包(内含弯盘 2 个、无菌纱布 1 块、无齿血管钳 2 把)、0.5% 的聚维酮碘、棉签、一次性引流袋、治疗巾、手套、弯盘、速干手消毒剂,必要时备换药用物。

治疗车下层:生活垃圾桶、医用垃圾桶、锐器盒(图略)。

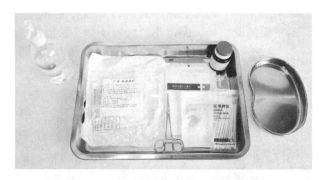

图 2-3-1　腹腔引流管护理用物摆放顺序

2. 操作标准

腹腔引流管护理操作评分标准见表 2-3-1。

表 2-3-1　腹腔引流管护理操作评分标准

项目（分）	具体内容和评分细则	满分（分）	得分（分）
准备（10）	核对：医嘱、执行卡并签名	2	
	自身准备：着装整洁、规范，洗手，戴口罩	2	
	用物准备：无菌换药包、0.5%的聚维酮碘、棉签、一次性引流袋、治疗巾、手套、弯盘、速干手消毒剂	4	
	环境评估：环境清洁、光线充足、调节室温，拉床帘	2	
操作过程（70）	患者评估：核对床号、姓名、手腕带，交代目的；全身评估：病情、生命体征、心理情况；局部评估：引流管名称、周围皮肤及伤口敷料情况、引流液的颜色、性状、量，*腹部情况*	10	
	通知医生，予以加快输液速度	5	
	体位：安置患者于中凹卧位	4	
	铺巾：暴露引流管与引流袋连接口，铺巾于下方	5	
	开包、戴手套、准备新引流袋	4	
	置盘：将弯盘置于连接口下方	4	
	夹管：挤捏引流管，将血管钳夹紧引流管近端	5	
	消毒：消毒引流管接口	5	
	更换：连接新引流袋，松开止血钳，挤捏引流管，确认引流通畅	6	
	固定：妥善固定引流袋，撤去治疗巾、原引流袋	5	
	体位：保持中凹卧位	5	
	洗手记录：整理床单位，脱手套，洗手，记录	2	
	健康教育：①绝对卧床休息；②禁食禁饮；③勿打折、扭曲、脱落、受压；④定时挤捏引流管，观察引流液的颜色、性状、量；⑤疾病相关宣教	7	
	垃圾分类整理	2	
评价（20）	整体评价：规范，熟练，安全，按时完成	10	
	评判性思维（*见斜体处*）		
	人文关怀：动作轻柔、隐私保护、拉好床栏、保暖	10	
总分		100	

注：表中斜体部分为临床思维点

3. 临床思维

（1）腹部情况：患者腹腔引流管引流出鲜红色血性液体 500 mL，P 105 次/min、BP 89/56 mmHg，应考虑有术后出血的可能，可通过腹部的查体了解腹腔内是否有出血，为病情判断提供依据。

（2）通知医生：护士作为病情观察中的主体，确认患者发生病情变化后应在当下做出处理的同时第一时间通知医生。

（3）加快输液速度：患者 P 105 次/min、BP 89/56 mmHg，提示有血容量不足，应加快输液速度来迅速补充血容量。

（4）安置患者于中凹卧位：患者心率偏快、血压偏低，提示有早期休克表现，通过抬高头部有利于保持气道通畅，改善通气功能，从而改善缺氧症状；抬高下肢有利于静脉血液回流，增加心排血量而使休克症状得到缓解。

（5）健康教育：

①绝对卧床休息：患者有术后出血，此时应告知患者绝对卧床休息，避免加重出血。

②禁食禁饮：如果出血量继续增加，有手术剖腹探查出血点的可能，嘱咐患者禁食禁饮，为急诊手术做准备。

③勿打折、扭曲、脱落、受压：符合一般引流管护理常规。

④疾病相关：待患者病情稳定后做好疾病相关知识宣教，增强患者战胜疾病的信心。

4. 注意事项

（1）正确连接引流装置，引流管应贴标签注明其名称、引流部位，妥善固定，保持引流通畅。

（2）严格遵守无菌操作原则，按照不同引流装置的要求定期更换引流袋。

（3）患者翻身或带管活动时，引流管不能高于腹腔引流管出口平面，以免引起逆行感染。

（4）观察并记录引流液的颜色、性状和量，若发现引流液突然减少，患者伴有腹胀、发热，应及时检查管腔有无堵塞或引流管是否滑脱。

（5）拔管后注意观察伤口渗出情况，渗出液较多时及时通知医生处理，并观察有无感染、出血等并发症。

5. 知识拓展

原发性肝癌术后出血的护理要点：

（1）病情观察：术后 48 小时内严密观察患者的生命体征；观察引流液的颜色、性状、量。一般情况下，手术当日可从肝周引流出鲜红色血性液体 100~300 mL，若血性液体增多，应警惕腹腔内出血。

（2）预防出血：手术后患者血压平稳，可取半卧位；术后 1~2 日应卧床休息，避免剧烈咳嗽和打喷嚏等，以防术后肝断面出血；保持引流管引流通畅。

（3）处理：若明确为凝血机制障碍性出血，可遵医嘱给予凝血酶原复合物、纤维蛋白原、输新鲜血等处理；若短期内或持续引流较大量的血性液体，或经输血、输液后患者血压、脉搏仍不稳定时，应做好再次手术止血的准备。

《原发性肝癌诊疗规范(2019 年版)》

引流管护理

三、拓展案例

▶【案例导入——T 型引流管护理】

案例 2　08 床，谢某，女，56 岁，住院号 1354756。因体检发现肝内胆管结石收入肝脏外科。患者在全麻下行胆囊切除、胆管探查术后留置腹腔引流管、T 型引流管、胃管、导尿管各一根。术后康复顺利，陆续拔除其余管道只留下 T 型引流管。今日系术后第 8 天，医嘱予以出院，T 管内引流出黄绿色胆汁 300 mL，请你作为责任护士予以引流管护理。

1. 用物准备及操作标准

用物准备及操作标准参考表2-3-1及图2-3-1。

2. 临床思维

（1）协助患者取仰卧屈膝位：患者术后恢复顺利，引流管护理时以舒适、方便为原则，可协助患者取仰卧屈膝位便于引流管护理。

（2）健康教育：

①勿打折、扭曲、脱落、受压。

②指导夹管：胆道探查术后7~10天需指导患者间断夹闭T管，帮助胆汁回归正常排泄通道，逐步为拔除T管做准备。

③观察腹部情况及引流液的颜色、性状、量：根据T管胆汁引流情况结合腹部体征判断疾病的恢复情况。若夹管期间出现腹胀、腹痛、发热等情况，需留意是否有胆汁腹腔渗漏的可能。

④拔管相关：若恢复顺利，术后2周左右建议行T管造影，查看无残余结石可予以拔管；若发现残余结石，建议延长T管留置时间，一般术后6周左右行胆道镜取石。

⑤药物相关：肝内胆管结石手术治疗很难彻底，患者术后一般需要长期服用中西利胆药物，保证胆汁引流通畅，促进残余结石排出，减少复发。

3. 注意事项

（1）同腹腔引流管护理注意事项。

（2）在间断夹管期间需严密观察T管引流情况及腹部体征情况，如发生腹痛、腹胀、发热等情况，应松开T管，并立即去医院就诊。

（3）T管在预计拔除前意外拔出，应立即从原窦道放置引流管。

（4）观察伤口情况，如T管周围皮肤有胆汁渗湿，可用氧化锌软膏等皮肤保护剂涂抹；如敷料有渗湿及时更换。

4. 知识拓展

T管：对于胆管结石的患者，手术治疗需行胆总管切开探查及取石术，术中如直接缝合胆总管，可能导致胆汁外漏或胆管狭窄，因此需要放置类似英文字母"T"的管道行胆管外引流。T管的作用主要有三个方面：①引流胆汁及残余结石，使胆汁排泄通畅，可减轻胆管压力，防止手术后胆管炎症、黏膜损伤出血、胆管残石等影响胆管通畅而发生胆漏；②支撑胆管，避免胆总管切开瘢痕形成导致管腔狭窄；③为术后行胆管造影或纤维胆道镜取石预留重要途径。

▶【案例导入——胸腔闭式引流管护理】

> **案例3** 07床，张某，女，61岁，住院号1395344。因体检发现右上肺结节5个月余为求进一步诊治收至胸外科病房。患者对疼痛较为敏感。完善相关检查后在全麻下行胸腔镜下右上肺结节楔形切除术，术后诊断为肺癌。术后留置胸腔闭式引流管一根，麻醉科配备镇痛泵（PCA）一个予以持续泵入止痛。术后1日，请你实施引流管护理。

1. 用物准备

胸腔闭式引流管护理用物摆放顺序如图2-3-2所示。

治疗车上层：无菌换药包（内含弯盘2个、无菌纱布1块、无齿血管钳2把）、有齿血管钳2把、0.5%聚维酮碘、无菌棉签、胸腔闭式引流瓶、0.9%氯化钠注射液、治疗巾、手套、弯盘、笔、速干手消毒剂，必要时备换药用物。

治疗车下层：生活垃圾桶、医用垃圾桶、锐器盒(图略)。

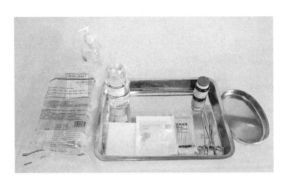

图 2-3-2　胸腔闭式引流管护理用物摆放顺序

2. 操作标准

胸腔闭式引流管护理评分标准见表 2-3-2。

表 2-3-2　胸腔闭式引流管护理评分标准

项目 (分)	具体内容和评分细则	满分 (分)	得分 (分)
准备 (10)	核对：医嘱、执行卡并签名	2	
	自身准备：着装整洁、规范，洗手，戴口罩	2	
	用物准备：无菌换药包、有齿血管钳2把、0.5%聚维酮碘、无菌棉签、胸腔闭式引流瓶、0.9%氯化钠溶液、治疗巾、手套、弯盘、笔、速干手消毒剂	4	
	环境评估：环境整洁、光线充足、调节室温、拉床帘	2	
操作 过程 (70)	患者评估：核对床号、姓名，评估病情、生命体征(*含疼痛评定*)、引流情况	10	
	加大镇痛泵剂量1次	5	
	协助患者取半坐卧位	3	
	备瓶：打开引流瓶，倒入0.9%氯化钠溶液于水位线，在水位线上注明日期	5	
	铺巾：暴露引流管与引流袋连接口，铺巾于下方	3	
	置盘：将弯盘置于连接口下方	2	
	夹管：挤捏引流管，将双钳夹闭引流管近端	8	
	消毒：准备新引流瓶于合适位置，戴手套、消毒	5	
	更换：连接新引流瓶，松开止血钳，挤捏引流管，确认引流通畅	5	
	固定：妥善固定引流瓶低于胸腔60~100 cm，撤去治疗巾、原引流瓶	5	
	观察：观察患者反应。正常水柱上下波动4~6 cm	4	
	体位：取舒适卧位	5	
	洗手记录：整理床单位，脱手套、洗手、记录	2	
	健康教育：①*勿打折、扭曲、脱落、受压*；②*观察引流液的颜色、性状、量及水柱波动情况*；③*缓解疼痛的方法*；④*疾病相关宣教*	6	
	垃圾分类处理	2	

续表2-3-2

项目 (分)	具体内容和评分细则	满分 (分)	得分 (分)
评价 (20)	整体评价：规范、熟练、安全、按时完成	10	
	评判性思维(*见斜体处*)		
	人文关怀：动作轻柔、隐私保护、拉好床栏、保暖	10	
总分		100	

注：表中斜体部分为临床思维点

3.临床思维

(1)生命体征中含疼痛评定：患者疼痛阈值较低，且术后一直诉引流管出口处疼痛，护士在评估患者生命体征时需特别评估疼痛程度，再根据疼痛程度予以相应处理。

(2)加大镇痛泵剂量1次：患者诉引流管出口平面疼痛严重，在进行操作前加大镇痛泵剂量1次便于缓解疼痛，取得配合。

(3)协助患者取半坐卧位：有利于术后引流，促进渗液吸收。

(4)健康教育：

①勿打折、扭曲、脱落、受压：符合一般引流管护理常规。

②缓解疼痛的方法：患者原本对疼痛敏感，加上术后第1天全麻已清醒，伤口尚未愈合，引流管材质较硬，在活动时疼痛更为明显，可指导患者采取深呼吸、听轻音乐等方法转移注意力，以缓解疼痛，必要时使用多模式镇痛。

③疾病相关宣教：告知转出监护室相关事宜，取得理解与配合。

4.注意事项

(1)术后患者如果血压平稳，应协助取半坐卧位利于引流。

(2)任何情况下，水封瓶应位于胸部伤口平面以下，不可倒转，维持引流装置密闭，接头牢固固定。下床活动时引流瓶应位于膝关节水平且保持平稳。

(3)保持引流管长度适宜，翻身活动时防止受压、打折、扭曲、脱出。

(4)保持引流通畅，注意观察引流液的颜色、性状、量，并做好记录。如引流量>4~5 mL/(kg·h)，连续3~4小时无减少，提示有活动性出血，应该通知医生立即处理。

(5)更换引流瓶时，需双钳夹闭引流管防止空气进入，切勿漏气。

(6)若引流管从胸腔脱出，立即用手捏闭伤口处皮肤，消毒处理后用凡士林纱布封闭伤口，并报告医生协助进一步处理。

(7)拔管后24小时要密切观察患者有无胸闷、憋气、呼吸困难、气胸、皮下气肿等。观察局部伤口有无渗血、渗液，如有变化及时告知医生处理。

5.知识拓展

(1)胸腔闭式引流管的置管指征：①中量、大量气胸、开放性气胸、张力性气胸、血胸、脓胸；②胸腔穿刺术治疗下肺无法复张者；③剖胸手术后引流。

(2)置管方法及置管位置：通常在手术室置管，紧急情况下可在床旁置管，并根据临床诊断和胸部X线检查结果决定置管位置。①积气：气体多向上聚集，因此气胸引流一般在前胸壁锁骨中线第2肋间；②积液：在腋中线与腋后线间第6或第7肋间隙置管引流；③脓胸：置管在脓液积聚的最低位。

【案例导入——脑室引流管护理】

> **案例4**   41 床，张某，女，67 岁，住院号 1264560。因头痛 1 周且头部磁共振提示"脑占位性病变"入院。完善相关检查后在全麻下行脑占位性病变切除、颅内减压、脑脊液漏修补术。术后一直有发热，最高体温达 38.6℃。第 3 天患者出现神志由昏睡转为浅昏迷，立即实施左侧去骨瓣减压、侧脑室外引流术，留置侧脑室引流管 1 根，术后安返病房，目前患者处于浅昏迷状态，左侧瞳孔直径约 4 mm，右侧瞳孔直径约 3 mm，对光发射迟钝，查体：T 37.5℃、P 90 次/min、R 20 次/min、BP 121/69 mmHg、SpO$_2$ 97%。甘露醇输注在续，请予以引流管护理。

1. 用物准备及操作标准

用物准备及操作标准参考表 2-3-1 及图 2-3-1。

2. 临床思维

（1）评估生命体征含神志、瞳孔变化：颅脑手术患者神志、瞳孔的观察至关重要。实施引流管护理前应常规观察生命体征含神志、瞳孔的变化情况。

（2）协助患者取平卧位，头枕无菌治疗巾：留置脑室引流管期间为了通畅引流应保持平卧，并限制头部活动。同时要特别注意无菌操作原则。

（3）妥善固定使引流管开口高于侧脑室平面 10~15 cm，维持正常颅内压。

（4）健康教育：

①与亲属沟通：患者处于浅昏迷状态，所有的治疗护理应该与亲属沟通取得其理解后实施。与亲属沟通的同时也是说与患者听，予以尊重与关爱。

②勿打折、扭曲、脱落、受压：符合一般引流管护理常规。

3. 注意事项

（1）严格执行无菌技术原则，防止颅内感染。

（2）需要搬动患者时应先夹闭引流管，调整引流装置高度适宜后再开放引流。

（3）引流早期注意引流速度，缓慢引流。避免引流过快导致颅内出血、颅内血肿甚至诱发脑疝。

（4）患者躁动时应酌情予以保护性约束。

（5）禁止经引流管冲洗或注入药物，以防脑室系统阻塞。

4. 知识拓展

预防脑室外引流颅内感染的集束化策略

（1）精细化及无菌操作：穿刺引流操作应在无菌环境中，实施最大化无菌屏障，严格手卫生。

（2）皮下隧道及引流管固定技术：脑室引流管设置皮下隧道，穿刺处严密缝合头皮，引流管在距离穿刺点 5 cm 距离经头皮引出，引流管经头皮出口处实施严密无菌化固定。

（3）操作前及操作后 24 小时预防性使用抗生素。

（4）护理人员每日进行引流管周围的无菌化护理。

（5）减少引流管操作次数、缩短引流时间：尽量减少经引流管的脑脊液采样及药物注射次数，及时评估拔管指征，尽可能缩短引流管留置时间。

2017 SNACC 指南：
成人脑室外引流患者的
围术期管理

第四节　造口护理

一、操作概述

"造口"来源于希腊文(stoma)，是"出口"或者"孔"的意思。根据解剖位置不一样，造口又分为消化系统相关造口和泌尿系统相关的造口；根据用途造口又分为永久性和暂时性造口。造口手术后因排泄方式的改变造成患者身体形象和日常生活方式发生改变，严重影响患者生活质量。高效的造口护理可以提高患者的舒适度，减少并发症的发生，帮助患者树立重返社会的信心。

> 【学而思政】
>
> 　　元素：以人为本；维护自尊。
>
> 　　内涵：操作实践中自觉践行促进舒适、维护尊严、促进康复的理念；培养理论联系实际的评判性思维。
>
> 　　任务：想一想。
>
> 　　请问：赵叔叔为什么会拒绝手术呢？你能理解赵叔叔的行为吗？该怎么和他沟通？

拒绝手术的赵叔叔

二、示范案例

▶【案例导入——直肠癌】

> **案例1**　26床，赵某，女，62岁，住院号668751。因排便次数增多、间断黏液血便3个月，伴肛门下坠、排便不尽感15天入院。起病以来体重减轻约7 kg，患者既往身体健康，喜食腊肉、扣肉，无药物过敏史。体格检查：消瘦，贫血貌。临床诊断直肠癌。已在全麻下行腹会阴联合直肠癌根治术，术后在左下腹行永久性乙状结肠单腔造口。术后第3日医嘱予以更换造口袋。

1.用物准备

造口护理用物摆放顺序如图2-4-1所示。

治疗车上层：一件式造口袋1个或两件式造口袋1套(底盘和造口袋)、剪刀、造口测量尺、治疗巾、一次性换药包(内备：弯盘、直钳、弯钳、棉球、纱布、络合碘棉球)、0.9%氯化钠溶液、手套、速干手消毒剂，必要时备便袋夹、造口护肤粉、防漏膏等附件产品。

治疗车下层：生活垃圾桶、医用垃圾桶、锐器盒(图略)。

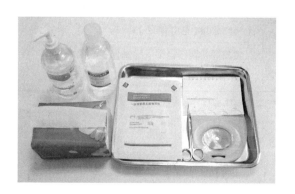

图2-4-1　造口护理用物摆放顺序

2. 操作标准

造口护理操作标准见表 2-4-1。

表 2-4-1 造口护理操作评分标准

项目（分）	具体内容和评分细则	满分（分）	得分（分）
准备（10）	核对：医嘱、执行卡并签名	2	
	自身准备：着装整洁、规范，洗手，戴口罩	2	
	用物准备：一件式造口袋 1 个或两件式造口袋 1 套（底盘和造口袋）、剪刀、造口测量尺、治疗巾、一次性换药包、0.9% 氯化钠溶液、手套、速干手消毒剂，必要时备便袋夹、造口护肤粉、防漏膏等附件产品	4	
	环境准备：环境清洁、光线充足、调节室温，拉床帘	2	
操作过程（70）	患者评估：核对床号、姓名、手腕带，交代目的、注意事项、配合要点 *询问排便情况*；全身评估：病情、生命体征、学习能力、视力、手的灵活性及体力恢复情况；局部评估：造口颜色、大小、类型及局部有无红疹、破损、溃烂等情况	10	
	体位：协助取舒适卧位，造口侧垫治疗巾	4	
	开包：打开换药包，戴手套	4	
	除袋观察：一手轻按腹壁，另一手将造口袋底盘由上向下缓慢移除，观察底盘溶胶情况	8	
	清洁观察：用 0.9% 氯化钠溶液棉球清洁造口及周围皮肤并使用纱布擦干，观察造口黏膜色泽及周围皮肤是否平坦	10	
	修剪底盘：测量造口大小、形状，用笔将尺寸画在造口底板上，修剪底盘，造口袋底盘孔径>造口 1~2 mm 左右并检查大小是否合适	8	
	粘贴底盘：用手指将底板的造口圈磨光，拉平造口周围皮肤，按照造口位置自下而上粘贴底盘，用手均匀按压数分钟，使之与皮肤紧密粘贴	10	
	检查：确认粘贴牢固，夹好造口袋下端开口	2	
	整理：协助取舒适体位、整理床单位	2	
	洗手记录：脱手套、洗手，记录	2	
	健康教育：①更换造口袋的操作步骤；②造口的自我管理；③合理膳食；④疾病相关宣教	8	
	垃圾分类处理	2	
评价（20）	整体评价：无菌操作、消毒隔离原则，熟练、造口修剪合适、粘贴紧密	10	
	评判性思维（*见斜体处*）		
	人文关怀：动作轻柔、隐私保护、拉好床栏、保暖	10	
共计		100	

注：表中斜体部分为临床思维点

3. 临床思维

（1）评估排便情况：为避免粪水污染皮肤和避免粪水刺激性的气味影响食欲，更换造口袋时勿选择患者排便的时候更换，可选择在患者饮食前或进食后 2 小时进行造口护理。

（2）体位：更换造口袋时可取舒适体位，该患者的造口在左下腹，更换造口袋和操作后应注意使造口侧处于低位，避免右侧卧位，且与伤口保持一定的距离，以免粪水污染伤口。

（3）健康宣教：

①告知更换造口袋的详细操作步骤，指导粘贴造口袋后继续按压底盘 10 分钟，30 分钟内勿做弯腰、下蹲等动作。

②引导患者参与造口的自我管理，学会观察造口颜色、大小、皮肤情况等，告知造口及其周围皮肤并发症的预防和处理方法。避免提重物等可能导致腹内压增高的动作，以免引起疝的发生。

③饮食指导：减少进食粗纤维或易造成阻塞的食物，例如蘑菇、韭菜；避免或减少食用产气食物和易引起便秘或腹泻的食物，如豆类、乳制品、碳酸饮料、洋葱、油炸食物、口香糖等。

④疾病相关：密切关注自身症状的改变并及时告知医务人员。

4.造口护理注意事项

（1）贴造口袋前一定要保证造口周围皮肤干燥，适当使用造口辅助用品，如皮肤保护膜、防漏膏、造口护肤粉等。

（2）造口袋底盘与造口黏膜之间保持适当间隙（1~2 mm），缝隙过大粪便刺激皮肤易引起皮炎，过小底盘边缘与黏膜摩擦将会导致不适甚至出血。

（3）造口袋中粪便超过 1/3~1/2 满时应及时排放或更换。

5.知识拓展

造口定位原则：

（1）患者采取不同的体位时均能看清楚造口的位置，便于自己护理，尤其是半卧位、坐位、站立位。

（2）造口周围皮肤平整，便于造口用品的使用：造口应位于平整皮肤的中央，皮肤健康，无瘢痕、皱褶、骨性突出、凹陷等，如果黏贴处皮肤不平整，底板固定不牢，容易泄露排泄物。

（3）造口位于腹直肌处，预防发生并发症：造口位于腹直肌处使造口平时处于轻微关闭状态，可以预防造口脱垂、异物进入造口或者发生造口疝。

（4）不改变患者的生活习惯：在日常生活过程中，个体的穿戴习惯不一样，所以在定位时应考虑到患者系皮带、工作性质、日常活动等因素。总之，造口应在裤腰带下方，从事需要弯腰的体力劳动者位置宜低一点，需久坐或坐轮椅者位置宜高一点，脊柱侧凸者造口位置应在凸处。

三、拓展案例

▶【案例导入——结肠癌】

案例2　01床，陈某，男，70岁，住院号 5668117。因腹痛、腹胀伴呕吐、肛门停止排便排气 1 天入院。临床诊断为结肠癌、肠梗阻。患者既往生活规律，身体健康，惯用左手，无食物、药物等过敏史。入院后急诊行乙状结肠单腔造口术，术后在左下腹留有造口袋。术后第 1 日医嘱予以造口护理。

1.用物准备及操作标准

用物准备及操作标准参考表 2-4-1 及图 2-4-1。

2.临床思维

（1）评估排便情况：虽然患者术前已禁食禁饮，但是因为急诊手术未进行传统的肠道准备，术后第一日，肠道仍有残留的大便，所以更换造口袋时勿选择患者排便的时候。

（2）术后排气的观察：造口袋内有便液不一定是排气，有气体时提示患者已排气。对于保留肛门的手术，便液会进入远端肠管，所以袢式造口者偶尔会从肛门排出便液。

3.知识拓展

(1)造口颜色观察:造口正常的颜色是粉红色或淡红色,表面光滑、湿润。术后初期造口水肿,颜色发亮属于正常现象,术后4~6周水肿消退。造口颜色苍白时,提示患者血红蛋白水平过低;造口颜色青紫或者发黑提示造口可能缺血。

(2)修剪底盘:使用造口卡尺测量造口基底部,圆形造口可以直接测量直径,不规则形造口可使用图形来记录,椭圆形造口测量最宽部和最窄部,根据造口大小修剪底盘,尺寸>造口底部1~2 mm为宜。尺寸过大容易引起排泄物渗漏,引发粪水性皮炎。尺寸过小会紧贴造口,从而影响血运循环。

【案例导入——膀胱癌】

> **案例3**　12床,赵某,男,55岁,住院号4352736。因间歇性全程血尿2个月入院。膀胱镜+组织活检提示尿路上皮癌。完善各项检查后在全麻下行根治性膀胱全切+回肠代膀胱术,术后第4日,请行造口护理。

1.用物准备及操作标准

用物准备及操作标准参考表2-4-1及图2-4-1。

2.临床思维

(1)造口护理时机:泌尿造口尿液因不受控制会不断排尿,更换造口袋时应选择早晨或上午,更换前1~2小时不饮水或少饮水,以便更加稳固地粘贴造口袋。

(2)粘贴底盘:粘贴底盘时动作要迅速,换袋过程中如有尿液排出,应及时擦干,也可以将干棉球轻轻地按压在造口上,以便造口袋粘贴更加稳固。

(3)健康教育:

①泌尿造口在饮食上不需要忌口,在肾功能正常的前提下可以多喝水,每日保持尿量在2000~3000 mL以上,以便冲洗尿道,预防泌尿系感染。

②泌尿造口者睡觉时需接床旁引流袋,防止尿液过满而逆流,避免影响造口袋粘贴的稳固性。

③造口袋有1/3~1/2满尿液时应及时排放尿液。

3.知识拓展

膀胱造口常见并发症的原因及护理:

(1)造口渗漏:

①常见原因:膀胱癌术后排尿系统的改变,无法自主控制排尿;尿液的刺激导致造口袋粘贴处皮肤湿润,影响粘贴;体型、皮肤松弛都导致粘贴不紧密。

②处理方法:a.造口袋尺寸裁剪合适,准确地测量造口大小,裁剪时应大于造口0.2~0.3 cm,防止造口黏膜的增生;b.在造口袋开口周围及皮肤不平处涂抹防漏膏,保持造口及周围皮肤在同一水平面;c.尽量在早晨或者上午更换造口袋,更换前1~2小时不饮水或少饮水,以减少尿液的流出;d.患者取平卧位,擦拭干净残留防漏膏和粘胶,使造口周围皮肤干净清爽;e.用肩背带或腰带固定造口袋;f.为避免夜间翻身或受造口袋内尿液的重力影响,夜间连接引流袋。

(2)周围皮肤炎:

①常见原因:碱性尿液对造口周围皮肤的刺激和腐蚀作用。

②处理方法:a.造口周围皮肤涂抹专用的造口粉;b.使用0.9%氯化钠溶液擦拭造口周围皮肤,待干后涂上护肤粉;c.皮肤过敏者可在造口周围皮肤涂抹抗过敏软膏,或根据不同的皮肤情况正确选择适合的护理产品;d.更换造口袋时动作轻柔尤其是分离底盘时,避免用力过度刺激皮肤造口;e.2件式造口袋方便清洗、透气强,可选用2件式的造口袋。

第五节 膀胱冲洗

一、操作概述

膀胱冲洗是通过导尿管或耻骨上膀胱造瘘管将灌洗液注入膀胱内，在虹吸原理的作用下将灌洗液引流出来的方法。其目的是为了保持导尿管引流通畅、预防感染以及经尿道前列腺电切术、膀胱肿瘤电切术等术后的治疗。

【学而思政】

　　元素：以人为本，评判性思维。

　　内涵：操作实践中自觉践行促进舒适、预防并发症的理念；培养理论联系实际的评判性思维。

　　任务：想一想。

　　请问：王爷爷为什么会出现这种情况？护士小张做得对吗，为什么？假如是你该怎么做？

王爷爷怎么啦

二、示范案例

▶【案例导入——良性前列腺增生症】

　　案例1　15床，温某，男，67岁，住院号165774。因排尿困难2日入院，临床诊断良性前列腺增生症。入院完善检查后在硬膜外麻醉下行经尿道前列腺切除术，术中出血约100 mL，术毕返回病房，医嘱予以膀胱冲洗。

1.用物准备

膀胱冲洗用物摆放顺序如图2-5-1所示。

治疗车上层：膀胱冲洗液、冲洗器、0.5%聚维酮碘、0.9%氯化钠溶液、棉签、膀胱冲洗标识牌、一次性手套、集尿袋、排泄桶、弯盘、速干手消毒剂。

治疗车下层：生活垃圾桶、医用垃圾桶(图略)。

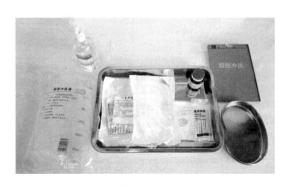

图2-5-1　膀胱冲洗用物摆放顺序

2. 操作标准

膀胱冲洗操作评分标准见表2-5-1。

表 2-5-1　膀胱冲洗操作评分标准

项目 （分）	具体内容和评分细则	满分 （分）	得分 （分）
准备 （10）	核对：医嘱卡、执行卡并签名	2	
	自身准备：着装整洁、规范，洗手，戴口罩	2	
	用物准备：膀胱冲洗液、冲洗器、0.5%聚维酮碘、0.9%氯化钠溶液、棉签、膀胱冲洗标识牌、一次性手套、集尿袋、排泄桶、弯盘、速干手消毒剂	4	
	环境评估：环境清洁、光线充足，调节室温，拉床帘	2	
操作过程 （70）	患者评估：核对床号、姓名、手腕带、交代目的；全身评估：生命体征、病情及配合程度；局部评估：管道类型、标识，尿液的颜色、性质、量，有无血凝块、浑浊、沉淀或絮状物	10	
	体位：协助患者*取平卧位*，暴露三腔气囊导尿管	4	
	排空尿液：排空膀胱及集尿袋内的尿液	5	
	冲洗液准备：将*膀胱冲洗液*连接冲洗器，悬挂在输液架上并排气，冲洗液距离床面60 cm	6	
	冲洗：①夹闭导尿管，导尿管细端连接冲洗器，粗端连接集尿袋；②夹闭集尿袋，打开导尿管，打开冲洗器，*调节冲洗速度*	16	
	悬挂膀胱冲洗标识	4	
	冲洗中观察：患者反应、冲洗是否通畅、引流液的颜色、性质、量等	4	
	冲洗后：夹闭导尿管，分离冲洗器与导尿管，更换集尿袋；妥善固定导尿管和集尿袋	10	
	整理：协助患者取舒适体位，整理床单位	2	
	洗手记录：脱手套、洗手，记录	2	
	健康教育：①有腹痛、腹胀等不适报告医务人员；②每日饮水2000 mL左右；③会阴护理；④观察导管；⑤导尿管的拔除	5	
	垃圾分类整理	2	
评价 （20）	整体评价：遵循无菌技术原则，操作规范、熟练、安全	10	
	评判性思维（*见斜体处*）		
	人文关怀：动作轻柔、隐私保护、拉好床栏、保暖	10	
共计		100	

注：表中斜体部分为临床思维点

3. 临床思维

（1）取平卧位：麻醉未清醒时取平卧位，也可根据患者平时的喜好，取低角度半坐卧位，待患者麻醉清醒后可采取舒适体位。

（2）膀胱冲洗液的选择：传统的膀胱冲洗液有0.9%氯化钠溶液或含抗生素的配方冲洗液。该患者冲洗液选用的是0.9%氯化钠溶液，因经尿道前列腺切除术后出血，进行膀胱冲洗的目的是防止血凝块堵塞导尿管，选用0.9%氯化钠溶液作为冲洗液不仅不会导致菌群失调，且经济实惠。

（3）冲洗速度的调节：调节膀胱冲洗液速度的原则是"色深则快、色浅则慢"，但是对于冲洗液颜色的评估会有个人认知的差异，我们应根据患者的病情动态进行调节。

（4）悬挂膀胱冲洗标识：膀胱冲洗液应与静脉治疗液、肠内营养液、腹腔冲洗液等分开放置；膀胱冲洗治疗时床旁悬挂膀胱冲洗标识，防止与其他治疗混淆，从而有效预防给药错误等不良事件的发生。

（5）导尿管的拔除时间：经尿道前列腺切除术后 5~7 日尿液颜色清澈后可拔除导尿管；耻骨上前列腺切除术后 7~10 日拔除导尿管；膀胱造瘘管 10~14 日后拔除。该患者实施的是经尿道前列腺切除术，术后 5~7 日尿液颜色清澈后即可拔除导尿管。

（6）健康教育：

①冲洗时嘱患者深呼吸放松以减少疼痛，如有腹痛、腹胀、膀胱剧烈收缩等情况时立即告知医护人员，必要时暂停冲洗。

②病情允许时多饮水，每日饮水至少维持在 2000 mL 左右。

③指导配合进行会阴护理，保持会阴清洁，用苯扎溴铵（新洁尔灭）消毒尿道外口，每日 2 次。

④指导患者观察导尿管有无打折、扭曲、受压、脱落以及引流液的颜色、性质、量。

4.膀胱冲洗的注意事项

（1）严格执行无菌技术操作原则，防止感染。及时倾倒引流液，防止引流液回流致逆行感染。膀胱冲洗不应作为留置导尿管患者的常规操作，以防增加患者感染的风险。

（2）冬季可将冲洗液加温至 35~37℃，以预防膀胱痉挛。

（3）通过膀胱冲洗行药物治疗时，冲洗液应在膀胱内保留 15~30 分钟再排出体外，或者根据需要适当延长保留时间。

（4）冲洗过程中严密观察患者有无不适，观察引流液的颜色和性质，根据尿液的颜色调节冲洗速度，色深则快、色浅则慢。

（5）观察排出量：若排出量少于冲洗量，应考虑是否有脓液或血块等堵塞管道，可从患者近心端向集尿器方向挤压引流管，或用冲洗器冲洗抽吸使之恢复通畅，必要时可更换导尿管。

（6）准确记录尿量、冲洗量、排出量，尿量＝排出液−冲洗量。

5.知识拓展

（1）膀胱冲洗速度相关研究：膀胱冲洗速度会影响治疗效果，且与膀胱痉挛的发生有着密切的关系。有学者认为如果引流液呈鲜红色，有血凝块形成时，膀胱冲洗的速度可以为：300 ~ 650 gtt/min 直线滴入；如果引流液为浅红色，膀胱冲洗的速度可以调节为：80~140 gtt/min；如果引流液为黄色时，冲洗速度可以调节至 40~80 gtt/min。但冲洗液的颜色主观判断不一样，所以会存在一定的差异。对于目前冲洗液颜色客观、直观的判断仍需要深入研究。由于研究的局限性，目前持续膀胱冲洗仍由护士根据患者病情和冲洗情况动态调节冲洗速度。

（2）膀胱冲洗液温度相关研究：尿道前列腺切除术后发生膀胱痉挛和堵管与冲洗液的温度有一定的关系，有关文献表明加温至 34.6~37.5℃的膀胱冲洗液能有效舒展膀胱黏膜皱襞，减少膀胱痉挛发生，提高膀胱冲洗的安全性。

三、拓展案例

▶【案例导入——膀胱癌】

案例2　01床，肖某，男，65岁，住院号5667971。因憋尿后排小便时发现尿中有血丝，经各项检查后临床诊断为膀胱癌。患者在全麻下行原位新膀胱术，术后为避免导管堵塞，医嘱予以膀胱冲洗。

1. 用物准备及操作标准

用物准备及操作标准参考表 2-5-1 及图 2-5-1。

2. 临床思维

（1）新膀胱冲洗时间的选择：原位新膀胱术后第 3 日开始行代膀胱冲洗，1~2 次/日，若肠黏液增多时可增加冲洗次数。

（2）冲洗液的选择：使用 0.9% 氯化钠溶液或 5% 碳酸氢钠溶液冲洗。

（3）冲洗方法及量：使用注射器抽取 30~50 mL 液体低压进行冲洗，并打开导尿管将冲洗液引流出来，如此反复直至冲洗液澄清。

3. 知识拓展

原位新膀胱术：膀胱癌的治疗方法包括手术治疗和非手术治疗，手术治疗有经尿道膀胱肿瘤切除术、膀胱部分切除术、根治性膀胱全切术。原位新膀胱术是指术中切除膀胱后，截取一段回肠或乙状结肠代替膀胱。此手术不需要经腹壁造口，可提高生活质量，维护个人尊严，患者易接受，但手术过程复杂，手术时间长，创伤大，术后可能会出现尿失禁、排尿困难等并发症。

第六节 轴线位翻身

一、操作概述

轴线位翻身是指保持头与脊柱成一直线,以此线为轴线所进行的体位变换。主要适用于颅骨牵引、脊柱损伤、脊柱术后、髋关节术后的患者翻身,以达到预防脊椎二次损伤及髋关节脱位的目的。轴线位翻身如果操作不当可能发生的并发症有坠床、继发性脊髓神经损伤、植骨块脱落、椎体关节突骨折、管道脱落等,护士掌握轴线翻身法在临床工作中非常重要。

【学而思政】

元素:以人为本,团队精神、沟通。

内涵:操作实践中践行整体观念,采取科学、有效的护理对策,满足患者需要,帮助患者恢复到健康的最佳状态;掌握良好的沟通技巧及树立团队合作意识。

任务:请你点评。

请问:如果你是小李,下一步该做什么?

患者张某拒绝翻身

二、示范案例

【案例导入——腰椎间盘突出症】

案例1 05床,李某,男,45岁,住院号1527302。因反复腰部疼痛1年余加重2天入院。查体:T 36.7℃、P 72次/min、R 18次/min、BP 139/79 mmHg、SpO$_2$ 99%。CT提示:腰5至骶1椎间盘突出0.7 cm,已在6小时前行椎间盘切除术,目前患者伤口敷料包扎完好、无渗血,无引流管,正在静脉输液,请协助患者轴线位翻身。

1. 用物准备

轴线位翻身用物如图2-6-1所示。

翻身垫一个、软枕一个,另备速干手消毒剂。

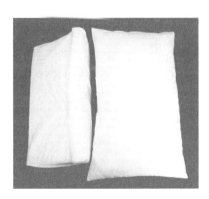

图2-6-1 轴线位翻身操作用物

2.操作标准

轴线位翻身评分标准见表2-6-1。

表2-6-1　轴线位翻身评分标准

项目（分）	具体内容和评分细则	满分（分）	得分（分）
准备（10）	核对：医嘱、治疗卡并签名	2	
	自身准备：着装整洁、规范，洗手，戴口罩	2	
	用物准备：翻身垫、软枕，另备速干手消毒剂	4	
	环境评估：环境清洁、光线充足、调节室温，拉床帘	2	
操作过程（70）	患者评估：核对床号、姓名、手腕带，交代目的、注意事项、配合要点，*评估患者病情、配合能力、损伤部位、伤口、管道、皮肤有无破损*	10	
	移开用物：移去枕头，松开管道，妥善固定	5	
	位置确认：甲方、乙方操作者站于同侧床旁，甲双手分别放于患者肩部及腰部，乙双手分别置于患者的腰部及臀部	10	
	平移：两人合力将患者平移至操作者同侧床旁，使患者头、颈、肩、腰、髋保持在同一水平线上	10	
	翻身：翻转至侧卧位，双下肢自然弯曲	10	
	垫枕：将一翻身垫放于患者背部支持身体，另一软枕放于双膝之间并使双膝呈自然弯曲，颈椎损伤时，另用软枕将头颈部垫实，避免颈部悬空	10	
	固定整理：妥善固定管道，观察患者伤口、呼吸、皮肤情况，整理床单位	5	
	洗手记录：洗手，记录翻身时间，并做好交接班	4	
	健康教育：①定时翻身；②配合要点；③疾病相关宣教	6	
评价（20）	整体评价：规范、熟练、安全、按时完成；确保翻身到位	10	
	评判性思维（*见斜体处*）		
	人文关怀：动作轻柔、隐私保护、拉好床栏、保暖	10	
共计		100	

注：表中斜体部分为临床思维点

3.临床思维

（1）患者评估：患者目前生命体征平稳，可以翻身；无颈椎损伤，无引流管，有输液管，为腰椎手术后，需由两人操作。

（2）翻身：翻转患者时，应注意保持脊椎平直，保持头、颈、躯干在同一直线上，以维持脊柱的正确生理弯度，避免由于躯干扭曲而加重脊柱骨折、脊髓损伤和关节脱位。该患者是腰椎间盘切除术后患者，翻身角度不可超过60°，避免由于脊柱负重增大而引起关节骨突骨折。翻身过程中注意保护伤口和妥善安置输液管路。

4.轴线位翻身注意事项

（1）胸、腰椎损伤时，翻身角度不超过60°。

（2）注意为患者保暖并防止坠床。

（3）准确记录翻身时间。

（4）操作者注意节力原则。

（5）颅脑损伤或颅脑手术的患者，翻身时动作要轻柔，头部不可剧烈震动，以免引起脑疝和呼吸骤停。

5. 知识拓展

腰椎间盘突出症：腰椎间盘突出症是指由于椎间盘变性、纤维环破裂、髓核组织突出刺激和压迫马尾神经或神经根所引起的一种综合征，是腰腿痛最常见的原因之一。腰椎间盘突出症可发生于任何年龄，最多见于中年人，20~50岁为多发年龄，男性多于女性。

腰椎间盘突出症诊疗指南

三、拓展案例

【案例导入——椎管内肿瘤】

> 案例2 10床，陈某，男，46岁，住院号1527401。因双下肢无力3个月余加重2天入院。颈段 MRI 提示：第4颈椎（C4）~第5颈椎（C5）椎管内占位。查体：T 36.9℃、P 89 次/min、R 20 次/min、BP 125/89 mmHg、SpO_2 99%。今晨在全麻下行椎管内肿瘤切除术，术后6小时，患者麻醉已醒，神志清楚，留置导尿管一根，静脉输液在进行中，遵医嘱予轴线位翻身。

1. 用物准备及操作标准

用物准备及操作标准参考表2-6-1及图2-6-1。

2. 临床思维

（1）评估患者：患者行颈段手术后6小时，目前生命体征平稳，可以在多人合作下行轴线翻身。

（2）头部固定、平移、翻身：该患者翻身时头颈躯干要保持一致（鼻尖、喉结、胸骨柄三点一线），第一操作者固定患者头部，沿纵轴向上略加牵引，使头、颈随躯干一起缓慢移动，第二操作者将双手分别置于肩部、腰部，第二操作者将双手分别置于腰部、臀部，使头、颈、肩、腰、髋保持在同一水平线上，翻转至侧卧位。合理调整枕头高度，枕头高度与肩部平行，避免头部悬空。翻身过程中注意妥善放置尿管及输液管路，避免受压。

（3）病情监测：指导患者练习深呼吸和有效咳嗽、咳痰等，增加肺通气功能。术后注意患者面色、呼吸情况、有无声嘶及吞咽困难，床旁常规准备气管切开包。

3. 知识拓展

椎管内肿瘤：是指发生于脊髓本身及椎管内与脊髓邻近组织的原发性或转移性肿瘤的总称，又称脊髓肿瘤。恶性椎管内肿瘤经手术大部切除并作充分减压后辅以放疗，可使病情得到一定程度的缓解。

【案例导入——脊柱骨折】

> **案例3** 30床，王某，男，46岁，住院号1527202。因腰骶部剧烈疼痛2小时入院，患者擦玻璃时从二楼意外坠落，腰骶部着地，伤后腰骶部疼痛，无法站立，120急救入院，X线提示：第2腰椎爆裂骨折，入院后行手术治疗，患者麻醉已醒，T 37℃、P 88次/min、R 22次/min、BP 120/77 mmHg、SpO₂ 97%。患者伤口敷料包扎完好，清洁干燥，导尿管引流通畅，正在行静脉输液，遵医嘱予轴线位翻身。

1. 用物准备及操作标准

用物准备及操作标准参考表2-6-1及图2-6-1。

2. 临床思维

（1）评估患者：患者生命体征平稳，可以翻身。伤口敷料干燥，有导尿管1根、静脉输液通路1条，应妥善固定各管道，保证各管道有足够长度，防止翻身时牵拉出尿管等。

（2）头部固定、平移、翻身：翻身时，指导患者双臂交叉放于胸前，两护士分别托扶患者肩背部和腰腿部翻至侧卧位，患者自行翻身时应先挺直腰背部再翻身，以利用绷紧的躯干肌肉形成天然内固定夹板。侧卧时，患者背后从肩到臀用翻身垫抵住以免胸腰部脊柱扭转，上腿屈髋屈膝而下腿伸直，两腿间垫枕以防髋内收。

3. 知识拓展

脊柱骨折的处理原则：①急救搬运。脊柱损伤患者伴有颅脑、胸、腹腔脏器损伤或并发休克时首先抢救生命；②卧硬板床。仰卧于硬板床上，骨折部位垫厚垫，使脊柱过伸；③复位固定。颈椎损伤轻者可采用枕颌带卧位牵引复位，牵引重量3 kg；明显压缩移位、脱位者以石膏颈围固定；对于严重损伤的患者，应切开复位内固定；④腰背肌锻炼。利用背伸肌肌力和背伸姿势使脊柱过伸，借助椎体前方的前纵韧带和椎间盘纤维环的张力，使压缩椎体自行复位，恢复原状。

第七节 末梢血糖监测

一、操作概述

末梢血糖监测是毛细血管血葡萄糖测定，通过准确获取指尖血糖值，以评估患者血糖变化，为治疗护理措施提供依据。

【学而思政】

元素：共情理念；严谨求实思维训练。

内涵：操作实践中自觉践行减轻疼痛、促进舒适的理念；培养严谨求实思维。

任务：请你点评。

请问：李爷爷的想法对吗？如果你是他的责任护士，你该怎么做？

李爷爷的想法对吗

二、示范案例

【案例导入——妊娠期糖尿病】

案例1　37床，赵某，女，38岁，住院号113425。因妊娠38周，发现血糖升高3个月余入院。目前临近预产期，以妊娠期糖尿病、高血压2级收治入院。患者既往高血压病史5年，怀孕以来血压控制良好，患者3年前有过轻微中风，左侧肢体存在轻度活动障碍。入院时测 T 36.8℃、P 98 次/min、R 18 次/min、BP 128/70 mmHg。医嘱予以监测患者三餐后空腹血糖。

1. 用物准备

血糖监测用物摆放顺序如图 2-7-1 所示。

治疗车上层：血糖仪、血糖检测试纸、采血针头、75%乙醇、棉签、手套、弯盘、速干手消毒剂。

治疗车下层：生活垃圾桶、医用垃圾桶、锐器盒(图略)。

2. 操作标准

血糖监测评分标准见表 2-7-1。

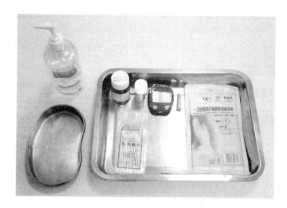

图 2-7-1　血糖监测用物摆放顺序

表 2-7-1   血糖监测评分标准

项目(分)	具体内容和评分细则	满分(分)	得分(分)
准备(10)	核对：医嘱、治疗卡并签名	2	
	自身准备：着装整洁、规范，洗手，戴口罩	2	
	用物准备：血糖仪、血糖检测试纸、采血针头、75%乙醇、棉签、手套、弯盘、速干手消毒剂	4	
	环境评估：环境清洁、光线允足	2	
操作过程(70)	核对解释：核对床号、姓名、手腕带；交代目的、注意事项、配合要点	4	
	患者评估：全身评估：病情、意识状态、自理能力和配合程度、进食时间及量、乙醇过敏史；局部评估：*右侧肢体*有无输液、血运情况，皮肤有无破损、红肿、硬结及瘢痕	6	
	体位：协助取舒适卧位，暴露穿刺部位，手心朝上放置	4	
	二次核对，戴手套	4	
	消毒：75%乙醇消毒采血部位2遍，待干	6	
	插检测试纸：沿箭头方向将检测试纸一端插入血糖仪检测试纸插口中，血糖仪自动开机(手不接触试纸滴血区)	8	
	针刺：用拇指和食指固定采血部位，采血针在指尖一侧刺破皮肤采血	8	
	检测：用干棉签轻拭去第1滴血，将第2滴血吸入测试区	10	
	按压：用棉签按压采血部位直至不出血	4	
	读数：读取血糖值、取下检测试纸	5	
	整理：协助取舒适体位，整理床单位	2	
	洗手记录：脱手套、洗手，记录	2	
	健康教育：①*血糖结果*；②*疾病相关宣教*	5	
	垃圾分类处理	2	
评价(20)	整体评价：规范，熟练，按时完成	10	
	评判性思维(*见斜体处*)		
	人文关怀：动作轻柔、隐私保护、关注患者感受	10	
共计		100	

注：表中斜体部分为临床思维点

3. 临床思维

(1)患者评估：患者左侧肢体活动障碍，血液循环和感知功能较差，测量血糖时应避开患侧肢体。健侧肢体采集部位皮肤应清洁、无破损、瘢痕、硬结及肿块。采集部位应为手指指尖两侧，因为两侧血管比较丰富，神经分布较少，不易产生痛感，而中间指腹位置神经比较丰富，易导致疼痛感增加。采血时不建议选择拇指和食指，因为这两指使用频率高，扎破取血后，容易在触摸物品时出现疼痛、感染等情况。

(2)健康教育：

①血糖结果：告知患者血糖结果和患者血糖控制目标，妊娠期糖尿病患者，空腹、餐前或睡前血糖 3.3~5.3 mmol/L，餐后1小时≤7.8 mmol/L，餐后2小时≤6.7 mmol/L；2型糖尿病患者，空腹血糖 4.4~7.0 mmol/L，非空腹<10.0 mmol/L。

②疾病相关宣教：患者应注意监测血糖、血压等情况，妊娠期糖尿病患者高血压发生率是非糖

尿病孕妇的3~5倍；指导患者孕期宜选择低升糖指数碳水化合物，如燕麦、大麦、大豆、牛奶、苹果等；适度运动，运动形式以有氧运动为佳，如散步、孕妇体操等；告知患者如出现乏力、手抖、出冷汗等症状时，立即告知医护人员，及时监测血糖。

4. 血糖监测注意事项

（1）注意血糖检测试纸的有效期，更换新一批检测试纸时应调整校正码（免校正码的血糖仪除外）。

（2）针刺后勿用力挤压采血部位，测试血样血量适宜。

（3）严格执行无菌技术操作，采血针一次性使用。

（4）血糖仪应定期质控，检测试纸常温保存，放于干燥清洁处。

5. 知识拓展

妊娠期糖尿病（GDM）：妊娠期间首次发生或发现的糖尿病或糖耐量降低，不包括孕前已诊断糖尿病的患者。GDM的诊断标准为空腹血糖≥5.1 mmol/L，和（或）OGTT试验后1小时血糖≥10.0 mmol/L，和（或）OGTT试验后2小时血糖≥8.5 mmol/L。

三、拓展案例

【案例导入——新生儿低血糖】

> **案例2** 05床，汪某，男，出生12小时，住院号38465。出生后首次测得血糖为1.8 mmol/L，无伴随症状，遵医嘱进行血浆葡萄糖检测，静脉注射10%葡萄糖2 mL/kg（1 mL/min）后，维持葡萄糖液或肠外营养液输注。查体：T 36.0℃，P 155次/min，R 60次/min，SpO_2 96%。医嘱予以复测血糖。

1. 用物准备及操作标准

用物准备及操作标准参考表2-7-1及图2-7-1。

2. 临床思维

（1）评估足跟部：新生儿血糖监测采血部位宜选择足跟部两侧。新生儿血糖监测常见并发症有：无菌操作不严格可导致感染、蜂窝织炎，在足跟部中央穿刺过深可导致跟骨骨髓炎，同一部位多次穿刺可能引起足跟部瘢痕形成，因此应避免在一侧反复穿刺。

（2）健康教育：

①告知家长血糖结果：新生儿低血糖临床处理界值为血糖水平（BGL）<2.6 mmol/L。根据血糖情况合理喂养，配合医生积极治疗。

②疾病相关宣教：能进食者尽早喂养，注意保暖，教会家长如何判断新生儿低血糖，如注意观察新生儿的反应、意识状态、呼吸、肌张力等，配合医护人员密切监测血糖。

3. 知识拓展

新生儿低血糖：新生儿全血血糖<2.2 mmol/L可诊断为新生儿低血糖。新生儿低血糖临床表现主要包括交感神经兴奋性增高所致的症状和体征，如出汗、脸色苍白、激惹、饥饿、肢体抖动（震颤）、呼吸不规则、心动过速和呕吐等；中枢神经系统葡萄糖缺乏所致的症状和体征，如呼吸暂停、喂养困难、肌张力低下、哭声弱或高尖、惊厥、意识水平变化（如意识淡漠、嗜睡、昏迷）等。

《新生儿低血糖临床规范管理专家共识》（2021年）

【案例导入——成人低血糖】

> **案例3**　35床，王某，男，58岁，住院号143218。患者自诉心慌、气短、出冷汗、手足麻木，伴有饥饿感。临床诊断为2型糖尿病，室上性心动过速。今日在局麻下行射频消融术后返回病房，查体：P 95次/min，BP 106/60 mmHg，SpO$_2$ 96%。患者左手留置针正在输注复方氯化钠注射液。医嘱予以立即监测血糖。

1. 用物准备及操作标准

用物准备及操作标准参考表2-7-1及图2-7-1。

2. 临床思维

（1）评估右侧手指：患者左侧肢体在输液，采集时应避开左侧肢体，以免血液被液体稀释，导致血糖值不准确。评估右侧手指指尖两侧皮肤状况，采集部位皮肤应清洁、无破损、瘢痕、硬结及肿块。

（2）健康教育：

①血糖结果：正常成人血糖小于2.8 mmol/L可诊断为低血糖，糖尿病患者血糖≤3.9 mmol/L诊断为低血糖。根据患者的血糖结果给予积极处理。

②疾病相关宣教：射频消融术为常见的心脏介入手术，术后一般需卧床12~24小时，术后部分患者因疼痛或卧床等原因导致进食较少，患者患有2型糖尿病，易发生低血糖，应告知患者术后及时进食，教会患者及亲属识别低血糖。

3. 知识拓展

成人低血糖诊断：低血糖是由多种原因引起的血糖浓度过低状态，血糖降低并出现相应的症状及体征时，称为低血糖症。正常人血糖小于2.8 mmol/L可诊断为低血糖，糖尿病患者血糖≤3.9 mmol/L可诊断为低血糖。

第八节　新生儿沐浴

一、操作概述

沐浴是清洁皮肤最简单有效的方法之一。新生儿沐浴不仅能清洁皮肤、促进血液循环及皮肤触觉发育，还能增进身体的舒适感、情感交流和提高体温的自我调控能力，并且沐浴也是进行全身体格检查的良好时机。适用于生命体征稳定、一般情况良好的患儿。对病情尚未稳定的危重患儿、低体温或皮肤有开放性伤口的患儿禁忌沐浴，可采用床上擦浴方法清洁皮肤。

【学而思政】

　　元素：职业价值，职业安全。

　　内涵：操作实践中自觉规范操作行为，用专业的理论指导临床实践，将母爱般的温暖传递给新生儿。

　　任务：听故事，三思而后答。

　　请问：如果有人跟你说，"不就是给孩子洗个澡吗？有什么好　苗苗爸爸给苗苗洗澡的故事
学的！"，你怎样回答？

二、示范案例

【案例导入——先天性肾病综合征】

　　案例1　06床，患儿赵小毛，男，20天，住院号1511666。因"浮肿、少尿4天"入院。出生体重2850 g，足月，顺产出生，查体：T 36.8℃，HR 130次/min，R 48次/min，BP 52/34 mmHg，神清，精神稍差，双下肢、腹部、阴囊及阴茎浮肿明显，压之凹陷，心肺未见异常。血常规：WBC $8.6×10^9$/L，Hb 150 g/L，尿素氮17.5 mmol/L，肌酐312 μmol/L，血钾5.5 mmol/L，尿蛋白（+++）。临床诊断先天性肾病综合征。请为该患儿行新生儿沐浴护理。

1.用物准备

新生儿沐浴用物摆放顺序如图2-8-1所示。

治疗车上层：浴盆（盆浴法）、热水（水温37~39℃）、婴儿沐浴露、小毛巾及浴巾、一次性尿裤、清洁衣服及包被、护臀油或护臀膏、婴儿秤、水温计、一次性塑料薄膜（淋浴法）、棉签、0.5%聚维酮碘或75%乙醇、速干手消毒剂。根据需要备无菌石蜡油、指甲剪、爽身粉、电吹风。

治疗车下层：生活垃圾桶、医用垃圾桶（图略）。

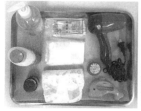 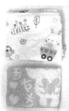 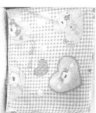 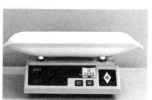 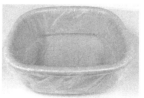

图2-8-1　新生儿沐浴用物摆放顺序

2. 操作标准

新生儿沐浴操作评分标准见表 2-8-1。

表 2-8-1 新生儿沐浴操作评分标准

项目 (分)	具体内容和评分细则	满分 (分)	得分 (分)
准备 (10)	核对：医嘱、执行卡并签名	2	
	自身准备：着装整洁，剪指甲，洗手，戴口罩	2	
	用物准备：浴盆(盆浴法)、热水(水温 37~39℃)、婴儿沐浴露、小毛巾及浴巾、一次性尿裤、清洁衣服及包被、护臀油或护臀膏、婴儿秤、水温计、一次性塑料薄膜(淋浴法)、棉签、0.5%聚维酮碘或 75%乙醇、速干手消毒剂。根据需要备无菌石蜡油、指甲剪、爽身粉、电吹风	4	
	环境评估：关闭门窗，调节室温至 26~28℃	2	
操作 过程 (70)	核对解释：床号、姓名、手腕带；必要时向家长交代目的、注意事项	6	
	新生儿评估：病情、生命体征、肢体活动情况、皮肤完整性、进食情况、置管情况	5	
	测水温：使用水温计测温(水温为 37~39℃)或前臂内侧或肘部试水温	6	
	脱衣：脱新生儿衣服、尿裤	2	
	选择适当的沐浴方法(二选一)：①淋浴法：将一次性塑料薄膜置于淋浴床垫上；依次洗脸部、头部、躯干、四肢及会阴部；②盆浴法：盆内备 37~39℃温水(1/2 盆)，一手托住新生儿头颈部(面朝上)，将其身体夹在腋下，洗脸、洗头，擦洗躯干、四肢及会阴部。	16	
	去除胎脂：有胎脂者可用无菌石蜡油擦拭	6	
	擦干全身：沐浴结束后立即用大毛巾包裹、擦干全身；头发多且较长新生儿，沐浴后可用电吹风吹干头发。称体重(必要时)	3	
	脐部消毒：脐带未脱落或已脱落未愈合者，沐浴后用 75%乙醇或 0.5%聚维酮碘消毒脐带残端和脐周	6	
	臀部护理：涂护臀霜或护臀油，包好尿裤	5	
	抱回床单位：更换清洁衣物，核对腕带信息；将新生儿抱回婴儿床或暖箱	4	
	整理：整理床单位	2	
	洗手，记录	2	
	健康教育：①根据婴儿喂养时间决定沐浴时间；②沐浴时提供适宜的环境温度，注意保暖；③沐浴过程中注意观察婴儿的反应及病情；④操作过程严格遵守操作规程，避免窒息、烫伤等并发症发生；⑤疾病相关宣教	5	
	垃圾分类处理	2	
评价 (20)	整体评价：操作规范、熟练，沐浴时间、水温适宜，确保新生儿安全	10	
	评判性思维(*见斜体处*)		
	人文关怀：动作轻柔、注意保暖、沟通有效	10	
共计		100	

注：表中斜体部分为临床思维点

3.临床思维

（1）新生儿评估：该患儿为出生后20天足月儿，神清，生命体征尚平稳，皮肤完整，符合实施新生儿沐浴护理的条件，可行沐浴护理。

（2）选择盆浴法沐浴：沐浴方法有盆浴、淋浴两种。临床上一般根据沐浴时所提供热水水源压力是否恒定来选择使用。当水压不稳定时，为防止烫伤发生，建议选择盆浴。医院一般采用的是中央供水，容易发生水压不稳，故一般新生儿病房常常选择盆浴方法。但盆浴时应加强消毒隔离管理，防继发院感发生。

（3）健康教育：

①指导家长掌握正确的沐浴时机、试水温的方法、沐浴时注意保暖、观察面色、反应有无异常。

②注意加强与家长的沟通，给予心理支持；指导家长认识预防感染的重要性，做好保护性隔离；加强皮肤、会阴部护理；指导合理、科学喂养方法。

4.新生儿沐浴注意事项

（1）水温适当：保持水温在37~39℃，在没有水温计的情况下，可用操作者前臂内侧或肘部试水温，忌用手部试水温。

（2）沐浴时机与保暖：沐浴应在婴儿进食前或进食后1小时进行，沐浴后及时包裹及擦干身体，注意保暖。每次沐浴时间不宜过长，避免受凉。

（3）保护脐部：注意保护未脱落的脐带残端，避免脐部被水浸泡，可使用脐带贴保护脐部。沐浴后及时消毒脐部。

（4）注意皮肤皱褶处的清洁；需要光疗的新生儿不宜用爽身粉。

（5）观察病情：操作过程中密切观察新生儿反应及全身情况，如面色、呼吸是否有异常，皮肤是否红润，有无发绀、皮疹等，发现异常情况及时报告并予相应处理。

（6）预防并发症：注意安全，防沐浴相关并发症发生，如窒息、烫伤、继发脐部感染、坠床及跌伤、刮伤、水入耳内、粉末吸入呼吸道等；新生儿皮肤如有皮脂结痂，不可用力去除，可涂油剂浸润后再清洁皮肤。

（7）毛巾、澡盆、浴巾等洗澡用具须一人一用一消毒，防止交叉感染。

5.知识拓展

新生儿沐浴相关并发症及处理：

（1）烫伤：①临床表现：新生儿哭闹，皮肤发红、水疱；②处理：立即用冷水冲洗或用冷水湿毛巾敷局部（避免冻伤），同时按医嘱使用药物；如有水疱，注意保护水疱完整，对于较大的水疱，局部消毒后，用无菌注射器抽出水疱中液体，无菌纱布覆盖，严重者请烧伤外科医生协助处理。

（2）受凉：①临床表现：患儿可表现为发热、咳嗽、拒食、呕吐、腹泻等。②处理：加强喂养，喂奶后置右侧卧位；出现发热等严重症状者遵医嘱予相应处理。

（3）窒息：①临床表现：患儿可表现为面色发绀、吐奶、呛咳、呼吸困难；②处理：一旦发生窒息，立即停止沐浴，将患儿头偏向一侧，使用吸引器吸出气道误吸物，必要时吸氧；严重者按新生儿窒息复苏流程进行处理。

（4）脐部感染：①临床表现：表现为脐轮发红，有脓性分泌物、异味；②处理：轻症局部用75%乙醇或0.5%聚维酮碘消毒，每天2~3次，保持脐部清洁干燥；局部发红时可用抗生素软膏外涂；有全身感染症状者，根据脐部渗出液培养药敏结果选择敏感的抗生素进行治疗。

新生儿沐浴技术

三、拓展案例

> 【案例导入——新生儿胃食管反流】

> **案例2**　20床，张某，女，18天，住院号1511426。因"反复呕吐6天，加重2天"入院。患儿系足月平产出生，出生体重3850 g，生后第10天开始出现哺乳后呕吐胃内容物，进食后1小时内保持直立位，呕吐减轻。查体：面色红润，精神反应可；T 36.7℃，HR 138次/min，R 46次/min，BP 52/31 mmHg，肺部听诊呼吸音稍粗，腹平软；前囟平，张力不高。临床诊断新生儿胃食管反流（轻度）。请予新生儿沐浴护理。

1. 用物准备及操作标准

用物准备及操作标准参考图2-8-1及表2-8-1。

2. 临床思维

（1）新生儿评估：患儿系足月儿，生后18天，面色红润，精神反应可，生命体征平稳，皮肤完整，且未在进食后1小时内，符合实施新生儿沐浴的条件。

（2）体位护理：该患儿进食后1小时保持直立位。

（3）病情观察：观察患儿呕吐物的性状以及有无加重和呼吸暂停的发生。持续心电监护，备齐急救物品及药品，有异常应及时处理。

（4）健康教育：

①向家长讲解新生儿胃食管反流的发病原因、临床特点及护理方法。

②告知家长在家中进食后1小时内保持直立位的重要性。

③进食1小时后患儿可采取仰卧睡姿，仰卧睡姿对于降低婴幼儿猝死的风险很重要。

④指导正确的喂养知识及喂奶后的体位护理。

3. 知识拓展

新生儿胃食管反流：新生儿胃食管反流（GER）是指胃内容物，包括从十二指肠流入胃的胆盐和胰酶等反流入食管的一种常见临床症状。其处理要点有体位治疗、少量多次喂养、增加乳汁的稠度、药物治疗，必要时外科治疗。

> 【案例导入——新生儿感染性腹泻】

> **案例3**　24床，吴某，女，17天，住院号1511378。因"呕吐、稀便1天"入院。患儿系足月顺产娩出。患儿1天前出现呕吐，5次/d；稀水样便，10次/d，量中等。查体：T 37.1℃，HR 139次/min，R 46次/min，BP 52/35 mmHg，神清，精神稍差，面色稍苍白、皮肤弹性尚可，前囟平，肠鸣音尚可。实验室检查：Hb 110 g/L，WBC 11.6×10^9/L，PLT 250×10^9/L，大便常规偶见白细胞；脓细胞（+）。临床诊断新生儿感染性腹泻。请予新生儿沐浴护理。

1. 用物准备及操作标准

用物准备及操作标准参考图2-8-1及表2-8-1。

2.临床思维

（1）新生儿评估：该患儿神清，生命体征尚平稳，皮肤弹性可，前囟平，皮肤完整性好，未在进食后 1 小时内，符合实施新生儿沐浴的条件。

（2）病情观察：密切观察面色、皮肤弹性、囟门张力，判断有无脱水情况；观察大小便颜色、性状及量，及时留取标本送检；观察呕吐性质、频率及呕吐物的量及性状，记录 24 小时出入量；持续心电监护，出现异常及时处理。

（3）健康教育：

①指导合理喂养：a. 推荐母乳喂养；b. 不具备母乳喂养条件时，遵照医嘱选择合适的乳制品，逐渐增加乳制品的浓度和量，切忌盲目增量，指导家长注意奶具卫生，一用一消毒；c. 对于乳糖不耐受的患儿可选择无乳糖配方奶；d. 严重腹泻时可遵医嘱稀释奶液或选择水解蛋白奶、氨基酸奶进行喂养，病情好转后，逐渐过渡到正常配方奶。

②指导家长加强臀部护理：可预防性使用鞣酸软膏保护臀部皮肤，勤换尿布，保持皮肤清洁干燥，预防红臀的发生。

③指导家长加强手卫生及消毒隔离：接触患儿前后洗手，患儿所用物品尽量专用，一用一消毒。

3.知识拓展

新生儿感染性腹泻：感染性腹泻又称肠炎，是由于新生儿胃酸和消化液分泌不完善，细胞免疫和体液免疫还不成熟，肠道缺乏分泌型 IgA，防御感染的功能低下所致；另外，新生儿由胎儿几乎无菌环境到出生后立即暴露在各种病原菌存在的环境中，故易患感染性腹泻。

第九节　新生儿抚触

一、操作概述

新生儿抚触是指通过对新生儿皮肤进行有序的、有手法技巧的抚摸,让温和的、良好的刺激通过皮肤感受器传导到中枢神经系统,从而使新生儿感到身体满足和心理安慰的一种有益于新生儿健康的护理技术。其目的是促进新生儿的血液循环和新陈代谢,增强机体免疫力,提高应激能力;改善新生儿呼吸、循环及消化系统功能,利于生长发育;使新生儿情绪稳定,改善睡眠,促进母子之间情感交流,有助于母性的唤起。主要适用于出生后皮肤完整性良好、生命体征平稳的新生儿。

【学而思政】

元素:以人为本,仁爱精神,评判性思维培养。

内涵:操作实践中自觉践行促进舒适和新生儿心身发育的理念,将生长发育知识与即将要进行的操作联系。

任务:课后反思、教师点评。

请问:该责任护士这样实施操作正确吗?如果不正确应该怎样做?

责任护士小刘的行为对吗

二、示范案例

【案例导入——新生儿感染性肺炎】

案例1　04床,王某,男,生后5天,住院号1512432。因"口吐泡沫、吃奶欠佳12小时"入院。患儿系足月平产娩出,无宫内窘迫史,Apgar评分1分钟为9分,5分钟为10分。查体:T 36.7℃,HR 132次/min,R 56次/min,BP 59/32 mmHg;足月儿貌,全身皮肤红润,口吐少许泡沫,偶有咳嗽,呼吸稍促,无发热,双肺呼吸音稍粗,闻及少许痰鸣音,脐部干燥,四肢活动好,肌张力正常,床旁胸片提示:右肺上叶大叶性肺炎。临床诊断:新生儿感染性肺炎。请予新生儿抚触护理。

1.用物准备

新生儿抚触用物摆放顺序如图2-9-1所示。

治疗车上层:婴儿润肤油、干毛巾、一次性尿裤、清洁的衣物及包布、速干手消毒剂。

治疗车下层:生活垃圾桶、医用垃圾桶(图略)。

其他:远红外辐射抢救台或操作台(图略)。

2.操作标准

新生儿抚触操作评分标准见表2-9-1。

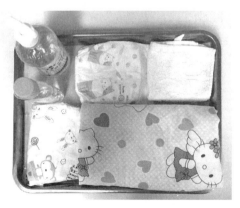

图2-9-1　新生儿抚触用物摆放顺序

表 2-9-1　新生儿抚触操作评分标准

项目（分）	具体内容和评分细则	满分（分）	得分（分）
准备（10）	核对：医嘱、治疗卡并签名	2	
	自身准备：着装整洁，剪指甲，洗手，戴口罩	2	
	用物准备：婴儿润肤油、干毛巾、一次性尿裤、清洁的衣物及包布、速干手消毒剂	4	
	环境评估：环境清洁、温馨，灯光柔和，关闭门窗，调节室温（26~28℃），维持湿度55%~65%，避免对流风，可根据条件播放舒缓的音乐	2	
操作过程（70）	核对解释：床号、姓名、手腕带；必要时向亲属交代目的、注意事项	2	
	新生儿评估：面色、呼吸、精神状态、进食情况、反应能力、皮肤清洁度、皮肤有无感染、破损等	4	
	新生儿置操作台：将新生儿置于远红外辐射抢救台或操作台，脱去衣服，必要时更换尿裤	4	
	准备双手：双手掌心倒入少许婴儿润肤油，搓揉片刻预温	2	
	抚触流程：头面部→胸部→腹部→双上肢→手部→双下肢→足部→背部。动作开始要轻柔，慢慢增加力度，每个部位的动作重复4~6次	5	
	头面部：从前额中心处用双手拇指往外推压，划出一个微笑状。眉头、眼窝、人中、下颌同样用双手拇指往外推压，划出一个微笑状。一手轻托婴儿头部，另一手指腹从婴儿一侧前额发际抚向枕后，避开囟门，中指停在耳后乳突部轻压一下；换手，同法抚触另一侧	5	
	胸部：两手分别从胸部两侧肋下缘向对侧上方交叉推进至肩部，在胸部划一个大的交叉，避开乳头	5	
	腹部：两手依次从右下腹向上腹，再向左下腹移动（呈顺时针方向划半圆）。脐带未脱落时，应避开脐部	5	
	上肢：一手握住新生儿一侧上肢，另一手从前臂自上而下至手腕部轻轻滑滚肌肉群，双手交替或挤捏。同法抚触对侧	5	
	手部：双手拇指交替抚摸手掌心，其余四指交替抚摸手掌背，再用拇指、示指、中指自每个手指根部轻轻抚触至指尖	5	
	下肢：一手握住新生儿一侧下肢，另一手从大腿根部自上而下至踝部轻轻挤捏肌肉群，双手交替。同法抚触对侧	5	
	足部：双手四指放于新生儿足背，拇指自足跟底部轻轻抚触至足趾关节处，再用一手托足踝，一手抚触足背，最后用拇指、示指、中指轻轻揉捏每个足趾	4	
	背部及臀部：双手与脊柱平行，运动方向与脊柱垂直，从背部上端开始移向臀部；用示指和中指从尾骨部位沿脊椎向上抚触到颈椎部位；双手在两侧臀部做环形抚触	4	
	更换衣物：抚触完毕，更换清洁尿裤及衣物	2	
	抱回床单位：更换清洁衣物；核对腕带信息；将新生儿抱回婴儿床或暖箱	2	
	整理：整理床单位	2	
	洗手，记录	2	
	健康教育：①根据新生儿状态决定抚触时间；②抚触时提供温馨适宜的环境；③抚触过程中注意观察新生儿的反应及病情；④操作过程中力度适宜；⑤疾病相关宣教	5	
	垃圾分类处理	2	

续表2-9-1

项目(分)	具体内容和评分细则	满分(分)	得分(分)
评价(20)	整体评价：操作规范、熟练、简洁，确保新生儿安全	10	
	评判性思维（*见斜体处*）		
	人文关怀：动作轻柔、注意保暖、沟通有效	10	
共计		100	

注：表中斜体部分为临床思维点

3. 临床思维

（1）新生儿评估：评估新生儿面色、呼吸、精神状态、喂养情况、反应能力、皮肤清洁度及皮肤有无感染破损等情况。皮肤完整性良好、生命体征平稳后可以开始实施新生儿抚触操作。

（2）健康教育：

①新生儿出院后，该操作可以由监护人进行。指导家长根据婴儿状态决定抚触时间，避免在饥饿和喂奶后1小时内进行新生儿抚触操作。最好在婴儿沐浴后进行，每天1~2次，每次10~15分钟。

②指导家长正确掌握新生儿抚触的方法。

③指导家长抚触时可以播放音乐，注意与婴儿进行语言和目光的交流。抚触过程中注意观察新生婴儿的反应，如有无哭闹、肌张力、面色改变等，必要时停止操作。

④疾病相关宣教：告知家长让患儿少去公共场所，避免与呼吸道感染者接触。加强喂养，少量多餐，喂奶后竖抱，轻拍患儿背部，避免误吸。

4. 新生儿抚触注意事项

（1）抚触时保持适宜的房间温度（26~28℃），光线柔和。

（2）操作前，操作者修剪指甲、取下首饰，防止新生儿皮肤受损。

（3）操作者注意用力适当，避免因力度掌握不当，导致新生儿疼痛、皮下出血、骨折等并发症发生。

（4）使用润肤油时，防止润肤油滴入新生儿眼内。

（5）抚触时，自如地转动新生儿的手腕、肘部和肩部的关节，不要在关节部位施加压力。

（6）抚触过程中注意观察新生婴儿的反应，如果出现哭闹、肌张力提高、兴奋性增加、肤色改变等，应暂停抚触，并通知医生，及时予相应处理。

5. 知识拓展

新生儿感染性肺炎的定义：主要由各种病原微生物引起，以细菌或病毒感染为主。可发生在宫内、分娩过程中或出生后，发生在宫内、分娩过程中的感染占活产新生儿的0.5%，围生期病死率可达5%~20%。处理要点包括：①加强基础护理及重症监护；②氧疗及加强呼吸管理；③胸部物理治疗；④抗病原体治疗；⑤供给足够的营养及液体，必要时可予静脉营养；⑥对症治疗。

三、拓展案例

【案例导入——新生儿泌尿系统感染】

案例2　13床，王某，男，22天，住院号1512425。因"发热，拒乳，精神反应较差1天"入院。患儿系足月顺产，无产伤及窒息史，出生体重3010 g。查体：神志清楚，精神反射稍差，面色尚红润，前囟平软，皮肤无破损；T 38℃，HR 150 次/min，R 46 次/min。查血常规：WBC 2.01×10⁹/L，N 47%，L 50%；RBC 3.92×10¹²/L，Hb 127 g/L，尿常规：高倍视野，白细胞30个；血生化、血气分析正常。临床诊断为新生儿泌尿系统感染。请予新生儿抚触护理。

1. 用物准备及操作标准

用物准备及操作标准参考图2-9-1及表2-9-1。

2. 临床思维

(1)新生儿评估：该患儿神志清楚，面色尚红润，生命体征平稳，皮肤完整性好，经评估，适合新生儿抚触。

(2)观察全身症状变化：因为新生儿泌尿系感染的局部症状体征不明显，且新生儿留尿困难，尿培养阳性率低，故临床漏诊率高；而且，由于新生儿抵抗力低，泌尿系感染易发展成为败血症。

(3)正确留取尿标本：尿培养结果的可靠性主要取决于尿标本收集的方法，在抗生素使用前留取，且立即送检。该案例为不能配合的新生儿，应先消毒会阴部后，用一次性集尿袋粘贴于尿道外口，避免粪便污染。尿标本留取后，为避免因外界因素造成化学成分改变和破坏，应及时送检，不可超过30分钟。

(4)健康教育：指导家长避免给患儿穿着过紧的尿裤；勤换尿裤，女婴的尿道较短，又靠近阴道和肛门，清洁会阴部时应从前向后轻轻擦洗，以免污染尿道；男婴注意外阴部和龟头的清洁，及时发现包茎并及时就医。

3. 知识拓展

新生儿泌尿系统感染：新生儿泌尿系感染(UTI)是指因某种细菌侵入尿路引起的炎症，包括肾盂肾炎、膀胱炎及尿道炎。临床上由于感染病变难以局限在尿路某一部位，无法定位，故统称为UTI。新生儿泌尿系感染易发生血行感染，如处理不当，可能导致不良预后，如高血压、肾脏瘢痕形成、肾功能不全等。

【案例导入——新生儿低血糖症】

案例3　15床，胡某，男，生后1小时，住院号1514321。因测"血糖低1小时"入院。患儿系足月平产出生，出生体重4015 g。其母孕期有尿糖偏高及甲状腺功能减退病史。患儿出生后检测血糖为0.8 mmol/L，给予"10%葡萄糖静脉推注"对症处理后，血糖上升至2.2 mmol/L，立即转入新生儿科。查体：T 36.5℃，HR 130 次/min，R 46 次/min，BP 48/32 mmHg，SpO₂ 93%；巨大儿貌，前囟平坦，张力不高，大小约1.5 cm×1.5 cm。生后Apgar评分：1分钟为9分，5分钟为10分。临床诊断新生儿低血糖症。请予新生儿抚触护理。

1. 用物准备及操作标准

用物准备及操作标准参考图 2-9-1 及表 2-9-1。

2. 临床思维

（1）抚触时机的选择：操作前需全面评估新生儿生命体征、面色、精神状态、喂养情况、血糖水平、皮肤清洁度及皮肤有无感染破损等情况。该患儿虽然入院时血糖有所上升，但仍应观察一段时间，复测血糖，病情稳定后方可进行抚触操作。

（2）健康教育：

①对有高危因素的家长，积极做好解释工作，告知家长低血糖症发生的原因及预后，新生儿低血糖症的预后与低血糖潜在病因，严重程度、持续时间、发作次数有关。

②加强喂养管理，出生后尽早开奶，保证营养摄入、糖分供给，避免低血糖症发生。

3. 知识拓展

新生儿抚触常见并发症及处理见表 2-9-2。

表 2-9-2　新生儿抚触常见并发症及处理

并发症	临床表现	原因	预防及处理
体温降低	患儿肢端凉，体温＜36.0℃	①室温低 ②操作者双手凉	①关好门窗，调节室温至 26~28℃ ②抚触时操作者需先将双手搓热，避开新生儿饥饿时
疼痛	烦躁不安，哭闹	①操作者双手未涂抹润肤油 ②力度太大，患儿未适应	①操作时手掌中倒入适量润肤油 ②抚触手法要轻，让患儿慢慢适应
皮下出血	全身皮肤散在出血点	①操作时间过长，力度过大 ②患儿凝血功能异常	①操作过程中力度适宜，每次抚触时间不宜超过 15 分钟 ②待凝血功能恢复正常再行抚触
骨折、关节脱位	患肢活动不良，触碰到骨骼或关节时患儿哭闹	①操作不当，关节活动度过大 ②代谢性骨病患儿	①四肢抚触时，不要强迫新生儿四肢伸直 ②特殊患儿避免抚触

第十节　新生儿脐部护理

一、操作概述

新生儿脐部护理是为了保持脐部清洁干燥，预防脐炎发生或促进原有脐炎的痊愈而采取的一项新生儿护理操作技术。临床上常用于新生儿出生后脐残端脱落前后及脐部伤口愈合前的护理。

【学而思政】

　　元素：以人为本的理念，安全意识，慎独精神。

　　内涵：操作实践中自觉践行以人为本、养成规范严谨的工作作风。

　　任务：课后反思、教师点评。

　　请问：责任护士钱某此项操作符合操作标准规范吗？护士怎样做才能确保暖箱内患儿的安全？

责任护士钱某忘记关暖箱门

二、示范案例

【案例导入——新生儿脐炎】

　　案例1　03床，李某，男，生后5天，住院号1568752。因脐部红肿、脓性分泌物2天入院。患儿系足月平产出生，出生体重3250 g，Apgar评分1分钟为9分，5分钟为10分。查体：T 36.5℃，HR 134次/min，R 45次/min分，BP 58/30 mmHg；全身皮肤红润，脐残端未脱落，脐轮红肿，可见脓性分泌物。临床诊断新生儿脐炎。医嘱予新生儿脐部护理。

1.用物准备

新生儿脐部护理用物摆放顺序如图2-10-1所示。

治疗车上层：0.5%聚维酮碘、无菌棉签、无菌手套、速干手消毒剂。

治疗车下层：生活垃圾桶、医用垃圾桶（图略）。

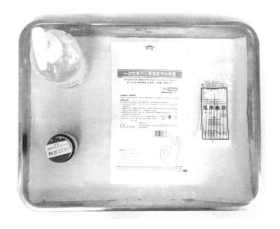

图2-10-1　新生儿脐部护理用物摆放顺序

2. 操作标准

新生儿脐部护理评分标准见表2-10-1。

表 2-10-1　新生儿脐部护理评分标准

项目（分）	具体内容和评分细则	满分（分）	得分（分）
准备（10）	核对：医嘱、治疗卡并签名	2	
	自身准备：着装整洁、规范，洗手，戴口罩	2	
	用物准备：75%乙醇或0.5%聚维酮碘、棉签、手套、速干手消毒剂	4	
	环境评估：环境清洁，光线充足，调节室温（24~26℃）、湿度55%~65%	2	
操作过程（70）	核对解释：床号、姓名、手腕带；必要时向家长交代目的、注意事项	4	
	评估患儿：生命体征、脐部及周围皮肤情况	6	
	洗手，戴手套	4	
	暴露脐部：拇指和示指紧绷脐轮周围皮肤，暴露脐部	8	
	脐部消毒：手持棉签用75%乙醇或0.5%聚维酮碘环形消毒脐轮及脐带残端至少2遍。脐轮红肿、有脓性分泌时，消毒后脐部覆盖无菌纱布（消毒时棉签到达脐周、脐带残端或脐窝深处，从内到外，动作轻柔）	16	
	观察：注意观察新生儿面色、表情、呼吸、心率	8	
	脱手套，洗手	2	
	更换衣物：酌情更换尿裤，新生儿穿好衣服	8	
	放回婴儿：再次核对，放回婴儿床或暖箱	4	
	整理：整理床单位	2	
	洗手，记录	2	
	健康教育：①保持脐部干燥；②加强脐部消毒；③密切观察脐部有无感染征象；④疾病相关宣教	4	
	垃圾分类处理	2	
评价（20）	整体评价：规范，熟练，安全；消毒方法正确；消毒范围正确	10	
	评判性思维（*见斜体处*）		
	人文关怀：操作前告知目的；操作中观察病情；操作后及时巡视及观察新生儿的反应；操作轻柔；注意保暖及安全保护	10	
共计		100	

注：表中斜体部分为临床思维点

3. 临床思维

（1）脐部消毒：操作者拇指和食指紧绷脐轮周围皮肤，暴露脐部，手持棉签用0.5%聚维酮碘，环形消毒脐轮及脐带残端2遍。消毒棉签到达脐带残端或脐窝深处，从内到外，动作轻柔。

（2）健康教育：

①指导家长保持患儿脐部清洁干燥，尿布不能覆盖脐部，避免大小便污染，沐浴后及时进行脐部护理。

②向家长讲解脐部正确的消毒方法，必须从脐带的根部由内向外环形消毒。该患儿脐轮红肿，

脐部有脓性分泌物，脐部消毒频率至少每8小时一次，脐部覆盖无菌纱布，每次消毒后更换纱布。

③脐部护理前应洗手，避免爽身粉进入未愈合的脐部。观察脐部红肿、脓性分泌物消退情况。

④告知家长脐带脱落时间一般为出生后7~10天，勿强行剥落脐带残端，待其自然脱落。

⑤疾病相关：告知患儿家长脐部炎症的常见原因及预防方法、临床表现如有无红肿、分泌物及有无体温异常、少吃、少哭、少动等败血症表现。

4. 注意事项

(1)脐部护理每天1~2次，特殊情况遵医嘱。注意观察新生儿脐部有无出血、渗血、红肿、脓性分泌物等，发现异常及时处理。

(2)脐带夹或结扎线有松动时，需重新结扎脐带。

(3)沐浴时保护脐部，沐浴后及时擦干脐部。

(4)新生儿出生1~2天，脐残端干结后即开始暴露脐部，无需包扎，有利于保持干燥。

5. 知识拓展

新生儿脐炎的处理原则：①标本采集。在脐部护理及使用抗生素之前采集脐部分泌物、血培养标本；②脐部处理。轻症：局部可用0.5%聚维酮碘或75%乙醇消毒，每日2~3次。重症：除局部消毒处理外再辅以抗生素治疗；若有波动感应及时切开引流。慢性肉芽肿：可予10%硝酸银溶液涂擦，较大肉芽肿可用电灼、激光治疗或手术切除；③保持脐部清洁干燥，避免大小便污染脐部；④用药护理。正确应用抗生素，注意观察药物不良反应；⑤密切观察病情，包括监测体温、观察脐局部及全身症状等。

三、拓展案例

【案例导入——新生儿败血症】

> 案例2　02床，张某，女，5天，住院号1566251。因"皮肤黄染4天，抽搐1天入院"。患儿生后3天起拒奶、反应差、皮肤黄染，昨日出现抽搐。查体：足月儿貌，T 38.5℃，HR 158次/min，R 48次/min，面部及躯干皮肤黄染，前囟隆起，张力稍高。脐带未脱落，脐部有脓性分泌物。血常规：WBC 22×10⁹/L，N 86%，L 14%，血清总胆红素290 mmol/L。临床诊断：新生儿败血症。医嘱予新生儿脐部护理。

1. 用物准备及操作标准

用物准备及操作标准参考图2-10-1及表2-10-1。

2. 临床思维

(1)脐部处理：该患儿脐部有脓性分泌物，注意保持脐部皮肤清洁、干燥，避免尿液及水浸湿，可用0.5%聚维酮碘由脐根部向外擦试消毒，每天3~4次，直至伤口愈合。

(2)正确采集血培养标本：注意使用抗生素之前采集血培养标本，采集标本时严格遵循无菌操作原则。

(3)加强病情观察：新生儿败血症临床表现没有特异性，且很容易发展成为感染性休克、脑膜炎等，如患儿出现面色青灰、呕吐、脑性尖叫、前囟饱满、两眼凝视等提示有脑膜炎的可能；如患儿皮肤出现花纹、四肢厥冷、脉搏细弱、皮肤有出血点等应考虑感染性休克或弥散性血管内凝血。及时发现异常并予相应处理。

(4)健康教育：向家长讲解新生儿败血症相关知识，指导家长正确喂养和护理患儿，告知家长随访时间和注意事项等。

3. 知识拓展

新生儿败血症的处理原则：

(1)抗菌治疗：按药敏结果选用抗生素；一般采用静脉滴注，疗程7~14天，化脓性脑膜炎疗程14~21天。

(2)对症支持治疗：及时处理脐炎、脓疱疮等局部病灶，纠正酸中毒、电解质紊乱及缺氧，抽搐时使用镇静、止惊药。

(3)其他治疗：必要时可少量多次输血或血浆以增加机体抵抗力等。

【案例导入——新生儿破伤风】

> 案例3　08床，吴某，男，7天，住院号1566251。因"牙关紧闭、苦笑面容、四肢搐抽1天"入院。查体：T 37.5℃，HR 146次/min，R 48次/分钟；足月儿貌，神志不清，躁动不安，苦笑面容、面色发绀，脐部有脓性分泌物，牙关紧闭、四肢抽搐、角弓反张。每天抽搐发作20余次，每次持续5~6分钟，轻微刺激便出现肌肉痉挛发作。头颅CT排除"新生儿颅内出血"。临床诊断：新生儿破伤风。医嘱予新生儿脐部护理。

1. 用物准备及操作标准

用物准备及操作标准参考图2-10-1及表2-10-1。

2. 临床思维

(1)减少刺激：该患儿轻微刺激便出现肌肉痉挛发作，故保持安静尤为重要，需采取以下措施：①置患儿于安静，光线暗淡的单人房间；②遵医嘱应用镇静药；③必要的治疗护理操作最好在使用止痉药半小时后集中完成；④尽量采用经外周中心静脉置管(PICC)给药，以免因反复穿刺诱发或加重痉挛发作。

(2)脐部处理：该患儿脐部破伤风梭状杆菌感染，有脓性分泌物，脐部处理包括：①选用3%过氧化氢或1∶4000高锰酸钾溶液清洗脐部；②涂0.5%聚维酮碘；③使用无菌纱布覆盖脐部；④遵医嘱使用破伤风抗毒素3000U做脐周封闭，以中和未进入血液的游离毒素。

(3)消毒隔离管理：破伤风梭状杆菌其芽孢抵抗力极强，针对该患儿必须采取严格的消毒隔离措施：①将患儿置于隔离病房；②仪器设备专用；③诊疗用物予消毒擦拭，每天至少2次；④接触患儿时戴口罩、帽子及手套，穿隔离衣；⑤接触患儿前后均用流水洗手；⑥患儿使用的包被及床单等布类物品需高压消毒；⑦接触脐部的敷料须焚烧处理；⑧所有垃圾应丢入双层医疗垃圾袋，贴上"感染性废物"标签，送焚烧处理。

(4)健康教育：对患儿家长讲授有关脐部护理相关知识和注意事项，并指导家长做好脐部护理、加强洗手及预防交叉感染相关知识。

3. 知识拓展

新生儿破伤风：新生儿破伤风是因破伤风杆菌经脐部侵入引起的一种急性严重感染性疾病，常在生后7天左右发病。临床特征为：牙关紧闭、苦笑面容、全身肌肉强直性痉挛，故有"脐风""七日风"之称。由于无菌接生的推广和医疗护理质量的提高，我国新生儿破伤风发病率已低于1‰活产儿，但偏僻地区仍有发病，应引起重视。

第十一节　新生儿暖箱的使用

一、操作概述

暖箱是新生儿保暖、治疗、抢救的重要场所。新生儿，尤其早产儿体温调节中枢发育不完善，皮下脂肪薄，容易受外界环境的影响而发生体温的波动。新生儿暖箱为新生儿提供适宜的温度和湿度环境，维持患儿体温稳定。常用于：①需要进行医疗急救的新生儿；②出生体重<2000 g 的低出生体重儿；③新生儿硬肿症等体温偏低或不升者；④需要裸体观察的新生儿；⑤剥脱性皮炎等需要保护性隔离者。暖箱的使用对提高新生儿尤其早产儿抢救成功率起到了非常重要的作用。

【学而思政】

元素：以人为本的理念，科学探索精神，责任心。

内涵：操作实践中自觉践行促进舒适、减轻痛苦的理念；通过使用暖箱，领悟科技创新给护理带来的巨变。

任务：想一想。

请问：1. 将胎龄 26 周，出生体重 910 g 超低出生体重儿小乐乐长期安置在远红外复苏抢救台上，其环境温度、湿度能否达到患儿要求？

2. 你认为在现有医疗条件下该患儿应该选择的最佳保暖设备是什么？

小乐乐能否被长期安置在远红外复苏抢救台上

二、示范案例

▶**【案例导入——早产儿】**

案例 1　02 床，患儿刘小毛，男，生后 30 分钟，住院号 1568792。因"早产后生活能力低下 30 分钟"入院。患儿系母孕 31 周，因其母重度子痫前期，行剖宫产娩出，产前给予地塞米松促胎肺成熟，出生体重 1360 g，Apgar 评分 1 分钟为 7 分，5 分钟为 9 分。查体：T 35.5℃，HR 134 次/min，R 45 次/min，BP 48/31 mmHg，早产儿貌，全身皮肤红润，经皮血氧饱和度（SpO_2）为 95%。临床诊断早产儿。医嘱予置新生儿暖箱保暖。

1.用物准备

新生儿暖箱使用用物摆放顺序如图 2-11-1 所示。

治疗车上层：灭菌注射用水 500 mL×2 瓶，小床单 1 块，手足保护套，自制鸟巢，暖箱遮光布，速干手消毒剂。

治疗车下层：生活垃圾桶，医用垃圾桶(图略)。

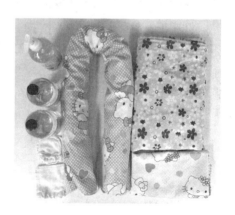

图 2-11-1　新生儿暖箱使用用物摆放顺序

其他:已消毒、性能良好的新生儿暖箱 1 台(图 2-11-2)。

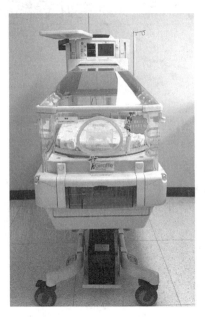

图 2-11-2　新生儿暖箱

2. 操作标准

新生儿暖箱使用评分标准见表 2-11-1。

表 2-11-1　新生儿暖箱使用评分标准

项目 (分)	具体内容和评分细则	满分 (分)	得分 (分)
准备 (10)	核对:医嘱、治疗卡并签名	2	
	自身准备:着装整洁、规范,洗手,戴口罩	2	
	用物准备:已消毒备用新生儿暖箱,灭菌注射用水 500 mL×2 瓶,小床单 1 块,手足保护套,自制鸟巢,暖箱遮光布,速干手消毒剂	4	
	环境评估:环境清洁,光线充足,调节室温(24~26℃)、湿度 55%~65%,避开阳光直射及各种冷热风直吹	2	
操作 过程 (70)	核对解释:床号、姓名、手腕带;向患儿家长解释操作目的,取得家长配合	4	
	患者评估:生命体征、出生体重、胎龄、日龄及暖箱的安全性	6	
	水箱注水:将灭菌注射用水加入暖箱水箱中,至水位指示线	4	
	备箱内床单位:铺好箱内床单位及鸟巢,一同预热	3	
	摇高床头:摇高温箱的床头 20°~30°	2	
	开机:接通电源,打开电源开关,检查各项参数显示是否正常	2	
	选择温度控制模式:箱温/肤温控制模式	4	
	预热暖箱:设置箱温与湿度。根据体重、胎龄、日龄**设置箱温为适中温度**(硬肿症按其复温原则调节)	6	
	入暖箱:待暖箱温、湿度达到预定值后,再次核对患儿信息,戴手足保护套后,放入暖箱。**选择合适体位**,必要时安放肤温探头(选择肤温模式时)	8	

续表2-11-1

项目 (分)	具体内容和评分细则	满分 (分)	得分 (分)
操作 过程 (70)	再次核对：再次核对患儿信息，无误后悬挂床头卡标识	6	
	整理床单位：放暖箱遮光布，协助患儿取合适体位	4	
	出暖箱		
	核对：核对医嘱及患儿腕带、床头卡信息	3	
	转出患儿：为患儿穿好衣服，包好包被，放入备用婴儿床	3	
	再次核对：将床头卡转至婴儿床，再次核对患儿腕带及床头卡信息	3	
	终末处置：关闭电源，终末消毒处理暖箱，标识消毒日期，备用	3	
	整理：整理床单位	2	
	保持体温在正常范围：①加强暖箱性能的监测；②加强患儿体温监测；③确保探头固定妥当；④所有操作应尽量集中进行	5	
	洗手记录：垃圾分类处理，洗手，记录	2	
评价 (20)	整体评价：规范，熟练，安全；暖箱温湿度设置正确，确保患儿体温维持在正常范围	10	
	评判性思维(*见斜体处*)		
	人文关怀：操作轻柔	10	
共计		100	

注：表中斜体部分为临床思维点

3.临床思维

（1）调节箱温为适中温度：适中温度是指维持正常体核及皮肤温度最适宜的环境温度，在此温度下身体耗氧量最少，蒸发散热量最少，新陈代谢最低。暖箱内的患儿需要每天根据体重和日龄调节适中温度（表2-11-2、表2-11-3）。该患儿出生体重1360 g，为生后30分钟的极低出生体重儿，入院当日设置暖箱温度为35℃。

表 2-11-2 不同出生体重新生儿适中温度

出生体重(kg)	35℃	34℃	33℃	32℃
1.0～1.5	初生10天内	10天后	3周后	5周后
1.5～2.0		初生10天内	10天后	4周后
2.0～2.5		初生2天内	2天后	3周后
≥2.5			初生2天内	2天后

表 2-11-3 超低出生体重儿不同日龄暖箱温、湿度

日龄(d)	温度(℃)	湿度(%)
1～10	35	100
11～20	34	90
21～30	33	80
31～40	32	70

（2）选择合适体位：根据该患儿病情，可采取仰卧、俯卧或侧卧位。

①仰卧位：肩下垫毛巾卷使颈部轻微拉伸，处于鼻吸气位，利于开放气道，保持呼吸道通畅。避免因颈部弯曲或过度拉伸而导致气道直径变小。

②俯卧位：该患儿系早产儿，呼吸中枢发育不完善，容易出现呼吸暂停，应加强监护，出现呼吸暂停时可采取俯卧位。大量研究显示：俯卧位可提高超低出生体重儿的动脉血氧分压，提高患儿的潮气量、动态肺顺应性、降低呼吸频率和气道阻力，还能改善患儿的睡眠，增进安全感。

③侧卧位：新生儿尤其早产儿，哺乳后容易出现呕吐、溢乳现象。为防止患儿呕吐、溢乳导致窒息、吸入性肺炎的发生，可在喂奶后立即行有效拍嗝排出胃内积气及进食后 30 分钟至 1 小时内采取右侧卧位，并适当抬高床头 20°~30°。同时，为防止新生儿尤其早产儿偏头畸形的发生，患儿应每 2~3 小时更换体位一次。

（3）保持体温在正常范围：

①加强患儿体温监测：患儿入暖箱最初应每 30~60 分钟测量体温一次。体温稳定后，每 2~4 小时测量并记录箱温和患儿体温一次，保持体温 36.5~37.5℃。

②确保探头固定妥当：使用肤温模式时应妥当固定肤温探头，避免因肤温探头脱落，造成体温不升的假象。

③所有操作应尽量集中进行：减少打开暖箱门次数和时间。

4.新生儿暖箱使用注意事项

（1）定期维护与检修暖箱，确保暖箱结构及功能正常。

（2）暖箱不宜放在阳光直射、有对流风及取暖设备的附近，以免影响箱内温度的控制。

（3）暖箱在预热及使用中，注意关闭所有有机玻璃门、袖套，保持暖箱相对密闭状态。

（4）严禁骤然升高箱温，以免患儿因体温短时间内上升过快导致不良后果，一般每次调节暖箱温度最好在 0.5~1℃。

（5）体温探头固定位置：患儿剑突和脐之间的腹部区域，平腋中线，避开皮肤破损处，注意妥善固定，防脱落。

（6）做好暖箱日常维护及终末消毒。

（7）患儿出暖箱注意事项：

①出暖箱前：应逐渐调低箱温，使患儿逐步适应周围环境。

②患儿出暖箱时：核对医嘱及新生儿信息；为患儿穿好衣服，包好包被，放入备用婴儿床，并切记将床头卡一同转至婴儿床，暖箱进行终末消毒处理。

③出暖箱后：注意保暖，密切监测体温、面色及精神反应等一般情况变化，评估肢端是否温暖等。

5.知识拓展

早产儿发育支持照护新进展：新生儿发育支持护理是指为减少 NICU 新生儿应激、促进疾病康复及生长发育而实施的干预策略，其具体措施如下：

①改善环境：模拟妈妈子宫黑暗、幽静的环境，采取暖箱覆盖遮光罩等措施，以促进早产儿建立最佳的神经行为发育。

②控制声音：NICU 声音强度应低于 50 dB，为早产儿创造和保持安静、祥和的环境。

③提供支持性体位：可用棉包被或浴巾自制一个舒适安全的鸟巢，围绕在早产儿身体周围，使患儿屈曲置于其中，提高患儿的自我安慰度；避免不正确的姿势，促进身体的对称性，持续支持和促进其生理体位，让患儿更有安全感，不做无章紊乱的运动。

④疼痛管理：在进行采血、置管等有创操作前使用非药物性措施减轻患儿疼痛刺激。

新生儿暖箱使用技术

⑤袋鼠式护理：父亲或母亲将孩子像袋鼠一样拥抱在胸前，皮肤与皮肤接触，让孩子感受到父、母亲的心跳以及呼吸声，提供早产儿所需的温暖及安全感。

三、拓展案例

▶【案例导入——新生儿硬肿症】

> **案例2**　02床，吴某，女，生后7天，住院号1566456。因"发现体温低1天"入院。母孕36周，不明原因早产，出生体重2450 g，1天前发现患儿四肢末端凉，吃奶较前减少（约15 mL/次）。查体：早产儿外貌，精神反应差，前囟平，T 35℃（肛温），HR 110次/min，R 40次/min，SpO$_2$ 93%。血常规：WBC 18.8×10^9/L，RBC 4.42×10^{12}/L，Hb 157 g/L，血小板516×10^9/L。双下肢大腿外侧及会阴部有硬肿及水肿，末梢循环欠佳。临床诊断为新生儿硬肿症。医嘱予置新生儿暖箱。

1. 用物准备及操作标准

用物准备及操作标准参考图2-11-1及表2-11-1。

2. 临床思维

（1）复温方法：该患儿入院时体温为35℃（肛温>30℃），属于轻度至中度硬肿症患儿，必须立即予复温处理，其方法为：将患儿置于已预热至中性温度的暖箱中，6~12小时内恢复正常体温，再根据患儿体温调整暖箱温度。

（2）复温时暖箱温度设置：根据患儿的体重、出生日龄、胎龄选择适中温度。该患儿为生后7天，胎龄36周，出生体重2450 g，入院测T 35℃，予置33℃暖箱中进行复温及保温（表2-11-2），力争6~12小时内使患儿体温恢复正常。

（3）加强患儿体温监测：患儿入暖箱最初应每30~60分钟测量体温一次。体温恢复正常后，每2~4小时测量并记录箱温和患儿体温一次，保持体温36.5~37.5℃。

（4）患儿出暖箱条件：患儿硬肿消失，每日体重增长达理想体重增长10~15 g/(kg·d)，室温22~24℃时能维持正常体温，一般情况良好，可以予出暖箱。

3. 知识拓展

新生儿硬肿症复温方法：①对于轻度、中度硬肿症患儿，肛温>30℃，腋温-肛温差值（T$_{A-R}$）≥0，可将患儿置于已预热至中性温度的暖箱中，6~12小时内恢复正常体温；②对于重度硬肿症患儿，肛温<30℃，T$_{A-R}$<0时，应将患儿置于箱温比肛温高1~2℃的暖箱中，每小时提高箱温1℃，箱温不超过34℃，12~24小时内恢复正常体温，再根据患儿体温调整暖箱温度。

▶【案例导入——先天性鱼鳞病】

> **案例3**　06床，孙某，男，生后1小时，住院号1576357。因"全身皮肤被覆盖一层羊皮纸样薄膜"入院。患儿胎龄37^{+5}周，出生体重2890 g。查体：足月儿貌，精神反应差，前囟平，T 36.5℃，HR 164次/min，R 48次/min，SpO$_2$ 92%。血常规：WBC 15.8×10^9/L，RBC 3.45×10^{12}/L，Hb 167 g/L，血小板618×10^9/L。患儿出生后部分薄膜开始出现裂隙或脱落，膜下为表皮深层，潮湿、高低不平。临床诊断为先天性鱼鳞病。医嘱予置新生儿暖箱暴露治疗。

1.用物准备及操作标准

用物准备及操作标准参考图 2-11-1 及表 2-11-1。

2.临床思维

（1）调节箱温为适中温度：根据患者的体重、出生日龄、胎龄选择适中温度。该患儿为生后 1 小时，胎龄 37^{+5} 周，出生体重 2890 g，入院测 T 36.5℃（肛温），设置暖箱温度为 33℃（表 2-11-2），湿度 60% 左右，全身裸露，保持适宜的温度及湿度，有利于皮损的愈合。

（2）预防感染：该患儿全身被覆盖一层羊皮纸样薄膜，皮肤屏障功能差，患儿需采取保护性隔离，加强手卫生，严格遵守无菌操作原则，用物专用，做好布类、暖箱等的清洁消毒。

（3）加强皮肤护理：

①用无菌 0.9% 氯化钠注射液棉球为患儿擦拭全身，并用银离子敷料覆盖，以利于吸收渗液，外层以无菌纱布覆盖。

②眼、口、肛周黏膜可用金霉素眼膏涂抹。

③每小时为患儿更换一次体位，发现患儿手指、上臂、下肢等处有角化上皮形成的干皮环，用消毒剪刀将环剪断。

④及时为患儿修剪指（趾）甲，戴无菌柔软小手套。

（4）健康教育：

①向家长讲解先天性鱼鳞病的原因、临床特点及护理方法。

②指导家长观察患儿皮肤发硬、角化、断裂、脱屑等情况。

③指导家长做好皮肤护理，禁止使用碱性肥皂或刺激性药物，穿棉质、宽松的衣服，并勤洗勤换。

④建议患儿家长纯母乳喂养至少 6 个月。

⑤告知家长出院后带患儿前往皮肤科、眼科随访。

3.知识拓展

多功能暖箱的应用：随着医学仪器设备的不断更新，近年来，一种用于临床医学领域的先进新生儿保暖设备，即多功能暖箱逐渐应用于临床，可自动对温度及湿度进行监控，箱温控制范围 25~37℃，肤温控制范围在 34~37℃，具有暖箱保暖模式及远红外辐射台保暖模式两种，它装有头顶式远红外元件，发出的热聚焦在安置新生儿的局部区域内，以达到保暖的目的，医护人员利用这个温暖环境能直接地监护和便利地护理新生儿，可根据治疗及护理需要进行两种保暖模式的切换，便于复苏、气管插管、中心静脉置管、腰穿等需要暴露躯体的护理或抢救操作。

第十二节　新生儿光照疗法

一、操作概述

光照疗法(简称光疗)是通过蓝光、绿光或白光照射，改变胆红素的形态或结构，使之由脂溶性变为水溶性物质，从胆汁和小便排出体外，从而降低新生儿血清未结合胆红素的治疗方法。1968 年开始应用于临床，大大减少了严重高胆红素血症换血的概率。随着光疗设备和治疗方法的不断发展及更新，现已成为预防和治疗高胆红素血症最常用和最有效的干预措施。

> 【学而思政】
> 　　元素：以人为本，评判性思维。
> 　　内涵：以人为本的理念，注意保温、促进舒适、减轻痛苦；对家属予心理支持、早期干预和治疗、健康教育、营养指导、防范安全、急救知识、促进功能恢复指导。
> 　　任务：课后反思，教师点评。
> 　　请问：如果是你，该怎么处理？

小宝宝为何哭闹

二、示范案例

▶ 【案例导入——新生儿高胆红素血症】

> 　　**案例1**　05 床，张小毛，女，生后 3 天，住院号 1568678。因"皮肤黄染 2 天"入院。患儿系母孕 39 周，顺产娩出，出生体重 3010 g，无窒息抢救史。发病以来，患儿吃奶好，无发热、呕吐及抽搐。查体：足月儿貌，反应尚好，全身皮肤、巩膜黄染。T 36.5℃，HR 144 次/min，R 41 次/min，BP 58/35 mmHg。实验室检查：总胆红素 330μmoL/L，血型 A 型，Rh 阳性，Hb 103 g/L，患儿母亲血型 AB 型，Rh 阳性。临床诊断为新生儿高胆红素血症。医嘱予新生儿光疗。

1. 用物准备

新生儿光照疗法(光疗箱使用)用物摆放顺序如图 2-12-1 所示。

治疗车上层：灭菌注射用水 500 mL×2 瓶，手足保护套，自制鸟巢，光疗箱遮光布、护眼罩、光疗防护尿裤、速干手消毒剂。

治疗车下层：生活垃圾桶、医用垃圾桶(图略)。

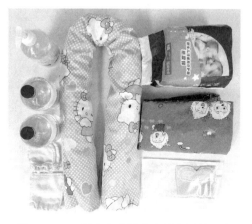

图 2-12-1　新生儿光照疗法用物摆放顺序

其他：已消毒、性能良好的新生儿双面光疗箱(图 2-12-2)。

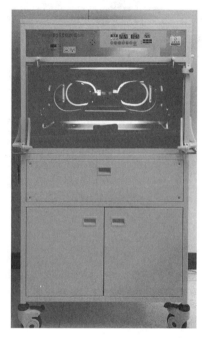

图 2-12-2　新生儿双面光疗箱

2. 操作标准

新生儿光疗箱使用操作评分标准见表 2-12-1。

表 2-12-1　新生儿光疗箱使用操作评分标准

项目 (分)	具体内容和评分细则	满分 (分)	得分 (分)
准备 (10)	核对：医嘱、治疗卡并签名	2	
	自身准备：着装整洁、规范，洗手，戴口罩	2	
	用物准备：已消毒备用双面光疗箱、灭菌注射用水 500 mL×2 瓶、护眼罩、手足保护套、自制鸟巢、光疗箱遮光布、光疗防护尿裤、速干手消毒剂	4	
	环境评估：环境清洁，光线充足，调节室温(24~26℃)、湿度 55%~65%	2	
操作 过程 (70)	核对解释：床号、姓名、手腕带；必要时向家长交代目的、注意事项	4	
	患儿评估：生命体征、精神反应、黄疸程度及消退情况、皮肤有无破损、胆红素检查结果	6	
	水槽内加水：蓝光箱水槽内加入灭菌注射用水	2	
	光疗箱准备：接通电源，打开电源开关，检查各项参数显示是否正常，检查光疗箱的安全性	3	
	调节箱内温度：**设置箱温为适中温度 32℃**，相对湿度 60%	5	
	预热：铺好箱内鸟巢，预热光疗箱	4	
	患儿准备：再次核对患儿信息；清洁皮肤，全身裸露，佩戴遮光眼罩及手足保护套，穿光疗防护尿裤	6	
	入光疗箱：待光疗箱温度、湿度达到预定值后，将患儿放入双面光疗箱，锁紧箱门，罩上遮光布，记录光疗开始时间	6	

续表2-12-1

项目 （分）	具体内容和评分细则	满分 （分）	得分 （分）
操作 过程 （70）	光疗中：若使用单面光疗，每2小时更换体位一次；观察患儿眼罩、会阴遮盖物是否移位及皮肤完整性情况；严密观察患儿生命体征，尤其体温的变化；观察皮肤黄疸消退情况	8	
	出光疗箱	2	
	核对：核对医嘱及患儿腕带、床头卡信息		
	转出患儿：为患儿穿好衣服，包好包被，放入备用婴儿床	4	
	再次核对：将床头卡转至婴儿床，再次核对患儿腕带及床头卡信息	4	
	终末处置：关闭电源，终末消毒处理光疗箱，标识消毒日期，备用	4	
	整理：整理床单位	2	
	洗手记录：洗手，记录光疗结束时间	2	
	健康教育：①告知目的及操作过程；②监测体温；③观察有无并发症发生	6	
	垃圾分类处理	2	
评价 （20）	整体评价：规范、熟练、安全、按时完成；无眼睛、生殖器及皮肤损害发生	10	
	评判性思维（*见斜体处*）		
	人文关怀：做好眼睛、会阴部及皮肤保护，操作、开关光疗箱门动作轻柔，及时锁紧箱门	10	
共计		100	

注：表中斜体部分为临床思维点

3. 临床思维

（1）设置箱温为适中温度：光疗箱内的新生儿需要根据体重和日龄调节适中温度（见第二章表2-11-2），该患儿胎龄39周，系出生3天的足月儿，光疗箱初始温度可以设置为32℃，再根据体温监测结果及时调节箱温。

（2）健康教育：

①光疗易导致患儿发热，指导患儿家长监测患儿体温变化，在最初2 h,应每30~60 min测量体温一次，体温稳定后每2~4小时测量并记录患儿体温一次，体温超过正常时予适当调低箱温，必要时暂停光疗。

②指导患儿家长观察患儿有无腹泻、皮疹、皮肤破损等并发症发生。

③告知患儿家长光疗的目的及简单操作过程，使家长放心，避免过于担心。及时与家长沟通，告知患儿的病情。

4. 新生儿光疗注意事项

（1）光疗前清洁患儿全身皮肤，不能涂抹油、爽身粉类物质，以免影响疗效。

（2）光疗过程中予心电监护，密切监测心率、呼吸、血氧饱和度变化。因光疗下很难凭肉眼直接观察患儿皮肤颜色变化。

（3）随时观察患儿眼部、会阴部是否遮盖完好。

（4）确保水分和营养的供给。

（5）严格交接班。

5.知识拓展

新生儿高胆红素血症：新生儿高胆红素血症多发生在新生儿早期，是由于胆红素生成过多、肝对胆红素摄取和结合能力低下、肠肝循环增加所致，为多种病因引起的高胆红素血症。临床表现为皮肤巩膜黄染、粪便色黄、尿色正常、血清未结合胆红素升高等特点，亦称高间接胆红素血症。

新生儿高胆红素血症
诊断和治疗专家共识

三、拓展案例

▶【案例导入——新生儿溶血病】

> 案例2　李某，女，生后1天，住院号1565975。因"皮肤黄染半天"入院，患儿胎龄 38^{+5} 周，体重3150 g，查体：T 36.5℃，HR 122次/min，R 40次/min，神清，精神反应可，全身皮肤黄染，四肢肌张力可，无抽搐及尖叫。实验室检查：总胆红素329 μmol/L，血型A型，Rh阳性，Hb 102 g/L，红细胞 $3.21×10^{12}$/L；溶血筛查：直接抗人球蛋白试验阳性(+)，抗体放散试验阳性(++)、游离抗体试验阳性(++)，患儿母亲血型AB型，Rh阴性。临床诊断为新生儿溶血病。医嘱予新生儿光疗。

1.用物准备及操作标准

用物准备及操作标准参考图2-12-1及表2-12-1。

2.临床思维

（1）设置箱温为适中温度：光疗箱内的新生儿需要根据体重和日龄调节适中温度，该患儿为胎龄 38^{+5} 周，出生1天的足月儿，光疗箱初始温度设置为31℃，再根据患儿体温监测结果及时调节箱温。

（2）健康教育：

①告知患儿家长新生儿溶血病光疗的目的及简单操作过程，以取得家长的理解与配合。

②指导患儿家长观察患儿患儿体温、皮肤颜色、吃奶情况、大小便的颜色、性状及量。

③患儿为Rh血型不合溶血病，往往黄疸进展迅速，需指导家长观察患儿精神状态，若出现反应差、嗜睡、肌张力减退、双目斜视、四肢强直等症状时需立即报告医生，防止胆红素脑病的发生。

3.知识拓展

（1）新生儿溶血病定义：新生儿溶血病是指母、婴血型不合，母血中血型抗体通过胎盘进入胎儿循环，发生同种免疫反应，导致胎儿、新生儿红细胞破坏而引起的溶血。

（2）新生儿溶血病处理原则：

①RH血型不合溶血病：a.出生前可予宫内输血、母亲血浆置换术、母或胎儿注射免疫球蛋白、正确掌握分娩时机；b.出生后加强复苏处理，使用免疫球蛋白、光疗退黄，监测血清胆红素水平和预防胆红素脑病，纠正贫血；c.重症患儿可采取换血治疗。

新生儿光疗技术

②ABO血型不合溶血病：a.光照疗法；b.某些严重病例可输注红细胞或换血治疗，换血疗法的血源首选O型红细胞与AB型血浆混合血。

【案例导入——新生儿巨细胞病毒感染】

案例3　08 床，李某，男，生后 3 天，住院号 15612345。因"皮肤黄染 2 天"入院。患儿系母孕 40 周，顺产娩出，出生体重 3210 g。查体：T 36.5℃，HR 144 次/min，R 41 次/min。足月儿貌，全身皮肤、巩膜黄染。发病以来，患儿无发热、呕吐及抽搐，吃奶好。实验室检查：总胆红素 298μmoL/L，小便 CMV-DNA(+)，临床诊断为新生儿巨细胞病毒感染。医嘱予新生儿光疗。

1. 用物准备及操作标准

用物准备及操作标准参考图 2-12-1 及表 2-12-1。

2. 临床思维

(1)设置箱温为适中温度：光疗箱内的新生儿需要根据体重和日龄调节适中温度，该患儿为胎龄 40 周，出生 3 天的足月儿，光疗箱初始温度可以设置为 31℃，再根据患儿体温监测结果及时调节箱温。

(2)健康教育：

①向家长讲解病情及治疗近况，减轻紧张情绪。

②指导患儿家长做好消毒隔离工作：接触患儿要洗手、戴手套，患儿最好选用一次性的奶具及口服药杯，用物一人一用一消毒。

③指导其掌握出院后随访时间及方法。

3. 知识拓展

(1)新生儿巨细胞病毒感染定义：巨细胞病毒(CMV)是新生儿常见感染病毒，可导致新生儿多器官受损，间接影响到新生儿智力、听力，易出现听力及智力障碍，严重影响新生儿正常生长发育。

(2)新生儿光疗光源的选择：可选择蓝光(波长 425~475 nm)、绿光(波长 510~530 nm)或白光(波长 550~600 nm)。光疗设备可采用光疗箱、荧光灯、LED 灯和光纤毯。光疗方法有单面光疗和双面光疗。光疗的效果与皮肤暴露的面积、光照强度及持续时间有关。

第十三节　新生儿复苏

一、操作概述

新生儿窒息是新生儿死亡、伤残的重要原因，正确规范的复苏对降低窒息的病死率、伤残率非常重要。本节参照国内外最新新生儿复苏指南，介绍目前最新的新生儿复苏理论和技术。

【学而思政】

　　元素：生命至上、救死扶伤。

　　内涵：操作实践中加强团队合作，自觉践行时间就是生命的理念。

　　任务：反思日记。

赵毛毛复苏成功的启示

　　请问：这一例患儿的成功救治，说明产科、新生儿科医护人员需要具备的综合素质有哪些？对危重患儿家长树立战胜疾病的信心有哪些帮助？

二、示范案例

▶【案例导入——新生儿窒息】

> 　　案例1　李小毛，女，生后1分钟，住院号1568664。因"生后呼吸困难、全身青紫、吐沫1分钟"住重监抢救室。患儿系母孕33^{+5}周，因脐带绕颈2周，其母胎心监护中发现胎儿持续心率降低，行剖宫产娩出，羊水清亮。查体：早产儿貌，全身皮肤青紫，弹足底无反应，四肢略屈曲，呼吸慢、不规则，HR 96次/min，未吸氧下经皮血氧饱和度为65%，前囟平，张力不高，生后Apgar评分1分钟3分。临床诊断为新生儿重度窒息。医嘱予新生儿复苏。

1. 复苏的准备

（1）医务人员的准备：3~4人的复苏团队，复苏团队每个成员需有明确的分工。

（2）器械和用物的准备：新生儿复苏用物摆放顺序如图2-13-1~7所示。

治疗车上层：

（1）吸引器械（图2-13-1）：吸引球囊、吸引管（5F或6F、8F、10F、12F、吸引装置、吸引连接管。

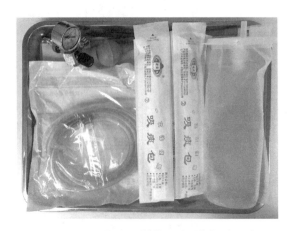

图2-13-1　新生儿复苏吸引用物摆放顺序

(2)正压人工通气器械(图2-13-2)：新生儿复苏气囊、T-组合复苏器、不同型号的面罩(最好边缘有软垫)、氧气流量表和导管、血氧饱和度仪。

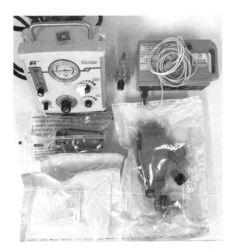

图 2-13-2　新生儿正压人工通气器械摆放顺序

(3)气管内插管器械(图2-13-3)：带直镜片的喉镜(0号，早产儿用；1号，足月儿用)、备用灯泡和电池、不同型号的气管导管、金属芯、剪刀、乙醇棉球、固定胶带，有条件者准备喉罩气道、二氧化碳监测器。

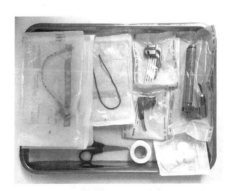

图 2-13-3　新生儿气管内插管器械摆放顺序

(4)脐静脉插管用品(见图2-13-4)：脐静脉导管(3.5F、5F)、脐血管穿刺包(含无菌巾、孔巾、无菌弯盘、止血钳、持针器、线剪、一次性手术刀、扩张器、缝线、无菌棉球、纱布、纱条)、10 mL注射器、无针密闭式接头、0.9%氯化钠溶液500 mL、固定胶带、0.5%聚维酮碘。

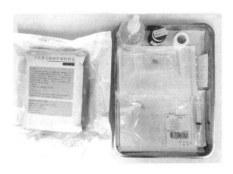

图 2-13-4　新生儿脐静脉插管用品摆放顺序

(5)药品和给药的准备(图2-13-5):肾上腺素(浓度1:1000,用前配制为1:10000)、等渗晶体液(0.9%氯化钠注射液或乳酸氯化钠注射液)、注射用水、各种型号注射器、无菌纱布、棉签、0.5%聚维酮碘、速干手消毒剂等。

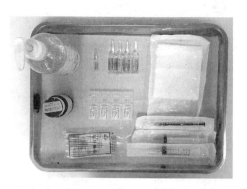

图2-13-5　新生儿复苏药品和给药用品摆放顺序

治疗车下层:生活垃圾桶、医用垃圾桶、锐器盒(图略)。

其他:远红外辐射保暖台,包括温暖的浴巾、肩垫(图2-13-6)或其他用物(图2-13-7),如胃管(8F)、无菌手套、固定胶带听诊器、棉签、纱布、无菌小药杯及温开水、速干手消毒剂。

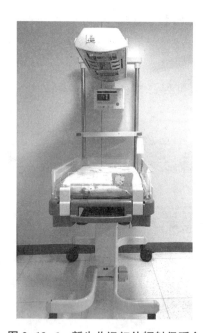

图2-13-6　新生儿远红外辐射保暖台

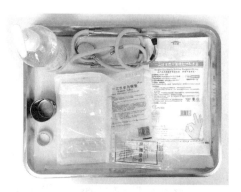

图2-13-7　新生儿复苏其他用物摆放顺序

2.操作标准

新生儿复苏评分标准见表 2-13-1。

表 2-13-1 新生儿复苏评分标准

项目（分）	具体内容和评分细则	满分（分）	得分（分）
准备（10）	自身准备：着装整洁、规范，洗手，戴口罩	1	
	环境评估：环境安全，室温 24~26℃，湿度 55%~65%	1	
	病情评估：了解病史，评估高危因素	1	
	用物准备：开远红外辐射抢救台，预热浴巾；打开氧饱和度监测仪、吸引器（负压 0.01~0.03Mpa）；连接氧源（4~6 升/min）、检查气囊，储氧袋充盈，活瓣、减压阀工作正常，连接大小合适的面罩，检查无漏气；听诊器性能良好。必要时备气管内插管、脐静脉插管及复苏急救药物	5	
操作过程（70）	**四项快速评估：新生儿是否足月，羊水是否清亮，是否有哭声或呼吸，肌张力是否正常**	1	
	如果四项中有 1 项为"否"，立即予新生儿初步复苏	1	
	A **通畅气道**：用浴巾接住新生儿，放置于已预热辐射台上，**保暖**	2	
	摆正体位：为鼻吸气位，肩下垫高 2~3 cm，颈部轻微仰伸、无伸展过度	3	
	清理呼吸道：先吸口再吸两鼻，吸引时间<10 秒（A<20 秒完成）	4	
	快速擦干全身：（头面部-躯干-四肢），撤掉湿浴巾快速摩擦背脊 2~3 次，诱发自主呼吸	6	
	B 建立呼吸：触觉刺激：拍打足底或快速摩擦背脊 2~3 次，诱发呼吸，将经皮氧饱和度监测探头连接于右上肢	5	
	（口述）患儿无呼吸或心率<100 次/min，给予正压人工通气	2	
	正压通气频率：选择合适面罩，严密扣住口鼻（不遮住眼睛），按压频率 40~60 次/min，按压与放松气囊的时间比为 1∶2。正压通气 5~10 次	6	
	正压通气压力：吸气峰压足月儿 30~40 cmH$_2$O，早产儿≤20 cmH$_2$O	2	
	矫正通气：（口述）正压通气无效（心率无改善）。判断自身操作原因：检查呼吸囊是否连接紧密；重新摆正体位，调整面罩位置；正压通气 2~3 次	4	
	（口述）患儿胸廓仍无起伏，心率仍无改善。判断胎儿原因：打开口腔，吸引口鼻，先口后鼻（吸引时间<10 秒），增加压力，正压通气 2~3 次	4	
	通气逐渐加深力度，按压气囊深度正确	4	
	（口述）患儿胸廓起伏良好，继续人工通气 20~30 次	2	
	C 胸外按压：（口述）有效正压人工通气 30 秒后心率<60 次/min，请助手立即气管插管并行胸外心脏按压。连接氧源、储氧袋，氧浓度调至 100%	4	
	胸外按压手法和部位正确：手法有拇指法和双指法；采用部位，胸骨体下 1/3 处	3	
	胸外按压频率和深度正确：按压/通气比为 3∶1，即每分钟按压 90 次，通气 30 次，共 120 个动作，每 1 循环（按压 3 次，通气 1 次）约需 2 秒；胸外按压者大声喊出"1-2-3-吸"，其中"1-2-3"为胸外按压，"吸"为助手做正压通气配合。按压深度为胸骨下陷约前后胸直径 1/3，按压间歇胸廓充分回弹	3	

续表2-13-1

项目 (分)	具体内容和评分细则	满分 (分)	得分 (分)
操作 过程 (70)	D 药物：(口述)45~60 秒正压通气和胸外心脏按压后，若心率仍<60 次/min，助手予紧急脐静脉置管，遵医嘱予 1：10000 肾上腺素静脉注射(0.1~0.3 mL/kg)或气管内给药(0.5~1.0 mL/kg)。必要时遵医嘱予 0.9%氯化钠注射液(10 mL/kg，>5~10 分钟缓慢经脐静脉推入)扩容	6	
	(口述)恢复标准：建立自主呼吸，心率维持>100 次/min，皮肤转为粉红色，血氧饱和度持续上升	2	
	系双腕带，保暖后转新生儿科	2	
	健康教育：①做好体位管理；②保暖；③观察有无并发症发生；④给予亲属心理支持；⑤疾病相关宣教	4	
	用物及垃圾分类处理		
	洗手记录：记录抢救起止时间，完善护理记录	2	
评价 (20)	整体评价：规范，熟练，反应迅速，争分夺秒。评价和保温贯穿整个复苏过程，每个复苏步骤均判断效果	10	
	评判性思维(*见斜体处*)		
	人文关怀：对产妇/新生儿给予人文关怀，注意保暖	10	
共计		100	

注：表中斜体部分为临床思维点

3. 临床思维

(1)四项快速评估：该患儿系胎龄 33^{+5} 周早产儿，羊水浑浊，呈黄绿色，呼吸慢、不规则，弹足底无反应，四肢略屈曲，生后 Apgar 评分 1 分钟为 3 分，符合新生儿窒息诊断，需立即予新生儿复苏。

(2)通畅气道：摆正体位(鼻吸气位)，肩下垫高 2~3 cm，颈部轻微仰伸(避免伸展过度)，清理呼吸道，吸引顺序为先吸尽口腔内分泌物，再吸两鼻，吸引时间<10 秒。吸引器的负压不超过 13.3 kPa(100 mmHg)。

(3)保暖：将新生儿置远红外辐射保暖台上或因地制宜采取保温措施，如提高环境温度、将床垫预热、用预热的毯子裹住婴儿以减少热量散失等。早产儿尤其是极低出生体重儿，即使使用以上传统的措施保温，仍会发生低体温，因此推荐使用塑料膜保温措施进行保温。

(4)健康教育：向家长讲解新生儿窒息相关知识，告知患儿目前病情及可能的预后，做好知情同意工作，取得患儿家长的理解与信任，帮助家长树立信心。

4. 新生儿复苏注意事项

(1)新生儿出生后即刻快速评估是否需要复苏，同时进行 Apgar 评分。

(2)胎儿娩出后清理分泌物时，先口咽后鼻腔，避免过度用力吸引致喉痉挛和心动过缓。应限制吸管的深度和吸引时间(<10 秒)，吸引器的负压不超过 13.3 kPa(100 mmHg)。

(3)如果羊水有胎粪污染，需首先评估新生儿呼吸、心率、肌张力，确定是无活力时，立即配合医师行气管插管吸引胎粪。

(4)复苏过程中注意保温，对极低出生体重儿复苏时应使用塑料袋或保鲜膜包裹，头在外，置于辐射加热装置上。

（5）脉搏血氧饱和度仪传感器应连接在新生儿右手手腕或右手掌的中间，因此处监测的是动脉导管前血氧饱和度。

（6）足月儿复苏初始给氧浓度为21%，早产儿复苏初始给氧浓度为30%~40%，复苏90秒后仍需要正压通气时，应增加氧浓度，或根据目标血氧饱和度给予氧气。

（7）持续正压通气时间>2分钟时，应插胃管，排出胃内容物及气体。

（8）正压通气配合胸外心脏按压时，通气与按压比为1:3，即1分钟内30次有效正压通气和90次有效心脏按压；胸外按压时给氧浓度要提高到100%。

（9）胸外心脏按压：①按压方法：有拇指法和双指法；②按压位置：在两乳头连线的中点的下方（胸骨下1/3处），注意避免直接对剑突用力；③按压频率：按压、通气同时进行，胸外按压与正压通气的比例应为3:1，即每2秒有3次胸外按压和1次正压通气，达到每分钟约120个动作；④按压深度：胸骨下陷约前后胸直径1/3，按压间歇胸廓充分回弹；1次按压包括1次下压与1次放松的动作。

（10）根据体重选择合适内径的气管导管（表2-13-2）。

表2-13-2　不同体重、妊娠周数选择气管导管内径

导管内径（mm）	新生儿体重（g）	妊娠周数（w）
2.5	<1000	<28
3.0	1000~2000	28~34
3.5	2000~3000	34~38
3.5~4.0	>3000	>38

（11）根据体重确定气管导管插入深度（表2-13-3）。

表2-13-3　气管导管插入深度

新生儿体重（kg）	管端至口唇的长度（cm）
1	6~7
2	7~8
3	8~9
4	9~10

（12）复苏后密切监护新生儿生命体征。

5.知识拓展

新生儿窒息的定义：新生儿窒息是胎儿因缺氧发生宫内窘迫或娩出过程中引起的呼吸、循坏障碍，以致生后1分钟内无自主呼吸或未能建立规律性呼吸，而导致低氧血症和混合性酸中毒。本病是新生儿伤残和死亡的重要原因之一。迅速、规范的复苏能有效降低窒息新生儿的死亡及伤残率。

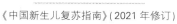

《中国新生儿复苏指南》（2021年修订）

新生儿复苏技术

三、拓展案例

【案例导入——早产儿脑白质损伤】

> **案例2**　洪某，女，5分钟。因"早产，生后反应差5分钟"入急诊ICU。患儿系母孕31^{+4}周，胎儿宫内窘迫急症剖宫产出生，出生体重1250 g，羊水浑浊，呈黄绿色，出生时Apgar评分1分钟为3分。查体：患儿口唇及全身发绀，呼吸微弱、不规则，弹足底无反应。T 36℃，HR 78次/min，R 28次/min，SpO$_2$ 78%。临床诊断为早产儿脑白质损伤。医嘱予立即行新生儿复苏。

1. 用物准备及操作标准

用物准备及操作标准参考图2-13-1-7及表2-13-1。

2. 临床思维

（1）四项快速评估：该患儿系胎龄31^{+4}周早产儿，羊水浑浊呈黄绿色，呼吸微弱、不规则，R 28次/min，弹足底无反应，生后Apgar评分1分钟为3分，符合新生儿复苏的条件，立即予新生儿复苏。

（2）保持呼吸道通畅及保暖：将患儿置远红外辐射保暖台，用塑料膜包裹以降低发生体温过低的风险，将患儿处鼻吸气体位，及时清理呼吸道分泌物。

（3）健康教育：

①向家长讲解早产儿脑白质损伤相关知识；告知患儿目前病情，对家长给予心理支持。

②应尽早根据患儿的情况，指导家长给予早产儿发育支持，如积极的疼痛管理、早期的吞咽吸吮功能训练、婴儿抚触、袋鼠式护理、以家庭为中心的护理等，促进触听觉、视觉等感觉的发育成熟。

3. 知识拓展

早产儿脑白质损伤的定义：是由于各种原因造成早产儿脑血流减少的疾病、感染或遗传等因素导致的早产儿脑白质损伤。是早产儿特有的脑损伤形式之一。该病可遗留神经系统后遗症，最常见的是脑瘫、视力障碍和认知缺陷。

【案例导入——新生儿缺氧缺血性脑病】

> **案例3**　朱某，女，4分钟。因出生后呼吸困难，反应差急诊转入。胎儿因宫内窘迫急诊剖宫产出生，患儿系胎龄39^{+3}周，出生体重3500 g，羊水浑浊，出生时Apgar评分1分钟为2分，经初步复苏后转入新生儿科。查体：患儿烦躁不安，呼吸不规则，口唇及全身发绀，T 36.0℃，HR 68次/min，R 18次/min，前囟2 cm×2 cm大小，稍隆起，弹足底无反应，吸吮拥抱、觅食反射未引出，握持反射减弱。临床诊断为新生儿缺氧缺血性脑病。医嘱予立即行新生儿复苏。

1. 用物准备及操作标准

用物准备及操作标准参考图2-13-1~7及表2-13-1。

2. 临床思维

（1）四项快速评估：该患儿系胎龄 39⁺³ 周足月儿，羊水浑浊，呼吸不规则，R 18 次/min，弹足底无反应，生后 Apgar 评分 1 分钟为 2 分，符合新生儿复苏的条件，立即予新生儿复苏。

（2）保持呼吸道通畅及保暖：将患儿置远红外辐射保暖台，处于鼻吸气体位，及时清理呼吸道分泌物。

（3）健康教育：

①患儿住院期间，向家长讲解新生儿缺氧缺血性脑病的发病原因、临床特点及护理方法，向家长解释亚低温治疗的原因及注意事项。

②患儿出院时告知家长新生儿缺氧缺血性脑病远期后遗症发生率较高，指导家长掌握康复干预的措施，以取得家长最佳的配合并坚持定期随访。

3. 知识拓展

新生儿缺氧缺血性脑病的处理原则：①支持对症治疗（维持适当的通气和氧合、适量限制输注液量、控制惊厥等）；②亚低温治疗，适用于足月儿中、重度 HIE。分选择性头部亚低温治疗（使鼻咽部温度维持在 33.5~34℃，同时直肠温度维持在 34.5~35℃）及全身亚低温治疗（使直肠温度维持在 33.5~34℃）两种方法，亚低温治疗最适宜在生后 6 小时内进行，越早越好，治疗时间为 72 小时；③不推荐使用高压氧、人神经干细胞移植等方法治疗足月儿 HIE。

第十四节　听诊胎心音

一、操作概述

胎心音是胎儿心脏跳动的一个音频，音色清脆，节律整齐，正常时每分钟 110~160 次，妊娠 11~12 周开始直至分娩可在孕妇腹壁听诊到，它是联系胎宝宝和外界的桥梁。听诊胎心音是通过检测胎儿心率变化来判断胎儿宫内状态，是产前检查的一项重要内容。目前临床上常使用多普勒胎心仪来检测。

> 【学而思政】
>
> 元素：爱岗敬业；精益求精。
>
> 内涵：在具体工作中，自觉践行社会主义核心价值观，热爱工作岗位，对工作认真负责，谦虚谨慎，精益求精，尽职尽责。
>
> 任务：请课前思考，课后反思，说说你对这堂课的感受。

实习护士小余听胎心音

二、示范案例

▶【案例导入——妊娠合并心脏病】

> **案例 1**　12 床，石某，女，28 岁，住院号 1665696。因停经 3 个多月，阴道流血 1 天入院。末次月经 2020 年 3 月 26 日，月经不规律 6 天/40~60 天，2020 年 06 月 01 日 B 超提示早孕，胚芽长 16 mm，孕 1 产 0。查体：T 37℃、P 80 次/min、R 20 次/min、BP 103/65 mmHg、体重 54 kg。既往有先天性心脏病病史，2 岁时行手术治疗，术后恢复好。孕妇已在街道卫生服务中心建册。临床诊断：(1)宫内孕 12^{+3} 周，单活胎，先兆流产；(2)妊娠合并心脏病：室间隔缺损修补术后，心功能Ⅰ级。遵医嘱予以听胎心。

1. 用物准备

听诊胎心音用物摆放顺序如图 2-14-1 所示。

治疗车上层：多普勒胎心仪、小棉签、耦合剂、有秒针的手表、纸巾、治疗卡、笔、速干手消毒剂。

治疗车下层：医用垃圾桶，生活垃圾桶(图略)。

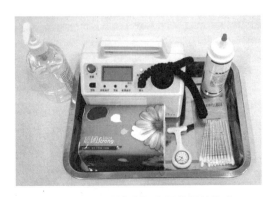

图 2-14-1　听诊胎心音用物摆放顺序

2.操作标准

听诊胎心音评分标准见表2-14-1。

表 2-14-1　听诊胎心音评分标准

项目(分)	具体内容和评分细则	满分(分)	得分(分)
准备(10)	核对：医嘱、执行单并签名	2	
	自身准备：着装整洁、规范，洗手，戴口罩	2	
	用物准备：多普勒胎心仪(性能良好，质检合格)、小棉签、耦合剂、有秒针的手表、纸巾、治疗卡、笔、速干手消毒剂	4	
	环境评估：环境清洁，光线适宜，调节室温，拉床帘	2	
操作过程(70)	核对解释：自我介绍，核对床号、姓名、手腕带、病史，交代目的、注意事项，征得配合，嘱孕妇排空膀胱	10	
	安置体位：协助孕妇取仰卧屈膝位，头部稍垫高，双腿略屈外展，松解裤带，暴露腹部，腹肌放松	6	
	判断部位：①妊娠24周前多在脐下正中或稍偏左(右侧经四步触诊判断胎背区)	10	
	涂耦合剂：多普勒探头涂抹耦合剂，打开开关，置于听诊部位	4	
	听诊胎心音：确定是胎心音后听诊1分钟，*观察胎心的频率和节律的变化(正常值范围为110~160 次/min)*	20	
	清洁整理：清洁腹部和探头，协助穿裤、取侧卧位或半坐卧位，询问感受，整理床单位	5	
	洗手记录：洗手，记录胎心音结果，如有异常报告医生	3	
	健康教育：①告知孕妇妊娠风险筛查与评估情况；②定期产检；③推算并告知预产期；④妊娠期生活方式指导；⑤疾病相关宣教	10	
	垃圾分类处理	2	
评价(20)	整体评价：操作规范，动作熟练，安全，听胎心位置准确，语言亲切，沟通有效，健康教育合适	10	
	评判性思维(*见斜体处*)		
	人文关怀：态度和蔼、关心体贴、保暖、动作轻柔、隐私保护	10	

注：表中斜体部分为临床思维点

3.临床思维

(1)听诊部位：孕妇妊娠12^{+3}周，子宫增大至非孕时的3倍，宫底在耻骨联合上力可触及，此阶段胎心音听诊部在脐下耻骨联合上方腹壁。

(2)观察胎心的频率和节律的变化：孕妇妊娠12^{+3}周，第1次使用多普勒胎心仪腹壁听诊胎心音，孕妈妈紧张又兴奋，嘱孕妇放松心情，避免自身心率增快致胎心率高，应注意甄别。听诊胎心音的正常值范围为110~160 次/min，听诊到胎心音在孕早期会略高，但随着胎宝宝的发育会逐渐降低至正常范围。

(3)健康教育：

①告知孕妇建册管理：该孕妇已在街道卫生服务中心建册，按照孕前、孕期所面临的风险程度行五色管理(表2-14-2)，其妊娠风险筛查及评估分级标识黄色(一般风险)，告知孕妇在二级及以

上医疗机构接受孕产期保健服务和住院分娩。

②定期产检：该孕妇为妊娠风险分级Ⅰ级且心功能Ⅰ级的患者，产前检查频率同正常妊娠，但应注重孕妇的自觉症状及心功能的评估，指导孕妇心脏外科就诊进行联合管理。

③推算并告知预产期：a.根据末次月经计算方法，末次月经第1天，月份减3或加9，日期加7；b.根据B超数据计算法(此方法大多作为B超检查诊断应用)，胎囊大小、胎头双顶径、头臀长及股骨长的测值来推算预产期，该孕妇既往月经不规则，根据2020年6月1日B超检查结果提示早孕，胚芽长16 mm，推算预产期为2021年1月8日。

④生活方式指导：妊娠期养成良好的卫生习惯，衣着舒适，饮食规律，营养丰富，避免接触有毒有害物质和宠物，避免高强度的工作、高噪音环境。

⑤疾病相关宣教：动态评估和监测心功能状况，消除各种引起心力衰竭的诱因。

4. 听胎心注意事项

(1)听胎心时环境安静，注意保暖和保护患者隐私。

(2)听诊胎心音时需与子宫杂音、脐带杂音及腹主动脉音相区别。

(3)听诊胎心音应在宫缩间歇期。

(4)多普勒探头保持清洁。

(5)询问孕妇是否有耦合剂过敏史。

5. 知识拓展

按照《国家卫计委关于母婴安全保障工作的通知(2017年)》，为切实保障母婴安全，推进健康中国建设，目前所有医疗机构通过《孕产妇妊娠风险筛查表》《孕产妇妊娠风险评估表》对孕产妇进行妊娠风险评估分级(表2-14-2)，全面实施产科风险"五色"管理，以便及时转诊与救治，预防和减少孕产妇和婴儿死亡。

表2-14-2　妊娠风险评估分级

妊娠风险评估分级		
分级标识	严重程度	孕妇基本情况
绿色标识	妊娠风险低	孕妇基本情况良好，未发现妊娠合并症、并发症
黄色标识	妊娠风险一般	孕妇基本情况存在一定危险因素，或患有孕产期合并症、并发症，但病情较轻且稳定
橙色标识	妊娠风险较高	孕妇年龄≥40岁或BMI≥28，或患有较严重的妊娠合并症、并发症，对母婴安全有一定威胁
红色标识	妊娠风险高	孕妇患有严重的妊娠合并症、并发症，继续妊娠可能危及孕妇生命
紫色标识	孕妇患有传染性疾病	紫色标识孕妇可同时伴有其他颜色的风险标识

＊孕产妇妊娠风险评估：绿色和黄色标识贴于孕产妇保健手册上；橙色、红色和紫色标识分别贴于孕产妇保健手册和高危孕产妇评估单上。

(1)对于妊娠风险分级为"黄色""橙色""红色"和"紫色"的孕产妇，应当建议其在二级以上医疗机构接受孕产期保健服务和住院分娩。

(2)对于妊娠风险分级为"紫色"的孕产妇，按照传染病防治相关要求进行管理，并落实预防艾滋病、梅毒和乙肝母婴传播综合干预措施。

(3)对于妊娠风险分级为"橙色""红色"和"紫色"的孕产妇作为重点人群纳入高危孕产妇专案管理，确保做到"发现一例、登记一例、报告一例、管理一例、救治一例"。

（4）相关医疗保健机构在提供孕产期健康服务过程中，要对孕产妇妊娠风险进行动态评估，根据病情变化及时调整妊娠风险等级和管理措施。

国家卫计委关于母婴安全
保障工作的通知（2017 年）

中华医学会妇产科学分会
产科学组《妊娠合并心脏病的
诊治专家共识（2016）》

三、拓展案例

【案例导入——胎儿宫内窘迫】

> 　　案例 2　22 床，尹某，女，40 岁，住院号 1378343。因停经 9 个多月，咽痛 3 天，发热 2 小时入院。末次月经 2021 年 6 月 12 日，月经规律 6/28 天，孕 5 产 0。查体：T 38.3℃、P 119 次/min、R 24 次/min、BP 107/73 mmHg。专科检查：腹隆，宫高 34 cm，腹围 100 cm，胎方位 ROA，已入盆，跨耻征（-），可扪及宫缩。临床诊断：（1）发热查因：上感？（2）胎儿宫内窘迫？（3）宫内孕 37^{+1} 周，单活胎，ROA；（4）不良孕产史。遵医嘱予以听诊胎心音。

1. 用物准备及操作标准

用物准备及操作标准参考表 2-14-1 及图 2-14-1。

2. 临床思维

（1）听诊部位：胎心音在胎背上方的孕妇腹壁处听诊最清楚，根据孕周及胎方位快速判定胎心音听诊区。该孕妇妊娠 37^{+1} 周，四步触诊胎方位枕右前（ROA），胎心音听诊部位为脐部下方右侧。

（2）观察胎心的频率和节律的变化：该患者听诊到胎心音超过正常值范围，胎心率偏快，予以吸氧、左侧卧位，以增加血氧含量，减轻子宫对腹主动脉的压迫，改善胎盘血液循环，并报告医生进一步处理。

（3）健康教育：

①妊娠风险评估：该孕妇妊娠风险筛查与评估为橙色（较高风险），告知孕妇在二级及以上医疗机构接受孕产期保健服务和住院分娩并将纳入专案管理，全程动态监管，按时随访，以全面确保母婴安全。

②推算预产期：末次月经 2021 年 6 月 12 日，既往月经规则，根据末次月经推算，月份减 3 或加 9，日期加 7，预产期是 2022 年 03 月 19 日。

③指导孕妇自我检测胎儿宫内情况：每天进行胎动计数，注意腹痛、腹胀及阴道流血、流液情况，如有异常，及时报告医生进一步诊断与处理。

④生活方式指导：孕妇体温高，排汗量大，勤擦浴，换棉质、冷暖适合的衣服。治疗与护理尽量集中进行，保持环境安静舒适，以免影响休息。

⑤疾病相关宣教：密切关注胎心变化及胎动情况，重视其自觉症状，遵医嘱适当多饮水，注意休息。

3.知识拓展

（1）胎儿宫内窘迫的概述：胎儿窘迫是指胎儿在子宫内因缺氧、酸中毒等危及其健康和生命的综合征，发生率为2.7%～38.5%。导致胎儿宫内窘迫的主要因素包括母胎间血氧运输及交换障碍、母体血氧含氧量不足和胎儿自身因素异常等。胎儿缺氧分为胎儿急性缺氧和胎儿慢性缺氧。

（2）胎儿宫内窘迫的处理原则：①密切监测胎心及胎动变化；②评估胎儿宫内情况，胎儿生物物理评分和胎儿多普勒超声等；③低流量吸氧，左侧卧位；④查找病因，果断采取措施，改善胎儿缺氧状态；⑤急性胎儿窘迫病情紧急或经治疗无效者，立即剖宫产终止妊娠；⑥慢性胎儿窘迫根据孕周，胎儿缺氧程度及成熟度等综合判断终止妊娠时机和方式；⑦做好助产或剖宫产、新生儿复苏的准备。

▶【案例导入——妊娠合并乙型病毒性肝炎】

> **案例3**　17床，邱某，女，33岁，住院号1678934，因停经8个多月，发现胎儿心律不齐4$^+$小时入院。末次月经2021年6月05日，预产期2022年03月12日，孕1产0。查体：T 36.8℃、P 110次/min、R 20次/min、BP 124/76 mmHg。专科检查：腹隆，宫高31 cm，腹围95 cm，胎方位RScP，未扪及宫缩。临床诊断：（1）宫内孕36^{+5}周，RScP（右肩后位），单活胎；（2）偶发胎儿心律不齐？（3）妊娠合并乙型病毒性肝炎。遵医嘱予以听诊胎心音。

1.用物准备及操作标准

用物准备及操作标准参考表2-14-1及图2-14-1。

2.临床思维

（1）听诊部位：孕妇妊娠36^{+5}周，四步触诊胎方位RScP，胎心音听诊部位为脐周围。

（2）观察胎心的频率和节律的变化：听诊到胎心音节律不齐，予以吸氧、左侧卧位，并报告医生进一步处理。

（3）严格消毒隔离，防止交叉感染：严格执行传染病防治中的相关规定，严格执行消毒隔离制度。

（4）健康教育：

①妊娠风险评估：该孕妇妊娠风险筛查与评估为黄色——一般风险、紫色-传染病，告知孕妇在二级及以上医疗机构接受孕产期保健服务和住院分娩，做好自我防护和防止交叉感染，并落实预防乙型病毒性肝炎母婴传播综合干预措施。

②定期产检，实施HBV母婴传播阻断用药护理：定期产前检查，监测肝功能及HBV-DNA载量，若孕妇HBV-DNA>2×10^5 IU/mL或乙型肝炎病毒e抗原（HBeAg）阳性，与孕妇充分沟通权衡利弊的情况下，遵医嘱妊娠28～32周开始给抗病毒治疗，减少HBV母婴传播。

③指导自我检测胎儿宫内情况：每天进行胎动计数，注意腹痛、腹胀及阴道流血、流液情况，如有异常，及时报告医生进一步诊断与处理。

3.知识拓展

胎动计数：胎动计数是孕妇自我监护胎儿情况的一种简易手段。每天进行胎动计数，妊娠28周后可以每日早中晚固定时间各数1小时胎动。计胎动时保持环境要安静、心情愉悦、注意力集中，尽量选择侧卧位或半坐卧位，双手自然地放在腹部。若连续胎动或在同一时刻感到多处胎动，只能算一次胎动，3小时胎动数乘以4为12小时胎动计数，胎动每小时3～5次或12小时达30次以上，说明胎儿情况良好；若胎动在短时间内突然增加一倍或者减少一半应引起特别关注，应尽早到医院进一步评估胎儿宫内情况。

乙型肝炎病毒母婴传播
预防临床指南

第十五节　四步触诊

一、操作概述

四步触诊是通过触诊的方法检查判定子宫肌的敏感度，子宫大小是否与孕周相符，胎产式、胎先露、胎方位及胎先露是否衔接的一项技能。是产前检查的重要组成部分，是产科医务人员必须掌握的基本技能之一。

> 【学而思政】
>
> 元素：学思并重；知行合一。
>
> 内涵：操作实践中注重学思并重的方法，即通过虚心学习，积极思索，并且把学习和思考有机地统一起来；注重知行合一，把提高认识和躬行实践结合起来。
>
> 任务：请你思考。
>
> 请问：通过对四步触诊法起源及演变的了解，你有何感想？通过临床操作实践，你有怎样的临床思考？

四步触诊的演变

二、示范案例

▶【案例导入——胎儿生长受限】

> 案例1　01床，石某，女，28岁，住院号1665696。因停经8个多月，B超发现胎儿生长受限12天入院。末次月经2020年03月26日，月经不规律6天/40~60天，根据早孕B超推算预产期2021年01月08日，孕1产0。查体：T 36.3℃、P 90次/min、R 20次/min、BP 107/75 mmHg、体重61 kg，双下肢无水肿。既往有先天性心脏病：室间隔缺损，2岁时行手术治疗，术后恢复好，现正常活动及运动不受限。临床诊断：(1)胎儿生长受限；(2)妊娠合并心脏病：室间隔缺损修补术后，心功能Ⅰ级；(3)宫内孕33^{+5}周，单活胎。请为该患者行四步触诊。

1. 用物准备：

徒手完成，常规情况下无需备用物。

2. 操作标准

四步触诊评分标准见表2-15-1。

表 2-15-1   四步触诊评分标准

项目 （分）	具体内容和评分细则	满分 （分）	得分 （分）
准备 （10）	核对：医嘱、治疗卡并签名	3	
	自身准备：着装整洁、规范，洗手，戴口罩	3	
	用物准备：治疗卡、笔、速干手消毒剂	1	
	环境评估：环境清洁、光线充足，调节室温，拉床帘	3	
操作 过程 （70）	核对解释：核对床号、姓名、手腕带，交代目的、注意事项，协助排尿，保护隐私	4	
	安置体位：操作者站在孕妇右侧，协助孕妇仰卧于检查床上，头部稍垫高，暴露其腹部，双腿略屈曲分开，放松腹肌	4	
	腹部评估：注意腹形及大小，腹部有无妊娠纹、手术疤痕和水肿等	6	
	四步触诊		
	第一步（图 2-15-1）：暖手，面向孕妇头部，**双手置于子宫底，了解子宫外形、摸清子宫底高度（脐与剑突之间）**，双手指腹相对交替轻推，判断位于子宫底部的胎儿部分（胎臀）	10	
	第二步（图 2-15-2）：双手分别置于腹部左右两侧，一手固定，另一手轻轻深按检查，两手交替，确定胎背侧及胎儿四肢的位置（孕妇左侧腹壁触及胎背，胎背向侧方，右侧腹壁触及胎儿四肢）	10	
	第三步（图 2-15-3）：右手置于耻骨联合上方，拇指与其余 4 指分开，握住胎先露部，进一步查清是胎头或胎臀，左右推动胎先露部以确定是否衔接（胎头未入盆）	10	
	第四步（图 2-15-4）：面对孕妇足端，双手分别置于胎先露部的两侧，手指向骨盆入口方向向下深压，进一步检查胎先露部，并确定胎先露部入盆程度	10	
	整理：协助孕妇取舒适卧位，整理床单位，告知孕妇检查结果	4	
	洗手记录：洗手，记录检查结果	2	
	健康教育：(**①营养指导；②指导孕妇判断孕期异常症状；③活动与休息；④心理-社会评估；⑤疾病相关宣教**)	10	
评价 （20）	整体评价：操作规范，熟练，触诊检查结果准确	10	
	评判性思维（**见斜体处**）		
	人文关怀：动作轻柔、隐私保护、拉好床栏、保暖	10	

注：临床思维见斜体部分

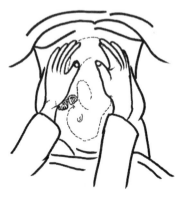

图 2-15-1   四步触诊第一步

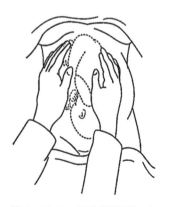

图 2-15-2   四步触诊第二步

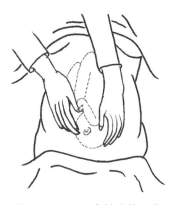

图 2-15-3　四步触诊第三步

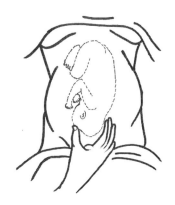

图 2-15-4　四步触诊第四步

3.临床思维

（1）四步触诊如何确定子宫底的位置：该孕妇妊娠 33^{+5} 周，正常情况下子宫底高度在脐与剑突之间。若子宫高度小于孕周，同时孕妇既往月经不规律，需再次确认孕期（可根据孕早期 B 超核对孕周与预产期，排除孕周推算错误），确定胎儿生长受限诊断是否成立。

（2）四步触诊如何确定胎方位：若子宫底部触及胎臀（较圆、但质软、形态欠规则、浮球感不明显），产妇腹壁左侧触及胎背（较硬、较宽、较平坦饱满部分，胎背向前方），腹壁右侧触及胎儿肢体（较软、可变形的高低不平部分），耻骨联合上方触及胎头（圆而硬，胎头隆突部为额骨，与胎儿肢体同侧，可以左右推动，未衔接）。根据上述四步触诊结果可判断胎方位为枕左前（LOA），未入盆。

（3）健康教育：

①营养指导：少食多餐，进食低脂、低盐、高蛋白、含维生素、含铁、钙丰富的食物，控制体重增长，整个孕期体重增长不超过 12 kg。

②指导孕妇判断孕期异常症状：孕妇出现下列症状需立即就诊，腹痛，阴道流血、流液，头晕、眼花，胸闷，气促，胎动异常等。妊娠合并心脏病的孕妇，应特别注意自我监护，出现早期心力衰竭的征象应立即到医院就诊，轻微活动后即出现心悸、胸闷，休息状态心率超过 110 次/min；夜间无法平卧，需要坐起呼吸或到窗口呼吸新鲜空气等。

③活动与休息：根据孕妇心功能状况，减少或限制体力劳动，避免劳累，休息以半卧位或左侧卧位为佳，以减轻子宫对腹主动脉、下腔静脉的压迫，增加回心血量，改善胎盘血液循环。

④密切关注胎心、胎动变化，有异常及时告知医务人员。

4.四步触诊的注意事项

（1）孕妇检查过程中如出现呼吸困难、血压下降等仰卧位综合征，应立即给予吸氧，左侧卧位。

（2）根据孕妇腹壁厚度及胎儿大小把握手法力度，避免诱发宫缩。如诱发宫缩，嘱孕妇深呼吸放松，待宫缩结束后再继续检查。

（3）若四步触诊无法明确胎先露时，可通过阴道检查、肛诊或 B 超来诊断。

（4）注意保护孕妇隐私。

5.知识拓展

（1）不同孕周子宫底的高度及子宫长度见表 2-15-2。

表 2-15-2　不同孕周子宫底的高度及子宫长度

妊娠周期	手测子宫底高度	尺测子宫长度（cm）
12 周末	耻骨联合上 2~3 横指	
16 周末	脐耻之间	
20 周末	脐下 1 横指	18（15.3~21.4）
24 周末	脐上 1 横指	24（22.0~25.1）
28 周末	脐上 3 横指	26（22.4~29.0）
32 周末	脐与剑突之间	29（25.3~32.0）
36 周末	剑突下 2 横指	32（29.8~34.5）
40 周末	脐与剑突之间或略高	33（30.0~35.3）

（2）胎产式、胎先露和胎方位的关系及种类见表 2-15-3。

表 2-15-3　胎产式、胎先露和胎方位的关系及种类

纵产式（97.75%）	头先露（95.75%~97.75%）	枕先露（95.55%~97.55%）	枕左前（LOA）、枕左横（LOT）、枕左后（LOP）枕右前（ROA）、枕右横（ROT）、枕右后（ROP）
		面先露（0.2%）	颏左前（LMA）、颏左横（LMT）、颏左后（LMP）颏右前（RMA）、颏右横（RMT）、颏右后（RMP）
	臀先露（2%~4%）		骶左前（LSA）、骶左横（LST）、骶左后（LSP）骶右前（RSA）、骶右横（RST）、骶右后（RSP）
横产式（0.25%）	肩先露		肩左前（LScA）、肩左后（LScP）肩右前（RScA）、肩右后（RScP）

【案例导入——妊娠期糖尿病】

案例 2　刘某，女，39 岁，住院号 1489674。孕 2 产 1，停经 7 个多月，门诊常规产检，查体：T 36.9℃、P 90 次/min、R 20 次/min、BP 109/72 mmHg。妊娠 24 周口服葡萄糖耐量试验（OGTT）75 g，检查空腹血糖及服糖后 1 小时、2 小时的血糖值分别为 5.1 mmol/L、11.0 mmol/L、8.5 mmol/L。临床诊断：（1）宫内孕 30^{+2} 周，单活胎；（2）妊娠期糖尿病。请为该孕妇行四步触诊。

1. 用物准备

徒手完成，常规备洗手用品。

2. 操作标准

操作标准参考表 2-15-1。

3. 临床思维

（1）四步触诊：宫底高度在脐与剑突之间，孕妇孕 30^{+2} 周，与孕周相符。在孕妇子宫底部触及胎头（圆、硬、形态规则、有明显浮球感），腹壁右侧触及胎背（较硬较宽较平坦饱满部分，胎背向侧

方)，腹壁左侧触及胎儿肢体(较软、可变形的高低不平部分)，耻骨联合上方触及胎臀(宽而软，可以左右移动，未衔接)。根据四步触诊判断胎方位为右骶横(RST)，未入盆。

(2)健康教育：

①营养与运动指导：饮食控制是妊娠期糖尿病治疗的关键，根据少食多餐，低脂、低盐的饮食原则，选择升糖指数较低的食物，综合个人膳食习惯、体力活动水平及血糖值制定个体化的饮食指导。

②指导孕妇胸膝卧位矫正胎位：胸膝卧位可使胎臀退出盆腔，借助胎儿重心改变，自然完成胎位转换。

③与疾病相关宣教：指导孕妇居家监测血糖，妊娠期血糖应控制在空腹血糖≤5.0 mmol/L，餐后2小时血糖≤6.7 mmol/L，如血糖值持续异常，应尽早就诊，及评估胎儿情况并进行营养指导。

4. 知识拓展

(1)胸膝卧位矫正胎位的要点：排空膀胱，松解裤带。体位：①双膝跪在硬板床上，两小腿平放于床上，稍分开；②取头胸低，身体前倾，臀部举高姿势，胸部尽量贴近床面；③大腿与床面垂直，腹部悬空，臀部抬起；④头转向一侧，两臂屈肘，放于头的两侧。时间：每天2次，早晚各1次，每次15分钟。连做1周后复查。

《妊娠期糖尿病指南(2021版)》

(2)妊娠期糖尿病的定义：妊娠糖尿病是妊娠前糖代谢正常，妊娠期首次发病或发现的糖尿病，多数患者在产后血糖可逐渐恢复正常，但将来患2型糖尿病的概率会增加。

【案例导入——双绒双羊双胎，肝内胆汁瘀积症】

> 案例3　29床，王某，女，34岁，住院号1351167，因孕2产1，停经8个多月，皮肤瘙痒3天，胆汁酸升高1天入院。查体：T 36.2℃、P 95次/min、R 20次/min、BP 128/69 mmHg。双下肢水肿(+)，临床诊断：(1)宫内孕36周，双绒双羊双活胎，(2)肝内胆汁瘀积症；(3)体外授精胚胎移植术后；(4)先兆早产。请为该患者行四步触诊。

1. 用物准备

徒手完成，常规备洗手用品。

2. 操作标准

操作标准参考表2-15-1。

3. 临床思维

(1)四步触诊：该孕妇系妊娠36周双胎，子宫底高度达剑突，子宫底高度高于孕周，与双胎妊娠诊断相符。触诊两个胎儿的胎产式、他们的位置关系及是否衔接，多借助B超帮助确定两个胎儿的胎方位，该孕妇胎方位为胎儿1：枕右后(ROP)，已入盆；胎儿2：骶左前(LSA)，未入盆。

(2)健康教育：

①营养指导：指导孕妇进食富含维生素、清淡饮食。避免辛辣刺激性及高蛋白食物，多食蔬菜和水果，补充各种维生素及微量元素。

②指导孕妇判断孕期异常症状：肝内胆汁瘀积症主要危及胎儿安全，若出现腹痛、阴道流血，胎动异常，皮肤巩膜黄染伴有尿色加深等应尽早就诊，进一步评估胎儿宫内状况。

③日常起居：孕妇常因皮肤瘙痒影响休息，保持环境安静、舒适，指导孕妇穿宽松、透气性和吸水性好的纯棉衣服，保持良好的卫生习惯，禁用过热的水洗浴，勿用碱性沐浴液。

④心理-社会评估：孕妇常因担心胎儿及新生儿预后而焦虑，鼓励家人陪伴，向孕妇及亲属详细讲解疾病相关知识及介绍成功案例，帮助其正确认识疾病并保持良好心态，积极配合治疗。

4.知识拓展

（1）双绒双羊双胎：两个卵子分别受精形成的双胎妊娠，各自的遗传基因不完全相同，故形成的两个胎儿有区别，如血型、性别不同或相同，但指纹、外貌等多种表型不同。胎盘多为两个，也可融合成一个，但血液循环各自独立。胎盘胎儿面有两个羊膜腔，中间隔有两层羊膜、两层绒毛膜。

（2）妊娠期肝内胆汁瘀积症的概述：该疾病是一种妊娠特有疾病，以妊娠中、晚期出现皮肤瘙痒、黄疸为临床特点；主要危害胎儿，使围产儿患病率及病死率增加等。双胎妊娠是发生妊娠期肝内胆汁瘀积症的高危因素之一。

第十六节　骨盆外测量

一、操作概述

骨盆是产道最重要的组成部分，分娩的快慢和顺利与否，都和骨盆的大小和形态有密切的关系。骨盆外测量是通过测量各骨之间的距离(即骨盆径线大小)来评估骨盆的大小和形态，作为分娩方式决策的依据。

> 【学而思政】
>
> 　　元素：人文关怀；同理心思维。
>
> 　　内涵：树立以患者为中心理念，把对患者的关怀作为出发点和归宿。注重对患者的自身价值、生命健康权、人格与尊严的关怀与关注。在此过程中培养同理心思维，理解患者内在的体验和感受。
>
> 　　任务：请你思考。
>
> 　　请问：
>
> 　　(1)面对类似小魏这样特殊的病例，我们的人文关怀体现在哪些方面？
>
> 　　(2)作为护理人员的储备军，将来医疗系统的担当，该如何培养自己的同理心？

骨盆畸形的小魏

二、示范案例

【案例导入——妊娠合并心脏病】

> 　　案例1　20床，石某，女，28岁，住院号1665696。因停经9个多月，见红伴不规则腹胀10小时入院。末次月经2020年03月26日，预产期2021年01月02日，孕1产0。查体：T 36.8℃、P 95次/min、R 20次/min、BP 118/71 mmHg、体重65 kg。专科检查：腹隆，宫高34 cm，腹围105 cm，胎方位LOA，已入盆，可扪及不规则宫缩，胎心141次/min，律齐。消毒后阴道检查：宫颈管消退80%，居中，质地软，宫口容2指松，先露头，S-2.5，胎膜未破。既往有先天性心脏病：室间隔缺损，2岁时行手术治疗，术后恢复好，现正常活动及运动不受限。临床诊断：(1)妊娠合并心脏病：室间隔缺损修补术后，心功能Ⅰ级；(2)宫内孕39⁺⁵周，单活胎。请为该患者行骨盆外测量。

1.用物准备

骨盆外测量用物摆放顺序如图2-16-1。

治疗车上层：骨盆测量器、汤姆斯骨盆出口测量器、一次性手套、检查手套、一次性垫巾、石蜡油棉球、笔、速干手消毒剂。

治疗车下层：生活垃圾桶、医用垃圾桶(图略)。

2.操作标准

骨盆外测量评分标准见表2-16-1。

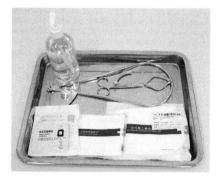

图2-16-1　骨盆外测量用物摆放顺序

表 2-16-1   骨盆外测量评分标准

项目 (分)	具体内容和评分细则	满分 (分)	得分 (分)
准备 (10)	核对：医嘱、治疗卡并签名	2	
	自身准备：着装整洁、规范，洗手，戴口罩	2	
	用物准备：骨盆测量器、汤姆斯骨盆出口测量器、一次性手套、检查手套、一次性垫巾、石蜡油棉球、笔、速干手消毒剂	4	
	环境准备：环境清洁、光线充足、调节室温，拉床帘	2	
操作 过程 (70)	核对与解释：核对姓名、床号、手腕带，交代目的、注意事项，配合要点，协助排尿；男性医务人员检查时请女性医务人员在场	4	
	安置体位：取仰卧位，双腿伸直，双手平放于身体两侧，臀下垫垫巾，协助患者脱一侧外裤裤腿，暴露腹部至大腿根部，检查者位于孕妇右侧	4	
	骨盆外测量		
	髂棘间径(图 2-16-2)：触清两侧髂前上棘，测量两侧髂前上棘外缘间的距离；报告测定值	8	
	髂嵴间径(图 2-16-3)：触清两侧髂嵴，测量两侧髂嵴外缘间的最宽距离，报告测定值	8	
	骶耻外径(图 2-16-4A、B)：取左侧卧位，左腿屈曲，右腿伸直；双手定位两侧髂嵴联线中点下 1.5 cm 处，一手定位，另一手取测量器从定位处连接到耻骨联合上缘中点，测量两者间的距离；报告测定值	8	
	坐骨结节间径(图 2-16-5)：孕妇取仰卧位，双腿向腹部弯曲，双手抱膝，向两侧外方充分展开，戴一次性手套，测量两侧坐骨结节内缘间的距离；报告测定值	8	
	出口后矢状径(图 2-16-6)：右手戴橡胶手套并石蜡油润滑，食指伸入肛门朝骶骨方向与拇指共同协作找到骶尾关节，拇指定位标记；将骨盆出口测量器一端放在坐骨结节间径中点，另一端放在骶骨尖处，测量两者间的距离；报告测定值，脱手套	8	
	耻骨弓角度(图 2-16-7)：两拇指间尖斜对拢，置于耻骨联合下缘，两拇指平放在耻骨降支上，测量两拇指间的角度；报告测定值	8	
	整理：协助整理好衣裤，取舒适体位，告知检查结果，询问有无不适，整理床单位	2	
	洗手记录：洗手，记录检查结果	2	
	健康教育：*①告知孕妇先兆临产的症状；②指导学习应对分娩不适的技巧；③做好分娩的准备；④指导乳房护理*	8	
	垃圾分类处理	2	
评价 (20)	整体评价：操作熟练，程序正确，定位准确	10	
	评判性思维(*见斜体处*)		
	人文关怀：动作轻柔，隐私保护，保暖	10	
共计		100	

注：表中斜体部分为临床思维点

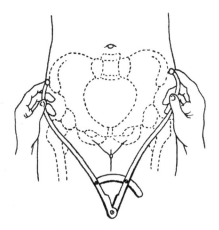

图 2-16-2　测量髂棘间径

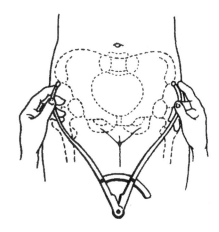

图 2-16-3　测量髂嵴间径

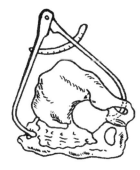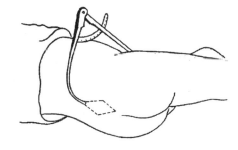

图 2-16-4　测量骶耻外径

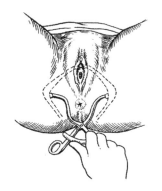

图 2-16-5　测量坐骨结节间径

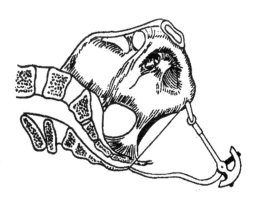

图 2-16-6　测量出口后矢状径

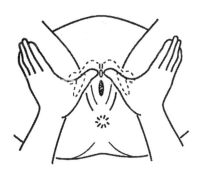

图 2-16-7　测量耻骨弓角度

3.临床思维

(1)骨盆外测量如何评估骨盆入口平面的大小：骨盆入口横径的长度由髂棘间径(23~26 cm)和髂嵴间径(25~28 cm)间接推测，骨盆入口前后径的长度由骶耻外径(18~20 cm)间接推测。该孕妇这三条径线测量结果均在正常范围，骨盆入口平面正常，胎头可以衔接入盆。

(2)骨盆外测量如何评估骨盆出口平面的大小：骨盆出口横径的长度由坐骨结节间径(8.5~9.5 cm)和耻骨弓角度(90°)间接推测，与出口后矢状径(8~9 cm)共同评估骨盆出口平面的大小。该孕妇坐骨结节间径与出口后矢状径之和>15 cm，表明骨盆出口狭窄不明显，足月胎儿可娩出。

(3)健康教育：

①告知孕妇先兆临产的症状：出现阴道血性分泌物、有规律且逐渐增强的宫缩、阴道大量液体流出等情况应立即平卧、抬高臀部，防止脐带脱垂，并尽快就诊。

②指导学习应对分娩不适的技巧：指导孕妇(孕8个月至分娩)通过产前训练学习子宫收缩时的呼吸、自由体位分娩或采用音乐疗法来减轻分娩不适。

③做好分娩的准备：孕期应与亲属共同参加医院开展的孕妇课堂，了解妊娠与分娩相关的知识，正确认识分娩。准备好产妇和新生儿用物，做好分娩准备。

④指导乳房护理：每日用温水清洁乳房，特别是乳头和乳晕，以保持乳房清洁，增强乳头弹性。日常穿戴尺寸合适的胸罩，避免压迫与碰撞。

4.骨盆外测量的注意事项

(1)评估孕妇配合能力、身体移动能力、能否自动保持相应体位、是否需要协助。

(2)骨盆外测量数值异常者，应进一步做内测量检查。

(3)检查中注意保护妊妇隐私，动作应轻柔。

5.知识拓展

骨盆外测量新进展：中华医学会妇产科分会产科学组制定的《孕前和孕期保健指南(2018)》认为，骨盆外测量并不能有效预测产时头盆不称。因此，孕期不需要常规检行骨盆外测量。对于阴道分娩的孕妇，妊娠晚期应测量坐骨结节间径和耻骨弓角度。

《孕前和孕期保健
指南(2018)》

三、拓展案例

▶【案例导入——早产临产】

案例2　17床，黄某，女，33岁，住院号26739。因停经8个多月，下腹部痛4个多小时急诊入院。孕1产0，查体：T 36.6℃、P 81 次/min、R 20 次/min、BP 105/73 mmHg，身高143 cm，乳头内陷。专科检查：腹隆，宫高31 cm，腹围93 cm，胎方位ROA，半入盆，10分钟扪及3次宫缩，胎心141次/min，律齐。消毒后阴道检查：宫颈管消退80%，宫口未开。临床诊断：(1)孕34⁺¹周，ROA，单活胎，早产临产；(2)体外授精胚胎移植术后。请为该孕妇行骨盆外测量。

1.用物准备及操作标准

用物准备及操作标准参考图2-16-1，表2-16-1。

2.临床思维

(1)骨盆外测量评估骨盆大小:该孕妇身高低于 145 cm,存在骨盆异常的高危因素,测量结果示各径线均低于正常值 2 cm,属均小骨盆。结合孕妇目前状态,根据头盆关系、胎儿大小及宫缩情况综合分析,暂无明显经阴道分娩禁忌症。

(2)健康教育:

①指导孕妇自我监测:每天进行胎动计数,注意腹痛、腹胀及阴道流血、流液情况,如有异常,及时报告医生进一步诊断与处理。

②卧床休息:该孕妇有先兆早产,指导孕妇卧床休息,并以左侧卧位为宜,以改善子宫胎盘血液循环,改善胎儿供氧。

③做好分娩的准备:指导孕妇产前(孕 8 个月至分娩)通过学习对神经肌肉的控制运动及呼吸技巧的训练,达到加快产程,让婴儿顺利出生的目的。目前常用减轻分娩时不适的方法有拉玛泽呼吸法、瑞德法及布莱德雷法。

④乳头内陷的护理:指导孕妇通过牵拉、十字操等方法进行自我纠正。

3.知识拓展

拉玛泽呼吸法又称心理预防式的分娩准备法,是在产前训练孕妇(孕 8 个月至分娩)通过对神经肌肉的控制运动而减轻疼痛,具体方法:①廓清式呼吸,眼睛注视一个焦点,用鼻子慢慢吸气至腹部膨起,坚持 5~8 秒,然后用嘴唇像吹蜡烛一样慢慢呼气,5~8 秒吐完;②胸式呼吸,适用于宫口开大 2~3 cm 时,眼睛注视一定点,鼻子吸气,口吐气,腹部放松,每分钟 6~9 次;③浅而慢加速呼吸,适用于宫口开大 4~8 cm,产痛较重时,鼻子吸气,口吐气,随宫缩增强而加速,随其减弱而减缓;④浅的呼吸,当宫缩强且频率高,宫口开大 8~10 cm 时,微张嘴吸吐(发出嘻嘻嘻音),保持高位呼吸,在喉咙处发音,呼吸速度依宫缩强度调整,吸及吐的气量一样,避免换气过度,连续 4~6 个快速吸吐再大力吐气,重复至子宫收缩结束;⑤哈气运动,用于宫口未开全而有强烈便意感时,以及当胎头接近娩出时,嘴张开,像喘息式的急促呼吸。告知产妇肌肉放松,可以按自身感到适合的方式进行呼吸,尽可能深而慢吸气和吐气,避免过度过快的呼吸。

▶【案例导入——妊娠合并双相情感障碍】

> **案例3**　12 床,刘某,女,33 岁,住院号 178961。因停经 9 个多月,要求入院待产。孕 1 产 0。查体:T 36.9℃、P 98 次/min、R 22 次/min,BP 160/96 mmHg。专科检查:腹隆,宫高 32 cm,腹围 105 cm,胎方位 LOA,未入盆,未扪及宫缩,胎心 146 次/min,律齐。固定医院定期产前检查。既往"双相情感障碍"病史 10 多年,孕期口服"氯氮平"控制病情,现情绪低落,不搭理人。临床诊断:(1)宫内孕 39 周,单活胎,LOA;(2)双相情感障碍。请为该孕妇行骨盆外测量。

1.用物准备及操作标准

用物准备及操作标准参考图 2-16-1,表 2-16-1。

2.临床思维

(1)解释目的和有关事项,征得配合:该孕妇既往"双相情感障碍"病史,现情绪低落,不搭理人,但愿意与其门诊负责医生交流,有强烈的自然分娩意愿,为使其对医护建立信任,门诊负责医生与护士一起告知检查的目的、流程及注意事项,征得配合,共同为其进行骨盆外测量及相关检查。

（2）骨盆外测量评估骨盆大小：该孕妇髂棘间径，髂嵴间径，骶耻外径三条径线测量结果均在正常范围，骨盆入口平面正常，表明胎头可以衔接入盆。耻骨弓角度<90°，坐骨结节间径与出口后矢状径之和<15 cm，表明骨盆出口狭窄，需进一步行骨盆内测量。

（3）做好"四防"：遵精神疾病护理常规，选择合适的沟通方式，发现情绪异常及时干预。做好"四防"：防自杀、防伤人、防外逃、防毁物。

3. 知识拓展

双相情感障碍也称"双相障碍"，是以显著而持久的心境或情感改变为主要特征，伴相应认知行为改变的一组疾病，可伴有精神病性症状，如幻觉和妄想等，但思维及行为的异常均继发于情感障碍。双相障碍具有躁狂和抑郁交替发作（至少2次）的临床特征，一般呈发作性病程，间歇期精神状态基本正常，典型的形式为躁狂和抑郁交替出现，也可以混合方式存在，部分患者可有残留症状或转为慢性日常生活和社会功能受损。

第十七节 会阴擦洗

一、操作概述

会阴擦洗可以保持患者会阴部清洁，促进其舒适和会阴伤口愈合，预防和减少生殖、泌尿系统的逆行感染。主要适用于长期卧床、妇产科手术后留置导尿管、会阴及阴道手术后、急性外阴炎及长期阴道流血的患者。

> **【学而思政】**
>
> 元素：人格尊严和隐私权保护；培养社会主义法治思维。
>
> 内涵：人格尊严是人之为人所应当享有的地位、待遇或尊严的总和，其基本内容有姓名权、肖像权和隐私权等具体权利；培养在临床实践中以法治价值和法治精神为导向的思考和处理问题的思维模式。
>
>
>
> 直播妇科手术案例
>
> 任务：请你思考。
>
> 请问：结合临床操作思考，患者的隐私权该如何保护？如何加强网络道德自律？

二、示范案例

▶ **【案例导入——妊娠合并心脏病】**

> 案例 1 03 床，石某，女，28 岁，住院号 1665696。因停经 9 个多月，见红伴不规则伴腹胀 10 小时入院。查体：T 36.8℃、P 95 次/min、R 20 次/min、BP 118/71 mmHg，体重 65 kg。临床诊断：妊娠合并心脏病，室间隔缺损修补术后，心功能 I 级；宫内孕 39^{+5} 周，单活胎，LOA。于 8 小时前在局麻会阴侧切下娩出一男活婴，胎盘胎膜娩出完整，产程顺利，产时出血 200 mL，左侧会阴侧切口已使用皮内线缝合。医嘱予会阴擦洗。

1. 用物准备

会阴擦洗用物摆放顺序如图 2-17-1 所示。

治疗车上层：无菌持物筒（内放无菌持物钳）、无菌会阴擦洗包（内含弯盘、治疗碗、镊子、纱布、棉球、治疗巾）、必要时备妇科长棉签代替镊子和棉球、手套、水温计、擦洗液（38~40℃温水 500 mL+聚维酮碘液 25 mL配成 250 mL/L 的浓度）、速干手消毒剂。

治疗车下层：生活垃圾桶、医用垃圾桶、锐器盒（图略）。

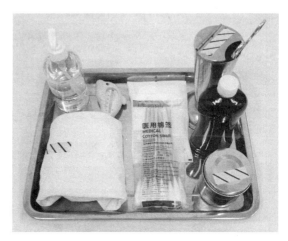

图 2-17-1 会阴擦洗用物摆放顺序

2. 操作标准

会阴擦洗操作评分标准见表 2-17-1。

表 2-17-1　会阴擦洗操作评分标准

项目	具体内容和评分细则	满分（分）	得分（分）
准备（10）	核对：医嘱、执行卡并签名	2	
	自身准备：着装整洁、规范，洗手，戴口罩	2	
	用物准备：无菌持物筒（内放无菌持物钳）、无菌会阴擦洗包（内含弯盘、消毒治疗碗、镊子、纱布、棉球、治疗巾）、必要时备妇科长棉签代替镊子和棉球、手套、擦洗液、水温计、速干手消毒剂	4	
	环境评估：环境清洁，光线充足，调节室温，拉床帘	2	
操作过程（70）	核对与解释：核对床号、姓名、手腕带，交代目的、注意事项，配合要点；男亲属回避，若为男护，应请女性亲属或工作人员在旁；询问有无擦洗液过敏史。*协助排空膀胱，按摩子宫，评估阴道流血和会阴伤口情况*	10	
	体位：协助患者取屈膝仰卧位，双腿略外展，暴露外阴，注意保暖	4	
	开包铺巾：开无菌会阴擦洗包，取擦洗液倒入装有棉球的治疗碗，充分浸渍，垫治疗巾，置弯盘，戴手套	6	
	擦洗会阴 3 遍		
	第 1 遍：按照自上而下、由外向内、先对侧后近侧原则擦洗，大腿内上 1/3→阴阜→对侧大小阴唇→近侧大小阴唇→尿道口及阴道口→肛周及肛门	10	
	第 2 遍：按照以伤口为中心逐渐向外原则擦洗，左侧伤口→左侧大小阴唇→右侧大小阴唇→阴阜→大腿内上 1/3→阴道口及尿道口→肛周及肛门	10	
	第 3 遍：与第 2 遍相同		
	擦洗时注意：每擦洗一个部位更换一个棉球，观察患者会阴部伤口有无红肿分泌物，根据患者实际情况增加擦洗次数，直至擦净，用纱布擦干会阴部	10	
	撤用物：撤去所有用物，协助患者放置卫生巾	4	
	整理：*协助产妇取右侧卧位*，整理床单位	2	
	洗手记录：洗手，记录（执行时间及效果）	2	
	健康教育：*①指导产后早期活动；②母乳喂养指导；③产褥期健康指导；④产后随访宣教；⑤疾病相关宣教*	10	
	垃圾分类处理	2	
评价（20）	整体评价：操作规范，动作熟练，安全，无菌观念强，规定时间内完成，健康教育合适	10	
	评判性思维（*见斜体处*）		
	人文关怀：态度和蔼，关心体贴，动作轻柔，保暖，隐私保护	10	
共计		100	

注：表中斜体部分为临床思维点

3. 临床思维

(1)协助排空膀胱，按摩子宫，评估阴道流血和会阴伤口情况：

①产后对膀胱充盈的敏感性下降，容易产生尿潴留，膀胱充盈亦会影响子宫收缩，故需评估第一次排尿及膀胱充盈情况，指导及时排尿。

②子宫收缩不良时行子宫按摩，并遵医嘱使用子宫收缩剂。

③产后观察子宫底高度及恶露特征，恶露的评估包括量、颜色、气味及有无血块等，一般产后前几天的恶露量稍多，每日卫生巾用量为 4~8 块。

④保持会阴伤口清洁，伤口肿胀疼痛者，产后 24 小时内可用冰敷，如伤口出现红肿、瘀斑和分泌物产生，应及时报告医生进一步处理，谨防感染。

(2)协助产妇取右侧卧位：该产妇会阴左侧侧切伤口，协助患者取对侧卧位，减轻伤口的张力，有助于伤口恢复。

(3)健康教育：

①指导产后早期活动：产后早期活动可以减少尿潴留、便秘及静脉血栓的发生。活动前饮温热流食，活动时有专人陪伴。产后首次下床活动容易发生直立性低血压，应做好防跌倒措施，遵循逐渐改变体位原则，起床前先坐 5~10 分钟，无不适后床边试行走，下蹲后起立宜缓慢。

②母乳喂养指导：产妇心功能Ⅰ级，可行母乳喂养，新生儿出生后做好早吸吮、皮肤早接触，实行母婴同室，按需哺乳。

③产褥期健康指导：保持居家环境清洁、通风，饮食清淡，营养合理，保持良好的心态和卫生习惯，合理安排照护婴儿、家务和休息的时间，适应新的家庭生活方式，避免长时间站立、蹲位及重体力劳动，产褥期禁止性生活。指导产妇坚持做凯格尔运动，锻炼盆底肌肉。

④产后随访宣教：告知产妇后续将要开展的产后随访安排，包含产后访视和产后健康检查。

⑤疾病相关宣教：密切监测患者自觉症状，心功能状态及子宫复旧的情况，如有不适，及时告知医务人员。

4. 会阴擦洗注意事项

(1)严格无菌操作，行多个患者擦洗时，注意操作前后手卫生，伤口感染的患者最后擦洗，避免交叉感染。

(2)注意观察会阴部皮肤黏膜情况、分泌物的性状、会阴伤口有无红肿，如发现异常应向医生汇报，并配合处理。

(3)留置导尿管的患者，应注意导尿管是否通畅，避免脱落或打结，并根据需要更换集尿袋。

(4)擦洗溶液温度适中，冬天注意保暖。

(5)询问有无擦洗液过敏史，如对擦洗液过敏，可用温水清洗局部皮肤，遵医嘱使用抗过敏药。

5. 知识拓展

凯格尔运动又称为骨盆运动，是国际通用的产后恢复盆底肌的运动。于 1948 年被美国的阿诺·凯格尔医师所公布，借由重复缩放的骨盆肌肉(俗称"凯格尔肌肉")来进行。运动之前，排空膀胱，用"憋小便"的方法找到凯格尔肌肉。运动开始专注于骨盆底肌肉的收缩，收缩臀部的肌肉向上提肛，保持收缩五秒钟，然后慢慢放松，休息 5~10 秒后，重复收缩运动 20 次以上。运动的全程照常呼吸，保持身体其他部位的放松。选择一个舒适的体位，至少每天进行 3~4 次。

【案例导入——胎膜早破】

> 　　**案例2**　12床，陈某，女，35岁，住院号1490036。因停经7个多月，阴道流液伴下腹部隐痛2小时急诊入院。孕2产1。查体：T 36.7℃、P 94次/min、R 20次/min、BP 123/65 mmHg。专科检查：腹隆，宫高23 cm，腹围86 cm，胎方位LScA，未入盆，跨耻征(-)，未扪及宫缩，胎心145次/min，律齐。双下肢无水肿。消毒后阴道检查：宫颈未开，先露高浮，胎膜已破，退指可见清亮羊水。临床诊断：(1)胎膜早破；(2)孕29^{+1}周，LScA，单活胎，先兆早产。医嘱予会阴擦洗。

1. 用物准备及操作标准

用物准备及操作标准参考图2-17-1，表2-17-1。

2. 临床思维

(1)绝对卧床休息，协助患者抬高臀部，预防脐带脱垂：该孕妇系妊娠29^{+1}周胎先露未衔接，应绝对卧床，抬高臀部，以降低宫腔压力，防止脐带脱垂，指导避免咳嗽、用力排便等增加宫腔压力的动作，训练孕妇床上大小便，适当床上翻身活动，加强皮肤护理，避免不必要的肛查和阴道检查。如有脐带先露或脐带脱垂，应在数分钟内结束分娩。

(2)健康教育：

①预防感染：每日行会阴擦洗2次，指导孕妇勤换会阴垫，大小便后清洗外阴，保持外阴清洁，防止逆行感染。

②指导孕妇自我监测：指导孕妇进行胎动计数，观察流出羊水颜色、性状和量及腹痛腹胀情况等。如胎动异常、羊水污染、临产征兆等，立即报告医生处理。

③心理护理：向孕妇及亲属介绍医疗条件设施及当前治疗措施，告知检查检验结果，让孕妇及亲属了解病情，告知疾病相关知识和成功经验，使其树立信心。

3. 知识拓展

(1)胎膜早破的概述：胎膜早破是指在临产前胎膜自然破裂。中华医学会妇产科学分会产科学组《胎膜早破的诊断与处理指南(2015)》依据发生的孕周分为足月胎膜早破和未足月胎膜早破。足月胎膜早破是指妊娠37周及以上；未足月胎膜早破：①无生机的胎膜早破(妊娠小于24周)；②远离足月胎膜早破(妊娠24~31^{+6}周)；③近足月胎膜早破(妊娠32~36^{+6}周)。

《胎膜早破的诊断与处理指南(2015)》

(2)胎膜早破处理原则：根据孕周、母胎监测情况、当地医疗水平及孕妇和亲属意愿决策处理方案。期待治疗：①预防脐带脱垂；②严密监测胎儿宫内情况；③抗生素应用，预防感染；④宫缩抑制药；⑤糖皮质激素使用促进胎肺成熟；⑥硫酸镁使用，胎儿神经保护。终止妊娠：①终止妊娠时机、方式的选择；②充分做好早产儿保暖、复苏的准备。

【案例导入——完全性前置胎盘】

> 　　**案例3**　04床，谢某，女，30岁，住院号1786765。因停经8个多月，阴道流血5天，2小时前阴道流血量增多转入医院。孕3产0，外院评估出血量约600 mL。查体：T 36.6℃、P 112次/min、R 23次/min、BP 93/60 mmHg。专科检查：腹隆，宫高31 cm，腹围98 cm，胎方位LOA，未入盆，跨耻征(-)，未扪及宫缩，胎心158次/min，律齐。未内诊，外阴可见少量活动性出血。外院留置导尿管，现导尿管通畅。临床诊断：(1)完全性前置胎盘；(2)孕32^{+1}周，LOA，单活胎；(3)先兆早产。医嘱予会阴擦洗。

1. 用物准备及操作标准

用物准备及操作标准参考图 2-17-1, 表 2-17-1。

2. 临床思维

(1) 卧床休息, 左侧卧位为佳: 无痛性阴道流血是前置胎盘典型的临床表现。应绝对卧床休息, 左侧卧位为佳。

(2) 密切观察生命体征, 做好终止妊娠的准备: 密切关注孕妇神志、生命体征、阴道出血量及胎心、胎动情况, 根据患者目前情况, 立即建立静脉通路, 使用晶体液和胶体液扩容, 同时尽快静脉抽血、合血、吸氧、心电监护等护理措施, 做好终止妊娠的准备。

(3) 健康教育:

①禁食禁饮: 孕妇阴道出血量大, 有可能需要剖宫产终止妊娠, 嘱孕妇禁食禁饮为手术做准备。

②指导孕妇自我监测: 指导孕妇胎动计数, 观察阴道流血量及性状, 卫生护垫统一收集, 准确评估失血量, 利于判断疾病的发展。

③导尿管护理: 勿打折、扭曲、受压。

④预防感染: 每日行会阴擦洗 2 次, 指导孕妇勤换会阴垫, 大小便后清洗外阴, 保持外阴清洁, 防止逆行感染; 遵医嘱给予抗生素预防感染。

3. 知识拓展

(1) 前置胎盘的概述: 前置胎盘是指妊娠 28 周以后, 胎盘位置低于胎先露部, 并附着于子宫下段, 下缘达到或覆盖宫颈内口, 是妊娠晚期阴道流血最常见的原因, 是妊娠期严重并发症之一。中华医学会妇产科学分会产科学组《前置胎盘的诊断与处理指南 (2020)》将前置胎盘分为两种类型: ①前置胎盘, 包括既往的完全性和部分性前置胎盘; ②低置胎盘, 包括既往的边缘性前置胎盘和低置胎盘。

《前置胎盘的诊断与处理指南 (2020)》

(2) 前置胎盘处理原则: 根据前置胎盘的类型、出血程度、妊娠周数、胎儿宫内情况、是否临产进行综合评估, 给予相应治疗, 包括期待治疗: ①止血; ②纠正贫血; ③预防感染; ④宫缩抑制药; ⑤糖皮质激素使用促进胎肺成熟; ⑥预防血栓。终止妊娠: ①终止妊娠时机、方式的选择; ②充分做好早产儿保暖、复苏的准备。

第十八节　阴道冲洗

一、操作概述

阴道冲洗是利用消毒液对阴道部位进行清洗的技术，使阴道、宫颈保持清洁，可以减少阴道内分泌物、减轻局部组织充血、治疗局部炎症。广泛应用于妇科手术前的阴道清洁，降低感染的机会。

> 【学而思政】
> 　　元素：认识的过程；辩证法思维。
> 　　内涵：把辩证法运用到认识的发展过程中去，勇于实践，深入调查，获取丰富和合乎实际的感性材料，通过理性的思考，将感性认识上升为理性认识。
> 　　任务：请思考。
>
>
> 林巧稚教授的故事
>
> 　　请问：(1)在临床操作实践中如何运用辩证法思维实现感性认识到理性认识的飞跃？
> (2)在日常生活中，如何运用自己的专业知识普及宣传预防妇科疾病，服务人民，奉献社会？

二、示范案例

▶【案例导入——子宫颈癌】

> 　　**案例1**　07床，李某，女，57岁，住院号1786477。患者绝经3年余，既往有碘溶液过敏史。妇科检查HPV阴性，TCT：非典型鳞状上皮细胞，阴道镜活检：(宫颈2~4点)慢性宫颈炎，(宫颈8~9点)鳞状上皮异型增生并原位癌变，浸润癌待删。门诊拟"宫颈原位癌，浸润癌待删"收入院。查体：T 36.1℃、P 82次/min、R 20次/min、BP 125/69 mmHg。专科检查：外阴发育正常，阴道畅，宫颈肥大，Ⅱ°糜烂，触血，无压痛。完善相关检查，拟行宫颈锥切术+子宫全切除+双附件切除+阴道后壁修补术，术前遵医嘱行阴道冲洗。

1. 用物准备

阴道冲洗用物摆放顺序如图2-18-1。

治疗车上层：无菌持物钳(筒)、窥阴器、一次性阴道冲洗器、无菌阴道冲洗包(内含弯盘、镊子、纱布、消毒棉球)、冲洗液(0.1%苯扎溴铵溶液1000 mL恒温箱加热至43℃)、妇科长棉签代替镊子和棉球、手套、石蜡油棉球、一次性垫巾、剪刀、输液架、速干手消毒剂。

治疗车下层：便盆，生活垃圾桶、医用垃圾桶(图略)。

2. 操作标准

阴道冲洗评分标准见表2-18-1。

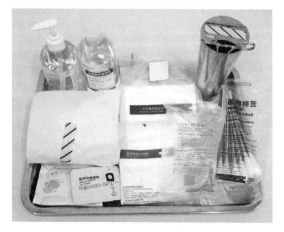

图2-18-1　会阴擦洗用物摆放顺序

表 2-18-1　阴道冲洗评分标准

项目 (分)	具体内容和评分细则	满分 (分)	得分 (分)
准备 (10)	核对：医嘱、治疗卡并签名	2	
	自身准备：着装整洁、规范，指甲已剪，洗手，戴口罩	2	
	患者评估：根据患者的情况*选择合适的冲洗液*，询问有无抹洗液过敏史，协助排空膀胱，清洗外阴	2	
	用物准备：无菌持物钳(筒)、窥阴器、一次性阴道冲洗器、无菌阴道冲洗包(内含弯盘、镊子、纱布、消毒棉球)、冲洗液(0.1%苯扎溴铵溶液 1000 mL 恒温箱加热至 43℃)、妇科长棉签代替镊子和棉球、手套、石蜡油棉球、一次性垫巾、剪刀、输液架、便盆、速干手消毒剂	2	
	环境评估：环境清洁，光线充足，调节室温，拉床帘	2	
操作 过程 (70)	核对解释：核对床号、姓名、手腕带，解释目的、注意事项，征得配合。男亲属回避，若为男护，应请女性亲属或工作人员在旁	6	
	冲洗器排气：开阴道冲洗器，*取冲洗液*，装进冲洗器挂于输液架上(高度为离患者臀部 60~70 cm)，排气	10	
	体位：协助患者取膀胱截石位，脱去对侧裤腿盖在近侧，注意保暖，臀下垫一次性垫巾，置便盆	4	
	开包：打开无菌阴道冲洗包	5	
	冲洗外阴：戴手套，冲洗外阴(边冲消毒液边用棉球擦洗，冲洗顺序：大阴唇→小阴唇→阴阜→大腿内上 1/3→会阴→肛周及肛门)	5	
	暴露宫颈：石蜡油棉球润滑窥阴器，一手分开小阴唇，一手将窥阴器保持闭合状态沿阴道后壁斜 45°轻轻置入，旋转成正位暴露宫颈	8	
	冲洗阴道：冲洗时不停轻轻转动扩阴器(边冲消毒液边用棉球擦洗)，确保冲净宫颈、阴道壁及阴道后穹隆。冲洗完毕，轻轻下压窥阴器，使阴道内残留液体完全流出	10	
	再次冲洗外阴：灌洗液剩余 100 mL 时拔出窥阴器和冲洗头，将外阴再次冲干净，纱布擦干会阴部，撤便盆	4	
	清洁整理：撤去一次性垫巾，协助患者穿好衣裤，整理用物，脱手套，洗手	4	
	健康教育：*①卫生习惯指导；②饮食指导；③心理护理；④疾病相关宣教*	10	
	垃圾分类处理，洗手，记录	4	
评价 (20)	整体评价：操作规范，动作熟练，安全，无菌观念强，规定时间内完成，健康教育合适	10	
	评判性思维(*见斜体处*)		
	人文关怀：态度和蔼，关心体贴，保暖，隐私保护，动作轻柔	10	
共计		100	

注：表中斜体部分为临床思维点

3.临床思维

(1)选择冲洗液：患者行术前阴道准备，临床常用 0.5%聚维酮碘溶液或 0.1%苯扎溴铵溶液，该患者既往有碘溶液过敏史，故选择 0.1%苯扎溴铵溶液进行冲洗，溶液加温至 43~45℃，防冲洗液温度过低引起患者不适。

（2）健康教育：

①卫生习惯指导：指导患者养成良好的卫生习惯，勤换会阴护理垫。

②饮食指导：进食清淡易消化食物，根据手术安排，做好禁食禁饮肠道准备。

③心理护理及疾病知识宣教：患者对疾病感到恐惧，对即将切除生殖器官、失去女性功能感到失落，自我完整感丧失。与其讲解疾病相关知识及手术治疗效果，告知术后不会影响夫妻性生活，也不会改变妇女形象，以利于增加治疗信心，安心配合治疗和手术。

4.阴道冲洗注意事项

（1）操作前做好解释沟通，取得患者的理解和配合。

（2）询问患者有无性生活史及阴道流血，无性生活史者禁止使用扩阴器，有阴道出血者不宜阴道冲洗。

（3）冲洗时动作轻柔，询问患者主诉，转动窥阴器时，应放松窥阴器柄，在进入及退出时，应保持窥阴器处于闭合状态，以免损伤阴道壁和宫颈组织。

（4）冲洗液温度41~43℃，温度过低使患者不舒适，温度过高则可能烫伤阴道黏膜。

（5）冲洗袋距检查床高度不超过70 cm，以免压力过大、水流过速、使液体或污物进入子宫腔或冲洗液与局部作用的时间不足。

（6）产后10天或妇科手术2周后的患者，若病情需要可行低位阴道冲洗，冲洗袋距检查床高度不超过30 cm，以免污物进入宫腔或损伤阴道残端伤口。

5.知识拓展

阴道冲洗常用冲洗液，冲洗液的配制和用途详见表2-18-2。

《子宫颈癌综合
防控指南（2017）》

表 2-18-2　冲洗液的配制和用途

适应证	冲洗液
滴虫阴道炎	酸性溶液：1∶5000高锰酸钾溶液；1%乳酸溶液；0.5%醋酸溶液
外阴阴道假丝酵母菌病	碱性溶液：2%~4%碳酸氢钠溶液
萎缩性阴道炎	1%乳酸溶液；0.5%醋酸溶液
非特异性阴道炎	0.9%氯化钠溶液；一般消毒液
术前准备	0.5%聚维酮碘溶液；0.1%苯扎溴铵溶液

三、拓展案例

➤【案例导入——体外授精胚胎移植】

案例2　谢某，女，36岁，住院号57493。因"继发不孕：输卵管炎"就诊于生殖医学中心。完善相关检查，行PPOS试管方案，今日注射人绒毛膜促性腺激素，拟行取卵术，查体：T 36.9℃、P 88次/min、R 20次/min、BP 119/76 mmHg。遵医嘱术前阴道冲洗。

1. 用物准备及操作标准

用物准备及操作标准参考图 2-18-1，表 2-18-1。

2. 临床思维

（1）选择冲洗液：患者行经阴道穿刺取卵术术前阴道准备，由于卵子对光线、气味、温度、颜色均有较高的要求，临床选用 0.9% 氯化钠溶液进行阴道冲洗，冲洗液温度与人体体温接近为宜。

（2）健康宣教：

①饮食指导：患者在麻醉下行无痛取卵术，指导患者术前 8 小时禁食，4 小时禁饮。

②心理护理与疾病知识宣教：患者因继发不孕，对此次取卵术成功期望值高，心理压力很大，情绪极度紧张、焦虑。向患者及亲属耐心详细讲解疾病相关知识，介绍成功案例，指导患者做深呼吸，放松身体和心理，以最佳的状态准备手术和治疗。

③术后护理：术后避免剧烈活动，3 小时后可进食清淡、易消化食物，注意休息和饮食卫生，避免感冒、腹泻等，慎用药物。

3. 知识拓展

体外授精胚胎移植术：是指从妇女卵巢内取出卵子，在体外与精子发生授精并培养 3~5 日，再将发育到卵裂期或囊胚期阶段的胚胎移植到宫腔内，使其着床发育成胎儿的全过程，俗称为"试管婴儿"。1978 年英国学者 Steptoe 和 Edwards 采用该技术诞生世界第一例"试管婴儿"。1988 年我国大陆第一例"试管婴儿"在北京诞生。体外授精胚胎移植术适应证：输卵管堵塞、排卵异常、男方少精症、子宫内膜异位症及原因不明的不孕症等。

【案例导入 —外阴阴道假丝酵母菌病】

> **案例 3** 吴某，女，27 岁，患者因外阴瘙痒，分泌物增多，有异味 3[+] 天来门诊就诊。患者 12 岁月经初潮，5/28 天，量中等，已婚，孕 2 产 1 流 1。查体：T 36.6℃、P 84 次/min、R 20 次/min、BP 109/63 mmHg。专科检查：外阴发育正常，阴道畅，大量豆渣样分泌物，宫颈肥大，轻糜，大小质地正常。白带联合检查示：念珠菌阳性，清洁度 Ⅳ 度，临床诊断外阴阴道假丝酵母菌病。医嘱予阴道冲洗。

1. 用物准备及操作标准

用物准备及操作标准参考图 2-18-1，表 2-18-1。

2. 临床思维

（1）选择冲洗液：患者诊断为外阴阴道假丝酵母菌病，选择 2%~4% 碳酸氢钠溶液进行阴道冲洗。

（2）健康宣教：

①用药指导：向患者说明用药的目的和方法，取得患者配合，按医嘱完成正规疗程。根据患者的不同情况，选择不同的用药途径，为保障药物局部作用，宜在晚上睡前放置。勿用消炎液长期清洗外阴，以免导致菌群失调，抗病能力降低。勿根据自己的经验用药，使病情复杂化。

②养成良好的卫生习惯：保持外阴清洁干燥，尽量穿棉质内衣裤，贴身衣服要透气性好，内衣裤要勤洗勤晒，防霉防潮。

③饮食指导：进食易消化高蛋白的食物，提高自身抵抗力。

④心理护理：患者及亲属担心疾病反复发作、增加家庭经济负担等出现的治疗信心缺乏，应告

知其治疗方案和周期,给予个性化疏导。

⑤疾病相关宣教:严密观察患者的自觉症状,告知患者即将给予的后续措施如会阴擦洗、阴道上药等。

3. 知识拓展

外阴阴道假丝酵母菌病的概述:主要累及阴道黏膜的假丝酵母菌感染性疾病,曾被称为外阴阴道念珠病。假丝酵母菌适宜在酸性环境生长,感染的患者阴道 pH 多在 4.0~4.7,病原菌对热的抵抗力不强,加热 60℃ 后 1 小时即可死亡,但对于干燥、日光、紫外线及化学制剂等抵抗力较强。假丝酵母菌是一种条件致病菌,在机体抵抗力降低,阴道糖原增多、酸度增加时,假丝酵母菌大量繁殖而引起炎症。

第三章
急危重症护理技术

第一节　成人心肺复苏技术

一、操作概述

心肺复苏技术(cardiopulmonary resuscitation, CPR)是指患者突发心脏呼吸骤停时,运用心肺复苏 CAB 三大步骤,迅速建立起有效的循环和呼吸的急救技术。其中 CAB 是指胸外按压恢复有效循环(circulation)、开放气道(airway)、人工呼吸(breathing)。

```
【学而思政】
    元素:敬畏生命;团队协作;急救意识;职业价值认同感。
    内涵:通过小组情景模拟演练,提升学生沟通交流与团队协作能力,增强学生团结
互助、诚信利他等价值取向,感受团队的力量以及在团队中的成长;让学生在实践中感
悟护理学专业的价值所在,增进学生的专业认同感和自豪感。
    任务:以小组为单位进行基础生命支持情景模拟演练。
```

二、示范案例

▶【案例导入——成人院内心肺复苏技术】

案例 1　28 床,李某,男,44 岁,住院号 1224487。因四肢躯干麻木 1 个月余入住脊柱外科。临床诊断:脊髓型颈椎病。入院 3 日后患者全麻下行前路 C6 椎体次全切手术,术后转入麻醉复苏室观察,复查血气后拔除气管插管,20 分钟后患者突发呼吸困难伴血氧饱和度下降,随即患者神志昏迷,瞳孔散大,对光反射消失,患者大动脉搏动未触及,无自主呼吸,护士发现后立即启动应急反应系统,并紧急实施心肺复苏技术。

1.用物准备

成人院内心肺复苏技术用物摆放顺序如图 3-1-1 所示。

治疗车上层：治疗盘内放血压计、听诊器、纱布两块、简易呼吸器、速干手消毒剂。

治疗车下层：生活垃圾桶、医用垃圾桶、锐器盒，必要时备一木板、脚踏凳(图略)。

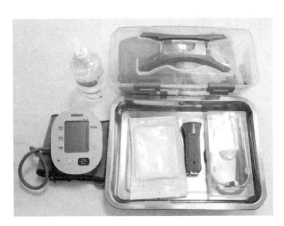

图 3-1-1　成人院内心肺复苏技术用物摆放顺序

2.操作标准

成人院内心肺复苏术评分标准见表 3-1-1。

表 3-1-1 成人院内心肺复苏技术评分标准

项目 (分)		具体内容和评分细则	满分 (分)	得分 (分)
(20)		自身准备：着装整洁、规范，洗手，戴口罩	2	
		用物准备：纱布两块、血压计、听诊器、简易呼吸器、速干手消毒剂	2	
		环境评估：现场安全、卧于硬板床、拉床帘	2	
	患者 *评估*	排除干扰：巡视病房，发现患者心电示波为直线；排除电极干扰、电极脱落、导线脱开	2	
		判断意识：轻拍双肩，双侧耳边大声呼唤患者，口述无反应	3	
		呼救计时：大声呼救，推抢救车、带除颤仪，记录抢救开始时间	3	
		检查脉搏呼吸：触摸近侧颈动脉搏动(喉节旁开两指)，同时观察胸廓起伏，判断时间 5~10 秒	3	
		摆放体位：将患者去枕平卧于硬板床，松解上衣及腰带，充分暴露胸腹部、保持头颈躯干在同一直线，四肢无扭曲	3	
实施 过程 (60)	胸外 心脏 按压 (C)	施救者体位：站立于患者一侧，双脚打开与肩同宽，距离患者一个拳头的距离约 10 cm	2	
		按压部位：患者胸骨中下 1/3 交界处(两乳头连线中点)	6	
		按压方法：双手互扣，掌根重叠，手指翘起不接触胸壁，双肩、手臂与胸壁垂直	4	
		按压深度：胸骨下压深度为 5~6 cm	4	
		按压放松比：1:1，每次按压后，胸壁完全回弹，双手不离开按压部位，每次按压时大声报数 01、02…30	2	
		按压频率：100~120 次/min	6	

续表3-1-1

项目 (分)		具体内容和评分细则	满分 (分)	得分 (分)
实施 过程 (60)	开放 气道 (A)	清理气道：检查口腔，取下活动假牙，纱布清理口腔异物	3	
		选择开放气道的方法：患者颈椎损伤，采用*托举下颌法*开放气道	3	
	人工 呼吸 (B)	连接：*简易呼吸器连接氧气*，调节氧流量8～10升/分	3	
		挤压球囊：简易呼吸器连接正确；面罩扣紧患者口鼻；另一手规律性地挤压呼吸气囊（1L容量的球囊，挤压1/2～2/3，2L容量的球囊，挤压1/3挤压气囊持续1秒），送气时胸廓有起伏	5	
		送气：送气2次，按压中断时间<10秒	2	
		5个循环：重复胸外心脏按压和人工呼吸5个循环，按压与人工呼吸比例为30∶2	5	
	复苏 后处 理	评估复苏效果：复苏成功，停止CPR，进行下一步治疗；复苏未成功继续CPR	5	
		体位整理：继续去枕平卧位，观察意识状态、生命体征变化，整理床单位	2	
		洗手记录：洗手，记录复苏成功时间与过程	2	
		健康教育：*①告知患者发生了病情变化及目前的状态；②安慰患者及亲属*	4	
		垃圾分类处理	2	
评价 (20)		整体评价：反应迅速，急救意识强，操作规范	10	
		评判性思维（*见斜体处*）		
		人文关怀：爱伤护伤、沟通有效	10	
共计			100	

注：表中斜体部分为临床思维点

3. 临床思维

（1）患者评估：同时运用触、听、看三种方法来评估心跳和呼吸，能提高评估效率，节省抢救时间。①如果患者无呼吸或者仅是濒死叹息样呼吸，无脉搏应立即行心肺复苏抢救；②患者无正常呼吸有脉搏：给予人工呼吸，每2分钟检查一次脉搏，如果没有脉搏，开始心肺复苏；③10秒内没有明确感觉到患者呼吸与脉搏应立即进行心肺复苏技术。该患者大动脉搏动未触及，无自主呼吸，应紧急实施心肺复苏技术。

（2）采用托举下颌法开放气道：该患者颈部刚做完手术有损伤，因而只能采用托举下颌法开放气道。操作者立于患者头顶部位，双手四指放在患者下颌角，向上或向后方提起下颌，拇指置于口角两侧撑开口腔。患者头保持正中位，不能使头后仰，不可左右扭动。

（3）简易呼吸器连接氧气通气：在院内有条件时优选简易呼吸器，使用简易呼吸器通气时可接纯氧通气，使通气氧浓度更高，能更有效的改善患者缺氧的症状，但前提必须是能迅速取得呼吸球囊和面罩，不可因为要使用简易呼吸器而导致胸外按压中断过久。

（4）健康教育：患者心跳、呼吸恢复后，若意识清醒，主动与患者进行沟通，轻轻呼唤患者姓名，告诉患者刚才病情出现了一些变化，安慰患者，防止过度兴奋，导致病情加重。若有亲属在场，应向亲属详细介绍患者病情，虽然现在已恢复心跳、呼吸，但仍需要进行进一步的检查与治疗，请亲属配合。

4. 注意事项

（1）迅速判断，立即呼救：患者仰卧，争分夺秒就地抢救。发现无呼吸或不正常呼吸（叹息样呼吸）的心跳骤停成人患者，应立即启动应急反应系统。

（2）胸外心脏按压：①部位准确：严禁按压胸骨角、剑突及肋骨；②力度适中：过轻达不到按压效果，过重易造成胸骨骨折、血气胸、甚至肝脾破裂等；③深度适宜：按压深度成人 5~6 cm，并保证每次按压后胸廓回弹；④姿势正确：两臂伸直，肩、肘、腕关节呈一条直线垂直于胸壁，按压时以髋关节为支点，利用身体重力进行按压；⑤按压频率适宜，为 100~120 次/min。

（3）人工呼吸：①保持呼吸道通畅；②适当吹气频率：人工呼吸频率 10~12 次/min；③避免过度通气；④人工呼吸时与胸外按压不同步，每次吹气时间超过 1 秒，吹气时应有明显的胸廓隆起。

（4）胸外按压与人工呼吸比为 30∶2；按压间断不超过 10 秒，检查脉搏不应超过 10 秒。

5. 知识拓展

生存链概念新进展："生存链"的概念最早于 1991 年由 Cummins 等学者提出，并在之后的《美国 AHA 指南》中应用，强调心肺复苏救治过程应该重视早期识别、早期胸外按压、早期电除颤及早期高级生命支持这 4 个基本环节。2010 年《美国 AHA 指南》将"生存链"的概念进一步延伸，强调综合的心脏骤停后治疗，改进至新的五环"生存链"。2015 年《美国 AHA 指南》进一步优化"生存链"的概念，将院内和院外心脏骤停患者区分，强调对院内心脏骤停应该建立早期预防的理念，院外心脏骤停则沿用之前的五环"生存链"。

最新的 2020 年《美国 AHA 指南》中在院内心肺复苏生存链原有"五环"基础上又增加了第 6 个环节，即恢复（recovery）环节，以此来强调后续管理的重要性（图 3-1-2）。其中需要采取的措施包括：①对心脏骤停幸存者及其看护人员进行焦虑、抑郁、创伤后应激、疲劳等方面的结构化评估；②在出院前进行康复评估和针对躯体、神经、心肺、认知功能等损伤进行治疗；③针对心脏骤停幸存者及其看护人员制定全面的多学科出院计划，包括一些药物和康复治疗建议以及恢复活动或工作的期望。

成人心肺复苏技术

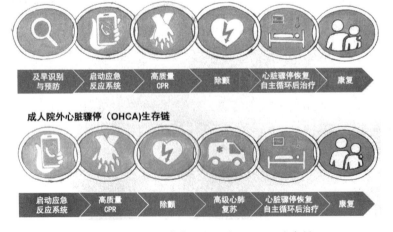

图 3-1-2   AHA 成人 IHCA 和 OHCA 生存链

三、拓展案例

▶【案例导入——成人院外心肺复苏术】

> **案例2**　李某,男,46岁,早上去上班路上突然摔倒,当时患者平躺于地上,头部有血,面色青紫,眼睛半合,张口呼吸。这一场景恰好被同样赶去上班的医生看到,他迅速拍打、呼叫患者没有任何反应,颈动脉也未触及搏动,立即为患者实施心肺复苏技术。

1. 用物准备

纱布两块

2. 操作标准

成人院外心肺复苏技术评分标准见表3-2-2。

表 3-2-2 成人院外心肺复苏技术评分标准

项目（分）		具体内容和评分细则	满分（分）	得分（分）
准备（20）		自身准备:着装整齐规范	2	
		用物准备:纱布两块	2	
		环境评估:现场安全,卧于硬质平面	2	
	患者评估	判断意识:轻拍双肩,双侧耳边大声呼唤患者,口述:无反应	3	
		呼救计时:大声呼救,拨打120,看时间	3	
		检查脉搏呼吸:触摸近侧颈动脉搏动(喉节旁开两指),同时观察胸廓起伏,判断时间5~10秒	4	
		摆放体位:将患者平卧于地面,松解上衣及腰带,充分暴露胸腹部、保持头颈躯干在同一直线,四肢无扭曲	4	
操作过程（60）	胸外心脏按压	施救者体位:站立于患者一侧,双脚打开与肩同宽,距离患者一个拳头的距离约10 cm	2	
		按压部位:患者胸骨中下1/3交界处(两乳头连线中点)	6	
		按压方法:双手互扣,掌根重叠,手指翘起不接触胸壁,双肩、手臂与胸壁垂直	4	
		按压深度:按压深度5~6 cm	4	
		按压放松比:1∶1,每次按压后,胸壁完全回弹,双手不离开按压部位,每次按压时大声报数01、02…30	2	
		按压频率:100~120 次/min	6	
	开放气道	清理气道:检查颈部有无损伤,无损伤,将头偏一侧,纱布清理口鼻异物	3	
		选择开放气道的方法:确认颈部无损伤,采用*仰头抬颏法*开放气道	3	

续表3-2-2

项目 (分)		具体内容和评分细则	满分 (分)	得分 (分)
操作 过程 (60)	**口对口人工呼吸法**	包住口唇：患者口唇盖双层纱布，施救者紧包患者口唇使完全不漏气	3	
		吹气：平静呼吸后吹气，吹气时间>1秒，吹气时压前额手的大拇指和食指捏紧鼻腔使不漏气，同时余光观察胸廓起伏	4	
		观察：吹毕松开捏鼻翼的手指，同时将头转向患者胸部，观察患者胸廓起伏	1	
		连续通气：连续2次人工通气，按压中断时间<10秒	2	
		5个循环：重复胸外心脏按压和人工呼吸5个循环，按压与人工呼吸比例为30∶2	5	
	复苏 后处 理	评估复苏效果；复苏成功，停止CPR，进行下一步治疗；复苏未成功继续CPR	5	
		体位：观察意识状态、生命体征变化	2	
		沟通：**①告知患者发生了病情变化及目前的状态；②联系亲属**	4	
		交接转运：陪伴患者，与120做好转运交接	2	
		垃圾分类处理，洗手	2	
评价 (20)		整体评价：反应迅速，急救意识强，操作规范	10	
		评判性思维（**见斜体处**）		
		人文关怀：爱护伤者、沟通有效	10	
共计			100	

注：表中斜体部分为临床思维点

3. 临床思维

（1）选择开放气道的方法：判断患者无颈椎损伤，采用仰头抬颏法（一手置于患者的前额，轻压使头部后仰；另一手手指置于下颌的靠近颏部的骨性部分，提起下颌，使颏上抬）使用仰头提颏法时应避免使劲按压颏下的软组织，容易导致堵塞气道。若是患者气道有损伤或者怀疑颈椎有损伤，则采用托举下颌法。

（2）人工呼吸：

①对于院外发生的心跳骤停事件，首选口对口人工呼吸法。但目前为了推动现场第一目击者实施心肺复苏，减少胸外按压中断的时间，已经提出了"只胸外按压的心肺复苏术"。

②虽然口对口人工呼吸在徒手心肺复苏术被提出之后的长久以来都被列为其中的一个重要组成，但是由于其存在传染呼吸道相关疾病的风险以及受某些地方文化特殊性等影响，造成了相当一部分施救者的顾虑。

③当前有新的研究发现，对于心源性心跳骤停事件，患者体内在初期的血液含氧量并不算特别低，此时如果仅进行胸外按压也能获得良好的效果，而且按压造成的胸廓起伏也会产生一定的通气作用。因而，对于不愿意进行人工呼吸的施救者可以只进行胸外按压，其结果会远好于不做任何处理。

④对于是由窒息等呼吸相关因素导致的心跳骤停，还是推荐进行完整的心肺复苏。

（3）沟通：

①心理方面：告知安慰患者，消除恐惧。

②发病诱因：告知常见发病诱因，建议查清病因，积极治疗原发病，预防再次出现意外。

③通知亲属。

4.知识拓展

特殊经呼吸道传播传染病流行期间现场心肺复苏人员感染风险防范指南推荐：

（1）对非专业人员而言，为尽量减少感染的风险，ERC 指南建议施救者不打开呼吸道，不将脸靠近患者的口鼻。在开始胸外按压或电除颤前为患者佩戴口罩或用毛巾遮盖口鼻，从而降低胸外按压时造成的气溶胶传播风险。心肺复苏结束后，非专业救援人员应尽快用肥皂水彻底清洗双手或使用含乙醇的洗手液消毒，并联系当地卫生部门咨询接触疑似传染患者之后的筛查。

《2021 ERC 复苏指南（概要）》

（2）对专业急救人员而言，不管是院外心脏骤停还是院内心脏骤停，复苏团队都应该仅由受过专业培训并且配备防护设备的人员组成，简易呼吸器和气道通气装置（包括面罩、声门上通气装置、气管导管）之间应该安装病毒过滤器，以过滤呼出气体，在防护设备到位的情况下应该尽早置入声门上通气装置或行气管插管，以减少面罩通气时间。

【案例导入——淹溺导致的心脏骤停】

> **案例 3**　王某，女，23 岁，因与男友发生争执，选择跳河轻生，15 分钟后一见义勇为者将其救上，这一场景恰巧被刚下班一名医生目睹，上前查看患者，患者意识丧失，无自主呼吸，立即予以心肺复苏技术。

1.用物准备

纱布两块

2.操作标准

淹溺性心脏骤停心肺复苏技术评分标准见表 3-2-3。

表 3-2-3 淹溺性心脏骤停心肺复苏技术评分标准

项目（分）		具体内容和评分细则	满分（分）	得分（分）
准备（20）		自身准备：着装整齐规范	2	
		用物准备：纱布两块	2	
		环境评估：现场安全，卧于硬质平面	2	
	患者评估	判断意识：轻拍双肩，双侧耳边大声呼唤患者，口述：无反应	3	
		呼救计时：大声呼救、拨打 120，看时间	3	
		检查脉搏呼吸：触摸近侧颈动脉搏动（喉节旁开内指），同时观察胸廓起伏，判断时间 5~10 秒	4	
		摆放体位：将患者去枕平卧于地面，松解上衣及腰带，充分暴露胸腹部、保持头颈躯干在同一直线，四肢无扭曲	4	
操作过程（60）	开放气道	施救者体位：站立于患者一侧，双脚打开与肩同宽，距离患者一个拳头的距离约 10 cm	2	
		清理气道：检查颈部有无损伤，无损伤，将头偏一侧，纱布清理口鼻内污泥、呕吐物	3	
		选择开放气道的方法：采用仰头抬颏法开放气道	3	

续表3-2-3

项目 (分)		具体内容和评分细则	满分 (分)	得分 (分)
操作 过程 (60)	*口对 口人 工呼 吸*	包住口唇：患者口唇盖双层纱布，施救者紧包患者口唇使完全不漏气	2	
		吹气：平静呼吸后吹气，吹气时间>1秒，吹气时压前额手的大拇指和食指捏紧鼻腔使不漏气，同时余光观察胸廓起伏	4	
		连续通气：连续5次人工通气，两次时间间隔3~4秒，按压中断时间<10秒	4	
	胸外 心脏 按压	按压部位：患者胸骨中下1/3交界处(两乳头连线中点)	6	
		按压方法：双手互扣，掌根重叠，手指翘起不接触胸壁，双肩、手臂与胸壁垂直	4	
		按压深度、频率：按压深度5~6 cm，按压频率100~120次/min	8	
		按压放松比：1∶1，每次按压后，胸壁完全回弹，双手不离开按压部位，每次按压时大声报数01、02…30	2	
		5个循环：重复胸外心脏按压和人工呼吸5个循环，按压与人工呼吸比例为30∶2	5	
	复苏 后处 理	评估复苏效果；复苏成功，停止CPR，进行下一步治疗；复苏未成功继续CPR	5	
		观察：观察意识状态、生命体征变化	2	
		沟通：①安全教育；②告知患者发生了病情变化及目前的状态；③亲属教育	6	
		交接转运：陪伴患者，与120做好转运交接	2	
		垃圾分类处理，洗手	2	
评价 (20)		整体评价：反应迅速，急救意识强，操作规范，按时完成	10	
		评判性思维(*见斜体处*)		
		人文关怀：爱伤护伤、沟通有效	10	
共计			100	

注：表中斜体部分为临床思维点

3.临床思维点

（1）开放气道：无反应的淹溺（溺水）者一旦被移出水中，口鼻内的泥沙水草要及时清理，但没有必要试图清除吸入气道中的水分而延误心肺复苏，这是因为大多数溺水者只吸入中度的水分，而且吸入的水分很快吸收进入血液循环或肺泡内，因此水分不会成为气道阻塞物。大部分引起自主呼吸消失的原因为喉痉挛或呼吸窒息，而气道内可能没有吸入任何东西。

（2）口对口人工呼吸：口对口呼吸常会导致患者胃胀气，并可能出现严重合并症，如胃内容物反流导致误吸或吸入性肺炎、胃内压升高后膈肌上抬而限制肺的运动，所以应缓慢吹气不可过快或过度用力，减少吹气量及气道压峰值水平，有助于减低食管内压，减少胃胀气的发生。对大多数未建立人工气道的成人，推荐500~600 mL潮气量，既可降低胃胀气危险，又可提供足够的氧合。

（3）复苏顺序（ABC）：由于低氧是溺水的核心问题，所以初始抢救应重点关注重建和保持呼吸道通畅。目前更新的心肺功能恢复（CPR）指南不适用于溺水患者。专业救援人员CPR应强调在开始胸外按压前优先考虑开放气道、改善呼吸，连续给予2~5次人工呼吸（A-B-C流程）。条件允许的情况下给予高浓度氧气吸入或高压力氧气供给，保证患者氧合需要。但是不正确开放通气可能会耽误抢救时间，反而导致气胸、胃胀气，对于未接受过人工辅助通气训练的施救者，建议只进行CPR胸外按压。

（4）沟通：

①对于自杀患者，安全教育应放在首位。让患者远离一切危险环境，消除安全隐患，同时给予心理安慰，避免再次发生意外。

②介绍患者病情及后果，指导其树立乐观、积极的生活态度和健康的生活方式。

③充分发挥亲属的作用，请患者平常信任尊重的亲属针对其心理问题进行劝慰，帮助其树立正确的生活态度，避免发生类似事件。

4. 溺水抢救注意事项

（1）行人工呼吸和胸外按压前应先将溺水者头部偏向施救者一侧，然后清除口腔内的分泌物及异物。如果患者有脊柱损伤可能，应采用轴线翻身的方式整体翻转患者，使其头、颈和躯干作为整体翻转。

（2）采用人体倒立或腹部挤压的倒水方法不仅会导致肺通气时机的延迟，还会促使胃内容物返流进入肺内，因而不建议作为气道内液体清除的方法，而仅用于固态物质堵塞气道的情况。

（3）其他注意事项同案例1。

5. 知识拓展

淹溺又称溺水，是指人淹没与浸润于水或其他液体介质中，水、泥沙、杂草等随呼吸进入口鼻或呼吸道内，堵塞呼吸道或因刺激引起喉头、气管发生反射性痉挛引起窒息。重者如抢救不及时可导致呼吸、心跳停止而死亡。整个过程进展非常快，只需数分钟甚至数十秒，在低温的液体中可能达到1小时。

2020年《中国淹溺性心脏停博心肺复苏专家共识》

第二节 简易呼吸器的使用

一、操作概述

简易呼吸器又称加压给氧气囊,是一种结构较为简单、操作方便的人工呼吸装置。与口对口人工呼吸相比,简易呼吸器加压给氧浓度更高,且操作简便。尤其是危重患者,来不及气管插管时,可利用加压面罩直接给氧,使患者得到充分氧气供应,改善组织缺氧状态。常用于各种原因所致的呼吸停止或呼吸衰竭的抢救及麻醉期间的呼吸管理。

【学而思政】
　　元素:评判性思维训练,救死扶伤、甘于奉献的精神。
　　内涵:通过课堂翻转的形式培养理论联系实际的评判性思维,同时在实践中培养救死扶伤、甘于奉献的精神。
　　任务:观看视频,分组情景模拟,谈感受。
　　引入电视剧《急诊科医生》中抢救患者视频,迅速引出课程的主题-简易呼吸器。同学间分组练习,模拟医生利用简易呼吸器为患者进行人工呼吸,操作结束后说出自己的感受以及操作中的疑惑;课后反思自己的学习经历,与课前模拟及视频结合,谈收获、感想,假如今后碰到类似患者,评估自己是否有自信完成此项抢救操作。

二、示范案例

▶【案例导入——肺癌晚期】

案例1　28床,王某,女,70岁,住院号2397860。因间断刺激性干咳1年,痰中带血6月,近2月来呼吸困难、咳脓痰入院。入院时查:T 38.8℃、P 128次/min、R 35次/min、BP 90/60 mmHg。入院诊断为肺癌晚期。在查房的过程中患者突然出现神志恍惚,随即意识丧失,出现点头样呼吸,脉搏微弱,SpO_2 50%,须立即进行抢救。医嘱先予简易呼吸器加压给氧。

1. 用物准备

简易呼吸器使用技术用物摆放顺序如图3-2-1所示。

治疗车上层:简易呼吸器(呼吸囊、呼吸活瓣、面罩、储氧袋、衔接管)、纱布、速干手消毒剂、氧气装置,必要时备吸痰装置及呼吸机。

治疗车下层:生活垃圾桶、医用垃圾桶(图略)。

2. 操作标准

简易呼吸器使用技术评分标准见表3-2-1。

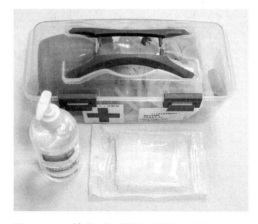

图3-2-1　简易呼吸器使用技术用物摆放顺序

表 3-2-1 简易呼吸器使用技术评分标准

项目（分）	具体内容和评分细则	满分（分）	得分（分）
准备（10）	核对：复述口头医嘱	2	
	自身准备：着装整洁、规范，洗手，戴口罩	2	
	用物准备：简易呼吸器（呼吸囊、呼吸活瓣、面罩、储氧袋、衔接管）、纱布、速干手消毒剂、氧气装置，必要时备吸痰装置及呼吸机	4	
	环境评估：环境宽敞、光线充足、安全	2	
操作过程（70）	患者评估：核对床号、姓名、手腕带，评估患者有无自主呼吸、呼吸形态、呼吸道是否通畅、有无义齿，评估患者意识、脉搏、血压等	10	
	准备呼吸器：将简易呼吸器与氧气装置相连接（氧流量 8~10L/min，使储氧袋充盈），检查连接是否正确、呼吸囊有无漏气	6	
	清理呼吸道：戴手套，*协助患者去枕平卧*，头偏向一侧，清除口、鼻腔分泌物。如有活动性义齿应取下	8	
	开放气道：解开患者衣领，操作者站于患者头侧，卸下床栏，双手托起患者下颌，使其头后仰（必要时可用口咽通气管）	10	
	扣面罩：一手以"EC"手法扣紧面罩，使面罩紧扣患者口鼻部，另一手挤压简易呼吸器	8	
	送气：*频率及力度合适*，每次送气 400~600 mL，频率为 10~12 次/min	8	
	观察胸廓：观察患者胸廓是否起伏，判断通气量是否合适	6	
	观察病情：观察患者使用呼吸器后呼吸是否得到改善	6	
	配合进一步抢救：停止使用后连接呼吸机或氧气，清洁患者口鼻及面部，遵医嘱配合进行后续抢救	4	
	洗手记录：脱手套、洗手，记录	2	
	用物处置：做好消毒处理，避免交叉感染（口述）	2	
评价（20）	整体评价：操作熟练，急救意识强，实施有效，*呼吸器挤压力度及频率适宜*，患者无并发症	10	
	评判性思维（*见斜体处*）		
	人文关怀：动作轻柔、避免损伤、隐私保护	10	
共计		100	

注：表中斜体部分为临床思维点

3.临床思维

（1）将简易呼吸器与氧气装置相连接：如果没有连接氧源，挤进去的气体仅仅是空气，氧浓度为 21%。对于一位缺氧、呼吸衰竭的患者来说是不够的。如果连接了氧气管（氧流量开到 10 L/min 以上），那么挤压进去的气体就几乎接近纯氧，这对抢救来说至关重要。

（2）取去枕平卧位：当抢救时，打开患者呼吸道很关键，该患者神志恍惚，端坐卧位，此时，应把床头先摇平，操作者立于患者头侧，使患者去枕仰卧，头后仰，否则舌后坠会阻塞呼吸道，气体容易通过食管进入消化道，捏球囊，无济于事，患者最终会死于缺氧。因而，遇到这种情况，正确摆放体位显得尤为重要。

（3）扣面罩的手法：一人操作时应站在患者头侧，而不是床旁。具体操作方法是左手示指、拇指以"C"字型固定并向下扣紧面罩于患者口鼻，避免漏气；中指、无名指、小指以"E"字型抬起下颌保持气道开放；另一手挤压简易呼吸器，称为"EC 手法"。如果人员充足的情况下，双人操作比较理想，一人扣紧面罩，一人捏球囊，扣面罩者保证充分打开患者呼吸道，并且不漏气。

（4）送气的频率及力度：①频率，挤压球囊的频率为 10~12 次/min，过快的挤压并不会改善患者的通气，且易导致越来越多气体积聚在肺内，使内源性呼气末正压（PEEP）升高，影响回心血流量，造成心排血量不足，血压下降甚至是死亡；②力度，一个成人版的球囊容量大约是 1500 mL，如果一捏到底，那么产生的潮气量会有 1300 mL 以上，而普通人的潮气量是 500~600 mL，显然力度过大导致潮气量过大。正确的方法应是有控制的挤压球囊，估计压出去的潮气量为球囊容积的 1/3 便可，如果不好估计，建议单手挤压球囊，以便控制潮气量，因为单手操作最多有 1/2 的气体排出。

（5）关于流程：上面标准中是作为完整的流程来呈现的，在实际工作中，患者突发病情变化情况下，应本着时间就是生命的理念，不拘泥于流程，只要是不违反原则，一切以救治患者为先。

4. 注意事项

（1）面罩大小合适：根据患者情况选择合适的面罩，面罩固定时不可漏气，同时避免损伤患者皮肤黏膜。

（2）充分开放气道：应清除口腔和咽喉的分泌物或异物。

（3）观察病情：观察患者自主呼吸情况及生命体征变化，使用时注意潮气量、呼吸频率、吸呼比等，避免过度通气，应注意 CPR 和患者呼吸的协调性；每 5 个 CPR 循环后重新评估一次，尽快建立人工通道。

（4）挤压频率合适：心肺复苏时，使用简易呼吸器捏球囊频率为 10~12 次/min 或与胸外心脏按压比率 30∶2。

5. 知识拓展

使用简易呼吸器并发症的预防。

（1）胃胀气和胃内容物反流：

①临床表现：临床表现为腹胀、腹痛、腹部膨隆、嗳气、口角有分泌物流出等。

②预防措施：避免通气量过大通气速度过快使气体进入胃内，导致胃胀气；检查和调整头部及气道位置，保持正确的体位；保持气道畅，及时清理分泌物，未清除胃内容物时，通气要慢。

（2）误吸致吸入性肺炎：

①临床表现：神清者表现为咳嗽、气急。神志不清时常无明显症状，但 1~2 小时后可出现呼吸困难、发绀、低血压、咳出浆液性或血性泡沫痰。严重者可发生呼吸窘迫综合征。

②预防措施：未清除胃内容物时要采取较慢的通气方式，避免过高的气道压力；发现患者有分泌物流出（胃内容物反流），应停止挤压呼吸球囊，立即吸净分泌物后再行辅助呼吸。

简易呼吸器的使用

三、拓展案例

【案例导入——呼吸机使用时突然断电】

案例 2　监 3 床，胡某，女，56 岁，住院号 1349870。患者因重症肌无力于 10∶00 坐轮椅入院，15∶00 出现呼吸困难，急请麻醉科医师予以气管插管，持续呼吸机辅助呼吸，18∶00 呼吸机突然断电，请你紧急为患者使用简易呼吸器加压给氧。

1.用物准备及评分标准

用物准备及评分标准参考图 3-2-1 及表 3-2-1。

2.临床思维点

(1)开放气道:断电后呼吸机停止送气,患者气道形成一个密闭空间,应立即将患者气管插管与呼吸机管道断开,保证气道通畅,协助患者取平卧位。

(2)患者评估:

①评估有无自主呼吸:若患者有自主呼吸可以先给予气管插管下导管内给氧,观察患者血氧及呼吸情况;若无自主呼吸立刻将简易呼吸器与氧气连接,调节氧流量 8~10 L/min,给予人工辅助呼吸,挤压频率为 10~12 次/min,每次送气 500~600 mL。

②评估患者意识:查看患者有无躁动,立刻安抚患者,必要时给予保护性约束或镇静药物,防止气管插管脱出。

(3)健康宣教:

①安抚好亲属及患者情绪,解释断电的原因,并告知已采取相关措施,稍后马上会恢复正常。

②告知患者简易呼吸器的作用,使用方法,得到患者及亲属的理解与配合。

③向患者及亲属解释,患者目前生命体征平稳,而且已经采取相对应措施,因而短时间的断开呼吸机不会给患者带来较大影响。

3.注意事项

(1)预防气管插管脱出,若患者躁动不安,及时给予安抚,必要时给予保护性约束或遵医嘱给予镇静药物。挤压球囊时,需一手扶着气管插管,防止管道脱出或移位。

(2)及时吸痰,避免痰液过多堵塞气道。

(3)其他注意事项与案例 1 相同。

4.知识扩展

使用呼吸机过程中突然断电时的应急预案:

(1)使用呼吸机患者床旁应配备一套给氧装置及人工简易呼吸器(包括氧气湿化瓶、氧气连接管、人工呼吸器及给氧面罩),固定位置放置。

(2)遇突然断电情况需保持镇静,并安慰清醒患者,立即改用 UPS 提供电力,同时请求其他同事帮助。

(3)发现呼吸机电源报警,应立即将患者的气管插管与呼吸机脱开,改用简易人工呼吸器(呼吸球囊)接氧气给患者辅助呼吸,保持供氧。密切观察患者生命体征。

(4)启用呼吸机患者床旁配备的一套给氧装置及人工简易辅助呼吸器(包括氧气湿化瓶、氧气)。连接简易呼吸器与氧气,调节氧流量 8~10 L/min,给予人工辅助呼吸,挤压频率为 10~12 次/min,每次送气 500~600 mL。

(5)分析突然断电可能原因:常见原因为电力供应停止、电源插头松脱或呼吸机本身无蓄电池代偿。

①如为停电应马上通知水电值班人员。

②如为呼吸机本身故障,使得自检不能通过或不做功造成呼吸机工作突然停止,应改用其他呼吸机,并通知设备科及时进行维修。

第三节　海姆立克急救法

一、操作概述

海姆立克急救法是利用突然冲击膈肌下软组织压迫肺部，使肺部残留气体形成一股向上气流冲出异物的急救方法。常用于气道异物梗阻时的急救。

【学而思政】

元素：培养"时间就是生命"、"救在身边"的急救理念，强化"第一目击者"行为。

内涵：学会换位思考，从气道异物梗阻新闻事件中练习情感代入。

任务：写反思日记。

请问：如果你是幼儿园的老师，你会有怎样的感受？如果你是壮壮的父亲或母亲，遇到这样的事情时会有怎样的心情？

4 岁男童异物卡喉

二、示范案例

▶【案例导入——立位腹部冲击法】

案例1　28床，陈某，女，76岁，住院号1566788。身高165 cm；体重55 kg，受教育程度为初中。因体检发现甲状腺肿物2周于2天前入院。临床诊断为：甲状腺癌？甲状腺穿刺造影预约在今天13点进行。患者离异15年后于2年前再婚，起病以来性情变得更为急躁、固执，12点进食时与亲属发生争吵后突发剧烈咳嗽，随即出现面色青紫、口唇发绀，双手捂住喉咙处，无法说话，表情痛苦。亲属见状急忙跑到护士站呼叫护士，请你作为当班护士予以处理。

1.用物准备

因海姆立克急救法徒手可以完成，故常规不需要准备用物。

2.操作标准

海姆立克急救法评分标准见表3-3-1。

表 3-3-1　海姆立克急救法评分标准

项目 （分）	具体内容和评分细则	满分 （分）	得分 （分）
准备 （10）	评估是否发生气道异物梗阻：询问患者：你被噎到了吗？患者点头或做出"V"字状手势来确认已发生气道异物梗阻	4	
	评估发生重度气道异物梗阻	4	
	呼救，记录时间	2	

续表3-3-1

项目 (分)	具体内容和评分细则	满分 (分)	得分 (分)
实施 (70)	一站：站于患者身后，一腿放于患者两腿之间，稍弯曲，后腿向后蹬	10	
	二抱：双臂从后方环抱患者腹部	10	
	三放：一手握拳，拳眼朝内，置于脐上两横指位置，另一只手盖于第一只手外	10	
	四弯：*协助患者取站立位*，身体略向前弯，头胸部前倾，张口	10	
	五冲击：双手迅速向后向上冲击，重复操作，直至异物排出	15	
	体位：协助取舒适体位	3	
	健康教育：*①预防气道异物梗阻；②自救知识；③心理护理，必要时心理评估；④疾病相关知识宣教*	10	
	操作后处理：洗手，记录	2	
评价 (20)	整体评价：判断准确、反应迅速，救治有效	10	
	评判性思维（*见斜体处*）		
	人文关怀：冲击力度适当，重视患者反应	10	
共计		100	

注：表中斜体部分为临床思维点

3. 临床思维

（1）评估发生重度气道异物梗阻：该患者在进食过程中与亲属发生争吵后突发剧烈咳嗽，随即出现面色青紫、口唇发绀，双手捂住喉咙处，无法说话，表情痛苦，符合严重气道阻塞表现。此时应立即实施海姆立克急救法。

（2）协助患者取站立位：海姆立克急救法因患者体型、体重、梗阻程度、是否有施救者在场等的因素的差异，采取的救治体位或方法不同，体位有站立位、卧位两种。该患者意识尚清楚，身高165 cm，体重55 kg，体型均匀，因此采取站立位更为合适（图3-3-1）。

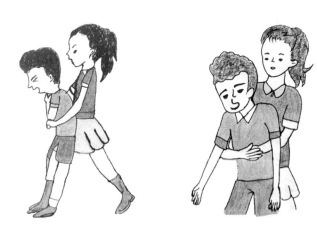

图3-3-1　立位腹部冲击法（一站、二抱、三放、四弯、五冲击）

（3）健康教育：

①预防气道异物梗阻：老年人随着机体老化，是气道异物梗阻发生的重要风险人群。应告知患者正确选用食物和采用正确的方法预防噎食。

②自救知识：告知老年人简单的自救方法。

③心理护理：患者系老年女性，婚姻曾有离异后又再婚，家庭关系较为复杂，初中文化，体检发现甲状腺肿物怀疑癌症，性情较起病前变得更为急躁、固执，再加上气道异物梗阻，引出焦虑恐惧情绪，因此心理护理极为重要，必要时可行焦虑状态评估，以便及时进行专业心理干预。

④疾病相关：观察患者的生命体征情况，与穿刺室对接相关事宜。

4. 注意事项

(1)快速识别气道异物梗阻的症状是关键。询问患者是否被噎到后可通过点头、摇头的方式来判断。

(2)施救前需确认患者气道异物梗阻的程度。轻度异物梗阻不能拍背，防止异物掉落到更深的位置；重度梗阻需立即施救。

(3)针对不同人群需采取不同的施救方法，如：立位腹部冲击法、卧位腹部冲击法、胸部冲击法和自救法。

(4)当患者突然失去意识时，施救者需立即实施心肺复苏术，打开气道时，先在喉咙后部寻找异物，有异物者立即取出，并注意同时启动应急反应系统。

5. 知识拓展

(1)海姆立克急救法的由来：亨利·海姆立克(Herry·Heimlich)教授是美国著名胸外科医生，他在1963年首次报告了一种能有效解除气道异物梗阻的急救方法，该急救方法简单易行，实用性强，在现场没有医疗设备的情况下能徒手将气道异物清除，恢复呼吸，被誉为最实用、最简便的"救命术"。1975年，为了表彰海姆立克教授对解除气道异物梗阻急救工作的卓越贡献，美国医学会以他的名字命名了这一急救方法。

(2)气道异物梗阻时的自救法：当发生气道异物梗阻而周围又没有求助对象时，关键的第一步是要判断气道异物梗阻的程度。如果还能呼吸并发出声音，可放慢呼吸节奏，尽可能发出求救信号，然后开始自救；如果完全不能呼吸和发声，应立即自救，主要有两种方法：①借助椅背、窗台、栏杆等，将上腹抵压在坚硬处，连续弯腰挤压、冲击上腹部，直至异物排出(图 3-3-2a)；②如果现场难以立即找到硬处，则立即弯腰、低头、张口、双手握拳扣住，放置于脐上两横指处，用力往上往内连续冲击，直至异物排出(图 3-3-2b)。

海姆立克急救法

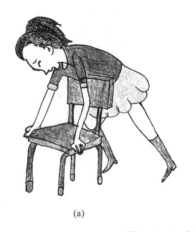
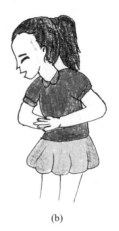

(a)　　　　　　　　　　(b)

图 3-3-2　自救法

三、拓展案例

> 【案例导入——卧位腹部冲击法】

　　案例2　10床，李某，女，68岁，住院号1789652。因"肢体活动障碍、言语障碍5小时"急诊平车入院。既往有高血压、糖尿病病史。查体：患者嗜睡，精神状态差，查体合作，Glasgow评分13分，P 132次/min，R 30次/min，BP 180/99 mmHg，SpO_2 85%，测血糖：3.3 mmol/L。临床诊断：缺血性脑卒中。医嘱嘱进食，患者在其亲属协助进食过程中，出现呛咳，随后出现口唇发绀，呼吸困难，颜面部皮肤青紫，患者实然紧急情况下，立即行腹部冲击法。

1. 用物准备

徒手可完成，常规情况下无需备用物。

2. 操作标准

操作标准参考表3-3-1。

3. 临床思维

　　(1)评估发生重度气道异物梗阻：该患者嗜睡，进食过程中出现呛咳，随后出现口唇发绀，呼吸困难，颜面部皮肤青紫，血氧饱和度下降至85%，根据症状，判断为重度气道异物梗阻，需立即急救。

　　(2)协助取仰卧位，头偏一侧，清除口腔异物(图3-3-3a)：因该患者缺血性脑卒中入院，卧床呈嗜睡状态，为争取救治时间，直接协助患者取仰卧位，头偏一侧，清除口腔异物。

　　(3)操作方法(图3-3-3b)：①一跨，施救者骑跨在患者髋部之上；②二放，双手掌置于肚脐与剑突之间，掌心向下，掌根重叠，指间翘起；③三冲击，双手合力迅速向下向前连续冲击5次；④四检查：检查口腔内有无异物被冲出，如有，立即取出；若无，则重复以上动作，直至异物排出。

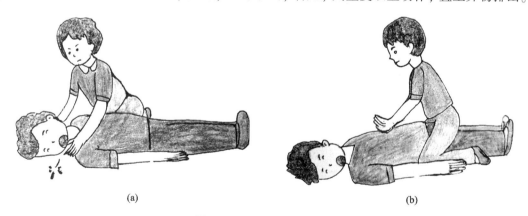

(a)　　　　　　　　　　　　(b)

图3-3-3　卧位腹部冲击法

　　(4)健康教育：

　　①预防气道异物梗阻：患者因突发大面积脑梗导致吞咽功能减弱，同时处于嗜睡状态，进食时极易发生气道异物梗阻。因此合理评估患者的意识及吞咽功能极为重要，必要时可予以鼻饲营养。

②安抚患者及亲属情绪：气道异物在亲属喂食过程中突然发生，严重情况下可导致窒息等，可引起患者及亲属焦虑、恐惧情绪。

③疾病相关知识宣教：观察患者的生命体征情况并予以吸氧、急抽血等对症支持处理，进行吞咽功能的再次评估。

4.知识拓展

吞咽障碍的评估：常采用日本学者洼田俊夫提出的洼田饮水试验来进行评估。具体方法如下：患者端坐，喝下30 mL温开水，观察所需时间和呛咳情况，分为1~5级，1级：能顺利1次将水喝下；2级：分2次以上，能不呛咳喝下；3级：能1次咽下，但有呛咳；4级：分2次以上咽下，但有呛咳；5级：频繁呛咳，不能全部咽下。吞咽功能正常：1级，5秒以内；吞咽功能可疑：1级，5秒以上或2级；吞咽功能异常：3~5级。

》【案例导入——胸部冲击法】

案例3　12床，王某，女，35岁，住院号1755367。因孕37周合并妊娠糖尿病入院。入院第2天吃坚果时，突然频繁咳嗽，发声困难，颜面逐渐青紫、嘴唇发绀，家人赶忙予以拍背，并叫来责任护士，请你作为当班护士予以处理。

1.用物准备

徒手可完成，常规情况下无需备用物。

2.操作标准

操作标准参考表3-3-1。

3.临床思维

(1)评估发生重度气道异物梗阻：该患者为孕晚期孕妇，进食坚果过程中出现频繁咳嗽，发声困难，颜面逐渐青紫、嘴唇发绀。根据症状，判断为重度气道异物梗阻，需立即急救。

(2)立即阻止亲属拍背：拍背会将异物推向更深的位置，因此判定为重度气道异物梗阻后第一时间阻止亲属拍背，立即予以急救。

(3)操作方法(图3-3-4)：二抱——双臂环绕在患者腋窝下；三放——双手扣于胸部(患者乳头连线中点处)，手法同立位腹部冲击法。

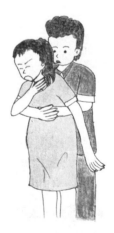

图3-3-4　胸部冲击法

4.知识拓展

（1）妊娠晚期：是指孕 28 周及以后的妊娠。随着胎儿的逐渐发育子宫明显增大变软，到足月时子宫体积已经是原来的 20 倍，宫底部在妊娠后期增长速度最快。膨大突出的子宫不适合于在气道异物梗阻的情况下实施腹部冲击法。

（2）胸部冲击法的适应证：针对意识清醒的肥胖患者或者妊娠晚期患者，在施救者体型较大的情况下，常常采用立位胸部冲击法进行施救。

【案例导入——背部拍击联合胸部冲击法】

案例4　护士小王，一天轮休和奶奶一起在家照顾 10 个月大的宝宝。时间接近中午，小王在厨房备菜，奶奶缝完衣服把针线盒（内有纽扣）随手放在了爬爬垫旁起身去了趟厕所，3 分钟后小王听到客厅传来宝宝剧烈的呛咳，闻讯而出，发现小家伙面色青紫、嘴唇发绀，躺在地上剧烈挣扎。如果你是小王，你会怎么做？

1.用物准备

联合胸部冲击法徒手可完成，常规情况下无需备用物。

2.操作标准

操作标准参考表 3-3-1。

3.临床思维

（1）评估发生重度气道异物梗阻：针线盒打开，纽扣散落在外面，孩子剧烈呛咳、面色青紫、嘴唇发绀，判断为误吞纽扣，导致重度气道异物梗阻，应立即采取背部拍击联合胸部冲击法予以急救。

（2）立即呼救：确认为气道异物梗阻后，让奶奶赶紧拨打 120 院前急救电话，并告知详细位置、患儿情况、联系电话、接车地点。

（3）操作方法：

①一坐：施救者坐下或单膝跪地。

②二托（图 3-3-5a）：将患儿仰卧于一侧手臂。

③三趴：另一手托住患者头部和下颌使其翻转。

④四低：脸朝下，嘴张开，呈头低脚高趴卧位，双腿稍分开，使施救者手臂位于患儿两腿中间。

⑤五拍击（图 3-3-5b）：施救者大腿支撑手臂，用掌跟在患儿背部两肩胛骨中间用力连续拍击 5 次后将患儿翻转，查看异物是否排出，若排出，及时清理；若异物未排出，继续采取后续方法。

⑥一托：手掌托住患儿枕部。

⑦二翻：翻转患儿，保持面部朝上，呈头低脚高仰卧位。

⑧五冲击（图 3-3-5c）：用示指和中指在患儿胸部略低于双乳头连线中点处以 1 次/s 的速度连续冲击性按压 5 次，查看异物是否排出，若排出及时清理；若未见异物排出，重复将背部拍击联合胸部冲击法交替进行，直至异物排出。

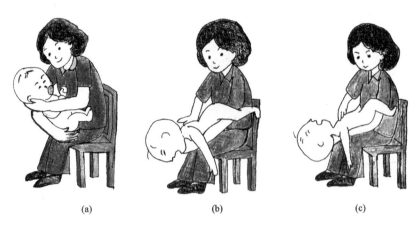

(a)　　　　　　　(b)　　　　　　　(c)

图 3-3-5　背部拍击联合胸部冲击法

4.知识拓展

(1)1岁以内婴儿气道内异物严禁使用腹部冲击法：因1岁以内的婴幼儿腹腔脏器尚未发育完全，因此严禁对1岁以下的婴儿实施腹部冲击，以防造成腹部脏器损伤。

(2)婴幼儿气道异物快速应对策略：对于婴幼儿突然出现的呼吸困难或剧烈呛咳并伴有面色发绀等症状，且有情境支撑的情况下应首先考虑气道异物梗阻，并采取紧急施救解除梗阻。当发生完全气道异物梗阻患儿失去反应时，更体现"黄金四分钟"的重要性，这时应立即将患儿平卧于坚固、平坦的平面，立即实施心肺复苏术。切勿惊慌失措，盲目地送孩子去医院而耽误最佳救治时机。

第四节 心电监护技术

一、操作概述

心电监护技术是通过电子仪器对患者心脏电活动、血压及血氧饱和度等参数进行无创监测的技术。通过心电监护仪对患者生命体征进行监测，能为临床诊断和治疗提供重要依据。护士是心电监护仪的直接操作者和观察者，在患者诊疗中扮演着重要角色。

【学而思政】
  元素：以人为本的理念，批判性思维训练。
  内涵：操作实践中践行生命至上、救死扶伤、减轻痛苦的理念；培养理论联系实践的评判性思维。
  任务：想一想。
  请问：1. 小蒋护士在工作中犯了哪些错误？
     2. 今后你在执行此项操作中如何做到让冰冷的仪器变得有温度？

小蒋护士的尴尬

二、示范案例

▶【案例导入——肺癌患者化疗】

> 案例1 45床，王某，女，66岁，住院号1566897。患者无明显诱因出现咳嗽、咳白黏痰，偶有痰中带血，CT显示右肺门处见一处不规则软组织影，考虑中心型肺癌收院。查体：右侧肢体已行PICC置管，HR 108次/min、R 20次/min、BP 139/79 mmHg、SpO_2 98%。给予紫杉醇+卡铂方案化疗，患者精神紧张，担心化疗脱发严重。遵医嘱予以持续心电监护。

1. 用物准备

心电监护用物摆放顺序如图3-4-1所示。

治疗车上层：心电监护仪及附件、电极片、75%乙醇（或0.9%氯化钠溶液）、棉签、弯盘、治疗卡、护理记录单、笔、速干手消毒剂。

治疗车下层：生活垃圾桶、医用垃圾桶（图略）。

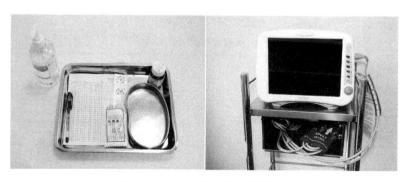

图3-4-1 心电监护用物摆放顺序

2. 评分标准

心电监护技术评分标准见表 3-4-1。

表 3-4-1　心电监护技术评分标准

项目（分）	具体内容和评分细则	满分（分）	得分（分）
准备（10）	核对：医嘱、治疗卡并签名	2	
	自身准备：着装整洁、规范，洗手，戴口罩	2	
	用物准备：心电监护仪及附件、电极片、75%乙醇（或0.9%氯化钠溶液）、棉签、弯盘、治疗卡、护理记录单、笔、速干手消毒剂	4	
	环境评估：环境清洁、光线充足、调节室温，拉床帘，检查有无电磁波干扰	2	
操作过程（70）	核对解释：核对床号、姓名、手腕带，告知目的、配合要点（平静呼吸、肢体放松）	4	
	患者评估：①全身评估：病情、意识、配合程度；②局部评估：心前区情况，确定贴电极片位置并清洁皮肤，必要时备皮；左侧肢体活动度，检查是否有置管或输液；右手指端皮肤及指甲情况	6	
	安置体位：协助患者取平卧舒适体位	4	
	开机：将心电监护仪置于床旁，连接电源，开机	2	
	测量氧合：将氧饱和度探头夹于患者右手指，感应区（红点）对准甲床，每1~2小时更换一次部位	8	
	测量血压：驱尽袖带内空气，触摸患者肱动脉搏动，平整地将袖带缠于左上臂中部，下缘距肘窝下2~3 cm，松紧度以能插入一指为宜，启动血压测量	8	
	测量心率：将导联线与电极片连接，将电极片贴于患者胸壁合适位置，观察心电图波形是否稳定 右上 RA：右锁骨中线第一肋间 左上 LA：左锁骨中线第一肋间 右下 RA：右锁骨中线平剑突水平处 左下 LA：左锁骨中线平剑突水平处 中间 V：胸骨左缘第四肋间	10	
	调节导联波幅：根据需要选择监护仪模式及合适导联（一般为Ⅱ导联），调节波幅	4	
	报警设置：*根据患者病情设置各项参数报警*	8	
	异常留图：发现异常数据及时打印留图，并报告医师	2	
	整理：协助取舒适体位，整理床单位	2	
	洗手记录：洗手，记录心电监护各项参数	2	
	健康教育：①连接电极片知识；②夹血氧探头知识；③测量血压知识；④不可自行移动或摘除导线；⑤不可自行调节参数；⑥监护仪报警处理；⑦心理护理；⑧疾病相关宣教	8	
	垃圾分类处理	2	
评价（20）	整体评价：规范、熟练、安全、按时完成	10	
	评判性思维（*见斜体处*）	10	
	人文关怀：动作轻柔、隐私保护、拉好床栏、保暖		
共计		100	

注：表中斜体部分为临床思维点

3.临床思维

（1）局部评估：

①电极片安放位置：安放电极片位置应避开伤口、瘢痕、中心静脉置管、电除颤及安装心脏起搏器位置，该案例患者心前区情况正常。

②血压袖带位置：尽量选择无置管无输液侧肢体，避免在瘫痪肢体测量血压。该患者右上肢体有 PICC 置管，不可测量血压，故选择左上肢体测量血压。

③血氧饱和度夹位置：首选指端，其次为趾端、耳垂；血压袖带与血氧探头不在同一侧肢体为宜，否则互有影响。因此选择右手指端测量血氧饱和度。

（2）设置参数报警：该患者生命体征数值，HR 108 次/min、R 20 次/min、BP 139/79 mmHg、SpO_2 98%。心率设置范围 85～115 次/min，呼吸设置范围 12～24 次/min，血压收缩压设置 90～140 mmHg，血压舒张压设置 60～90 mmHg，血氧饱和度设定 95～100%（调节依据详见知识拓展部分）。上述参数根据病情变化随时调整或遵医嘱。

（3）健康教育：

①连接电极片知识：告知患者电极片每 24 小时予以更换，若粘贴电极片部位出现皮肤红肿瘙痒等情况，及时按呼叫铃告知护士。

②测量血压知识：告知患者血压袖带充气时应保持安静，不可说话或移动身体。

③告知患者和亲属监护期间不能随意撤除电极片、血压袖带、血氧饱和度夹等，不可自行中断监护。

④告知患者和亲属心电监护期间不可自行调节仪器参数。

⑤告知患者和亲属不可在监护仪旁边使用电子设备，以免对监护仪造成干扰引发报警。

⑥疾病相关宣教：指导患者观察和应对化疗药的副反应，如口腔溃疡、脱发加重、骨髓抑制、恶心呕吐等，遵医嘱正确进行并发症的预防，减轻不良反应。

4.心电监护注意事项

（1）安放电极片应避开伤口、瘢痕、安装起搏器的位置。

（2）密切观察心电图波形，注意避免各种干扰所致的伪差。对于躁动患者，应固定好电极导线，避免电极脱落以及导线打折、缠绕。

（3）测量血压时，被测肢体与心脏处于同一水平，袖带松紧度适宜，左右两侧肢体交替测量，或定时松解袖带；定时查看袖带部位皮肤情况，出现瘀斑应暂停在此部位测量。

（4）电极片每 24 小时更换，注意粘贴电极片部位皮肤，观察有无发红破损。夹血氧探头时感应区（红点）对准甲床，每 1～2 小时更换一次部位。

5.知识拓展

（1）多参数监护仪临床报警管理实践新进展：研究发现 89%～99% 的心电监测报警是虚假的或者无临床意义的，长期大量的报警导致医务人员对真正的报警信号产生疲劳而敏感性降低。心电监护仪警报管理目前已成为国内外患者安全管理的重要主题。长期以来，我国缺少对报警值设定的统一规范，国外指南直接用于中国临床的适应性较差，因此，我国有学者经过循证在 2020 年发布了《多参数监护仪临床报警管理实践指南》。该指南就心电监护报警参数（心率、血压、呼吸、血氧饱和度）的设置的时机、范围、责任人等进行了证据推荐，以期为临床提供参考。

《多参数监护仪临床警报管理
实践指南》（2020 版简版）

（2）多参数监护仪参数报警设置：《多参数监护仪临床报警管理实践指南》推荐的多功能心电监护仪参数报警设置见表3-4-2。

表3-4-2　多功能心电监护仪参数报警设置推荐

参数	无异常情况设置	异常情况设置
心率	①正常：60~100次/min ②若无特殊情况，上限100次/min，下限60次/min	①心动过速：上限上浮5%~10%，最高不超过150次/min；下限下浮10%~20%；或遵医嘱设置报警阈值 ②心动过缓：上限上浮15%~20%；下限根据血流动力学情况，可调至45~50次/min；或遵医嘱设置报警阈值 ③有心脏起搏器：上限上浮15%~20%，或遵医嘱设置报警阈值；下限设置起搏器下限的频率
血压	①正常：90~140/60~90 mmHg ②若无特殊情况，收缩压上限140 mmHg，下限90 mmHg，舒张压上限90 mmHg，下限60 mmHg	①高血压患者：上限在现测血压上浮5%~10%，下限在现测血压下浮20%~30%；或遵医嘱设置报警阈值 ②低血压患者：上限在现测血压上浮20%~30%，下限在现测血压上浮5%~10%；或遵医嘱设置报警阈值。 ③需要严格控制血压或使用血管活性药物的患者（如主动脉夹层、液体复苏过程中），遵医嘱设置警报阈值
呼吸	①正常：12~20次/min ②上限20次/min，下限12次/min	①呼吸过缓：下限不低于8次/min ②呼吸急促：上限不高于30次/min ③或遵医嘱设置报警阈值
血氧饱和度	①正常：95~100% ②上限100%，下限95%	①Ⅰ型呼吸衰竭患者：高浓度氧气吸入时，血氧饱和度仍低于95%，下限90%；或根据医嘱设置报警阈值 ②Ⅱ型呼吸衰竭患者：下限85%

三、拓展案例

▶【案例导入——上消化道出血】

> **案例2**　46床，方某，女，49岁，住院号145134。患者4小时前无明显诱因呕吐鲜血2次，总量约500 mL，间断多次排暗红色稀便总量约1000 mL，半年前胃镜示食管胃底静脉曲张，父亲因胃癌去世，患者精神差，重度贫血貌，生命体征：HR 121次/min、R 21次/min、BP 85/59 mmHg、SpO$_2$ 95%。医嘱予以心电监护。

1.用物准备及操作标准

用物准备及操作标准参考表3-4-1及图3-4-1。

2.临床思维

（1）协助患者取中凹卧位，头偏向一侧：该患者生命体征符合休克早期表现，因此需要协助患者取中凹卧位，头和躯干抬高20°~30°，下肢抬高15°~20°，使膈肌下移，有利于呼吸，同时增加肢体回心血量，改善重要脏器血液供应。呕血时头偏向一侧，防止误吸。

（2）设置参数报警：心率设置范围 95~130 次/min，呼吸设置范围 12~24 次/min，血压收缩压设置 80~110 mmHg，血压舒张压设置 55~80 mmHg，血氧饱和度设定 95~100%。上述参数根据病情变化随时调整或遵医嘱。

3. 知识拓展

（1）休克指数定义：休克指数是脉率与收缩压的比值，一般情况下该比值可以反映休克的有无或轻重。

（2）休克指数临床意义：一般认为休克指数值越大，病死率越高，病情越严重，需要给予重视，并且要进行早期的干预处理。常见休克指数临床意义如下：①休克指数 0.5，表示不存在休克；②休克指数为 1.0，表明存在轻度休克，此时血容量减少 10%~30%，患者通常意识清晰，常表现为面色苍白、口唇发绀、心率加快、皮肤湿冷等症状；③休克指数 1.5，表示患者出现中度休克，血容量减少 30%~50%，患者意识逐渐模糊，常表现为血压下降、脉搏变快、尿量减少等症状；④休克指数>2.0，为严重休克，表明血容量减少 50%~70%，患者意识不清、心律失常、血压降低、脉搏较缓等表现。

【案例导入——急性心肌梗死】

> **案例 3**　39 床，李某，男，55 岁，住院号 1498794。主诉乏力、心悸、胸痛，自行含服硝酸甘油半小时不缓解，胸部压榨性剧烈疼痛，濒死感，大汗淋漓，由爱人陪同来急诊就诊，查体：HR 89 次/min、R 19 次/min、BP 163/95 mmHg、SpO$_2$ 96%。患者及亲属情绪紧张，亲属要求进入急诊抢救区进行陪护，医嘱予以心电监护。

1. 用物准备及操作标准

用物准备及操作标准参考表 3-4-1 及图 3-4-1。

2. 临床思维

（1）电极片位置：避开除颤部位，如因除颤需要，右上导联可贴于右肩峰位置，严密监测心率及心律变化，发现异常心电图，立即通知医生，遵医嘱用药，警惕室颤或心源性猝死的发生。

（2）抢救准备：准备好急救药物和抢救设备如除颤仪等，随时做好抢救准备。

（3）设置参数报警：该患者生命体征数值：HR 89 次/min、R 19 次/min、BP 163/95 mmHg、SpO$_2$ 96%。心率设置范围 60~100 次/min，呼吸设置范围 12~24 次/min，血压收缩压设置 120~170 mmHg，血压舒张压设置 65~100 mmHg，血氧饱和度设定 95~100%。上述参数根据病情变化随时调整或遵医嘱。

（4）护患沟通：①患者心理疏导，保持患者情绪稳定，绝对卧床休息，给予目光交流、肢体接触、语言安慰等心理支持手段，增强患者战胜疾病的信心，待病情稳定后，妥善安排探视时间；②与亲属沟通，简要解释急性心肌梗死的疾病特点，向亲属说明抢救室先进技术，做好早期溶栓或急诊 PCI 的准备。

3. 知识拓展

（1）急性心肌梗死心电图特征性改变，急性心肌梗死心电图表现特点：①面向坏死区周围心肌损伤的导联上出现 ST 段抬高呈弓背向上形，面向透壁心肌坏死区的导联上出现宽而深的 Q 波（病理性 Q 波），面向损伤区周围心肌缺血区的导联上出现 T 波倒置；②在背向心肌坏死区的导联则出现相反的改变，即 R 波增高、ST 段压低和 T 波直立并增高。

（2）心电监护在急性心肌梗死患者生命体征监测中的重要性：急性心肌梗死发生后会出现特征性的心电图改变，同时可伴有各种类型的心律失常，心电监护仪可以观测到某些改变，如心率及心电波形的改变。由于心电监护仪测得数据为体外模拟导联获得的数据，不能代替心电图仪器的监测来判断心肌梗死的病情及进展，但能帮助医务人员及时发现严重心律失常。

第五节　电除颤

一、操作概述

电除颤是指在严重快速心律失常时(室颤、室扑、无脉性室速等),用外加的高能量脉冲电流通过心脏,使全部或大部分心肌细胞在瞬间同时除极,造成心脏短暂的电活动停止,然后由最高自律性的起搏点(通常为窦房结)重新主导心脏节律的救治过程。目前,电除颤被认为是救治心室颤动最有效的方法,实施愈早,成功率愈高。

【学而思政】

　　元素:敬畏生命,职业使命感。

　　内涵:通过日常生活中遇到的抢救事迹,激发同学们救死扶伤的使命感和职业认同感,领悟"时间就是生命"的含义,激发学生对急救技能的学习热情。

　　任务:请谈谈你的感想。

　　请问:如果你在现场,你是否也能做到?

张先生被成功救治的案例

二、示范案例

▶【案例导入——心脏骤停】

　　案例1　28床,王某,男,20岁,住院号1736492。1天前出现心悸,无胸痛气促、头晕等症状,持续数分钟后自行缓解,未引起重视。次日晨,患者再发心悸前往医院急诊科就诊,在行心电图检查过程中患者突发意识丧失,呼之不应,查颈动脉搏动未扪及,无自主呼吸,心电图示室颤波,立即予以胸外按压。口头医嘱:予以200焦耳体外电除颤一次。

1.用物准备

体外非同步电除颤操作技术用物摆放顺序如图3-5-1所示。

治疗车上层:监护除颤仪、导电糊、纱布4块、速干手消毒剂,另备抢救记录单、笔。

治疗车下层:生活垃圾桶、医用垃圾桶(图略)。

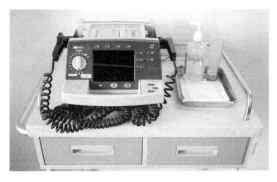

图3-5-1　体外非同步电除颤操作技术用物摆放顺序

2. 操作标准

体外非同步电除颤操作技术评分标准见表 3-5-1。

表 3-5-1　体外非同步电除颤操作技术评分标准

项目（分）	具体内容和评分细则	满分（分）	得分（分）
准备（10）	核对：复述口头医嘱	2	
	自身准备：着装整洁、规范	2	
	用物准备：监护除颤仪、导电糊、纱布 4 块、速干手消毒剂。除颤仪性能完好（电量充足、连线正常、电极板完好）。另备抢救记录单、笔	4	
	环境评估：环境安全、光线充足、保护隐私	2	
操作过程（70）	患者评估：快速携用物至床旁，评估患者心电示波为室颤，看时间	4	
	暴露胸部：平卧位，充分暴露患者胸壁，左臂外展	2	
	准备除颤部位：检查皮肤有无异常，是否装有心脏起搏器，取下金属挂件，清洁除颤部位皮肤	4	
	涂导电糊：均匀涂导电糊于电极板	2	
	选能量：选择非同步模式，选择能量（双相波除颤仪成人 200J，单向波 360J）	8	
	放置电极板：两电极板分别放置于胸骨右缘第 2~3 肋骨间及左腋中线第 4~5 肋骨间	10	
	充电：再次确认心电监护显示室颤波，按手柄电极板上或仪器主机上的充电按钮（Charge）充电	6	
	清场：嘱"所有人离开床沿"	4	
	放电：双臂伸直，压力均匀，双手大拇指同时按下放电键放电	10	
	立即 CPR：除颤后立即行 5 个循环 CPR	**5**	
	观察记录：观察心电波形，判断除颤是否成功，记录时间；如仍是室颤、室扑波者可遵医嘱加大能量重复除颤	3	
	清洁整理：如已恢复至窦性心律，擦干患者胸前及电极板上导电糊，检查皮肤有无红肿、灼伤，整理床单位	2	
	洗手记录：洗手，详细记录抢救过程，记录除颤时间、次数、能量选择及除颤效果等	2	
	健康教育：①安慰患者；②绝对卧床休息；③与亲属沟通	**6**	
	用物处理：用物及垃圾分类处理	2	
评价（20）	整体评价：定位准确，手法正确，急救意识强，敏捷、熟练	10	
	评判性思维（**见斜体处**）		
	人文关怀：隐私保护、沟通有效	10	
共计		100	

注：表中斜体部分为临床思维点

3. 临床思维

（1）电除颤与 CPR 的配合：根据 2021 年紧急心肺（ECR）复苏指南，患者在医院急诊科，能立刻获得除颤仪，且患者符合除颤要求，应立即进行电除颤；在准备除颤仪的过程中，先进行 CPR；除颤一次之后应立即继续 CPR 治疗，进行 30 次胸外按压后再次评估是否需要再次除颤。

（2）健康宣教：

①安慰患者：患者电除颤后精神上和肉体上受到巨大的痛苦，出现了极度恐惧、焦虑，因此护理人员应积极给予患者安慰、做好耐心细致的解释工作，给予心理上的支持，让患者对自己所患的疾病有所认识，积极配合治疗。

②卧床休息：指导患者绝对卧床休息，保持周围环境安静，避免各种不良刺激，保证患者充分的休息与睡眠。

③与亲属沟通：告知患者亲属有关患者病情情况，嘱其共同配合进一步救治。

4.体外电除颤注意事项

（1）使用前确保除颤仪性能良好，电源电线无断裂，接触良好。

（2）除颤前确定患者除颤部位无潮湿、无敷料，避开溃烂和伤口部位，如患者带有置入性起搏器，应注意避开起搏器至少 10 cm；两个电极板间距离需超过 10 cm。

（3）涂导电糊时需涂抹均匀，避免溢出，防止灼伤皮肤，切忌两个电极板相互涂擦导电糊。

（4）误充电时须在除颤器上放电，不能空放电，两个电极板不能对击。

（5）除颤时电极板紧贴患者皮肤。

（6）放电前确保所有人身体离开床沿。

（7）除颤仪定专人管理，每日检测，及时充电，随时处于备用状态。

5.知识拓展

非同步电复律与同步电复律区别：

（1）非同步电复律：就是我们临床抢救常用的电除颤，是指室颤（室扑或无脉性室速）时，已经没有了心动周期，也没 QRS 波，则无须避开易损期，室颤时应立刻放电，为抢救换取更多宝贵时间。在除颤仪上选择"非同步模式"（通常默认为非同步模式）。

（2）同步电复律：所谓"同步"，即电流的释放正好与 R 波同步，使电击落在心室绝对不应期中，以免落入心室易损期而引起室颤。①常用于房颤、房扑、室上性心动过速及室性心动过速等；②同步电复律还分为单向波和双向波，单向波：对人体经胸阻抗无自动调节功能，所需能量高，心肌损伤大；双向波：电流恒定，根据经胸阻抗的不同而调整，相同电量除颤成功率优于单向波除颤，心肌损伤小；③同步电复律的能量一般较低，房颤为 120～200 J；房扑为 50～100 J；室性心动过速为100 J；④非同步电复律（电除颤）的能量则高一些，一般为单向波 360 J 或双向波 200 J。

《2021 ERC 指南．基础生命支持》

电除颤

三、拓展案例

▶【案例导入——冠心病心律失常】

　　案例2　02床，李某，男，60岁，住院号1389768。因心肌梗死后 3 个月，心悸 3 小时入院。临床诊断：冠心病、心律失常。目前神清，查房时发现，心电监护示室性心动过速，心率 160 次/min，血压 98/58 mmHg。医嘱予双向波除颤仪 150 焦耳同步直流电复律一次。

1. 用物准备及操作标准

用物准备参考图 3-5-1。

2. 操作标准

体外同步电复律操作技术评分标准见表 3-5-2。

表 3-5-2　体外同步电复律操作技术评分标准

项目 （分）	具体内容和评分细则	满分 （分）	得分 （分）
准备 （10）	核对：核对医嘱、执行单并签名	2	
	自身准备：着装整洁、规范，洗手，戴口罩	2	
	用物准备：监护除颤仪、电极贴、导电糊、纱布 4 块、笔、清洁碗、速干手消毒剂，除颤仪性能良好（电量充足、连线正常、电极板完好）	4	
	环境评估：环境安全、光线充足、拉床帘	2	
操作过程 （70）	核对解释：核对床号、姓名、手腕带、住院号，交代目的、配合方法	4	
	评估镇静：评估患者心理是否紧张及配合度，必要时遵医嘱给予镇静药使之处于睡眠状态	4	
	暴露胸部：患者平卧位，充分暴露患者胸壁，左臂外展	4	
	准备除颤部位：检查皮肤有无异常，是否装有心脏起搏器，取下金属挂件，清洁除颤部位皮肤	4	
	准备除颤仪：均匀涂导电糊，*选择同步模式，选择电极板模式或连接好除颤仪监护线*	8	
	选能量：选用双向波除颤仪选择能量 150J	4	
	放电极板：两电极板分别放置于胸骨右缘第 2~3 肋骨间及左腋中线 4~5 肋骨间	10	
	充电：再次确认心电监护显示室速，按"Charge"键充电	6	
	清场放电：充电完毕，嘱"旁人离开床沿"，按放电键放电	10	
	观察：观察心电监护的变化，判断是否复律	4	
	清洁皮肤：用纱布擦拭患者身上的导电糊，检查皮肤有无红肿、灼伤等，整理床单位	4	
	洗手记录：洗手，记录抢救过程，记录复律时间、次数、能量选择及电复律效果等	2	
	健康教育：①告知病情；②安慰患者	4	
	用物处理：用物及垃圾分类处理	2	
评价 （20）	整体评价：定位准确，手法正确，急救意识强，敏捷、熟练	10	
	评判性思维（*见斜体处*）		
	人文关怀：动作轻柔、隐私保护	10	
共计		100	

注：表中斜体部分为临床思维点

2. 临床思维

（1）评估镇静：对于有计划的择期电复律患者，由于患者异常紧张，对电击异常敏感，产生疼痛不适，因此，需要遵医嘱给予快速起效的药物镇静麻醉（如咪达唑仑或丙泊酚静脉推注），使患者在睡眠状态接受电击治疗，减轻紧张不适感。

（2）选择同步电复律的模式：该患者有自主心率，电复律时需尽可能避免在"易损期"（心肌的相对不应期）放电，选择同步模式，其次除颤仪还需要识别患者心律，在准备电复律前先将除颤仪的心电监护接上或是将心电识别设置为电极板模式，使除颤仪在复律过程中识别 R 波，实现同步（与 R 波同步）电复律。在实际操作中要注意这个细节，否则导致电极板无法放电。

（3）健康宣教：对于神志清楚的患者，需要对其做好解释工作，缓解其紧张、焦虑及恐惧的情绪，以更好地配合治疗。

3. 知识拓展

室性心动过速的处理：对于室速的治疗一般遵循的原则是：①有器质性心脏病或有明确诱因者应首先给予针对性治疗；②无器质性心脏病者发生非持续性室速，如无症状或血流动力学影响，处理的原则同室性期前收缩；③持续性室速发作，无论有无器质性心脏病，均应给予治疗；④有器质性心脏病的非持续性室速亦应考虑治疗；⑤终止室速发作：可选用胺碘酮或利多卡因静脉注射，同时持续静滴；⑥药物治疗无效时需使用同步直流电复律来终止室速。

▶【案例导入——心室电风暴】

> **案例3**　11 床，冯某，男，56 岁，住院号 1239562。患者于劳作后突发胸前区疼痛呈烧灼样，伴胸闷呼吸困难，遂紧急入院。入院途中出现一过性意识丧失，持续时间约 30 秒左右后自行恢复。查体：T 36.4℃、P 110 次/min、R 28 次/min、BP 78/47 mmHg，患者急性病面容，口唇发绀，皮肤湿冷。实验室检查：CK、CKMB 及高敏肌钙蛋白均增高。行急诊 PCI 后转入 CCU。入住 CCU6 个小时内发生无脉性室速伴意识丧失 15 次，其 3 次自行复律，电复律 12 次。临床诊断：急性下壁心肌梗死。医嘱予持续心电监护、心脏电复律。

1. 用物准备及操作标准

用物准备及操作标准参考表 3-5-2 及图 3-5-1。

2. 临床思维

（1）放电方式的选择：根据案例中的描述，该患者发生的心律失常是无脉性室速，R 波尚可识别，所以应该选择同步直流电复律模式。操作方法同案例 2，但有一点不同的是该患者出现了血流动力学障碍，因此，除颤仪未到达前及电复律后均应先行胸外心脏按压，保证重要脏器的血流供应。

（2）健康教育：由于患者病情来势迅猛，多次电复律后患者心理比较脆弱，容易产生紧张、焦虑、恐惧等心理。给患者充分讲解所患疾病的相关知识；指导患者绝对卧床休息；由于多次反复电复律和按压，患者可能会感觉到胸部疼痛，部分皮肤可能会灼伤，需及时向患者解释，并采取相关措施减少不适。

3. 知识拓展

（1）心室电风暴：24 小时内出现自发的持续性（≥30 秒）室性心动过速或室颤 3 次或 3 次以上，引起严重血流动力学障碍，通常需要电转复或电除颤等紧急治疗的临床症候群称为电风暴。

（2）无脉性室速：无脉性室速是无脉性电活动的一种，过去称为电机械分离。也就是心电图可见室速波，而心肌无收缩活动，是引起心脏骤停的原因之一。

第六节 吸痰

一、操作概述

吸痰法是指经口腔、鼻腔、人工气道将呼吸道的分泌物吸出，以保持呼吸道通畅，预防吸入性肺炎、肺不张、窒息等并发症的一种方法。临床上主要用于年老体弱、危重、昏迷、麻醉未醒前等各种原因引起的不能有效咳嗽、排痰者。吸痰装置分电动吸引器和中心负压吸引装置，二者都是利用负压吸引原理，连接导管吸出痰液。

> **【学而思政】**
>
> 元素：评判性思维；急救意识训练。
>
> 内涵：操作实践中践行生命至上、促进舒适、减轻痛苦的理念；培养沉着冷静的急救意识。
>
> 任务：请你思考。
>
> 请问：为什么护士长会这么说？李老师没有严格按照操作流程是体现了什么样的思维？

护士长表扬了实习生小张

二、示范案例

【案例导入——慢性阻塞性肺疾病】

> 案例1 01床，张某，男，69岁，住院号1624154。因反复咳嗽、咳痰伴喘息20余年，加重3天入院。患者诉3天前受凉后上述症状加重，痰液黏稠不易咳出，情绪紧张。吸烟史40余年。急诊初诊慢性阻塞性疾病急性加重收入院。查体：T 37.6℃，P 112次/min，R 30次/min，BP 143/89 mmHg，SpO_2 87%。听诊双肺可闻及痰鸣音。患者有活动性假牙，左侧鼻腔有息肉。医嘱予以吸痰。

1. 用物准备

吸痰用物摆放顺序如图3-6-1所示。

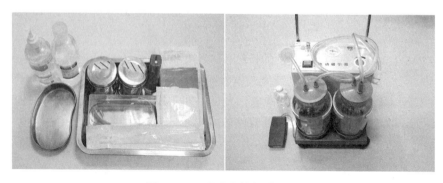

图3-6-1 吸痰用物摆放顺序

治疗车上层：无菌缸2个(试吸缸、冲洗缸，内盛有0.9%氯化钠溶液)、一次性无菌吸痰管数根、无菌纱布、无菌巾、无菌手套、中心吸引器或电动吸引器、消毒液瓶、听诊器、手电筒、必要时备压舌板、张口器，速干手消毒剂、笔、治疗卡。

治疗车下层：生活垃圾桶、医用垃圾桶、锐器盒(图略)。

2.操作标准

经口/鼻吸痰评分标准见表3-6-1。

表3-6-1　经口/鼻吸痰评分标准

项目(分)	具体内容和评分细则	满分(分)	得分(分)
准备(10)	核对：医嘱、执行卡并签名	2	
	自身准备：着装整洁、规范，洗手，戴口罩	2	
	用物准备：无菌缸2个(试吸缸、冲洗缸，内盛有0.9%氯化钠溶液)、一次性无菌吸痰管数根、无菌纱布、无菌巾、无菌手套、中心吸引器或电动吸引器、消毒液瓶、听诊器、手电筒、必要时备压舌板、张口器、弯盘、速干手消毒剂	4	
	环境评估：环境清洁、光线充足，调节室温，拉床帘	2	
操作过程(70)	核对解释：核对床号、姓名、手腕带；解释吸痰目的、注意事项、配合要点	4	
	患者评估：评估病情(包括血氧饱和度情况)、治疗、患者呼吸道分泌物排出情况；*听诊双肺呼吸音*	4	
	翻身拍背：无禁忌时协助患者翻身拍背排痰，再次评估生命体征	3	
	检查：口、鼻腔(有无鼻腔手术、鼻中隔偏曲、鼻黏膜破损、口腔黏膜破损)、*取下活动性义齿*	3	
	体位：摇高床头，头偏向操作者，铺治疗巾	2	
	调节氧流量：吸痰前后根据患者情况*调高氧流量*	4	
	调节负压：接通电源，打开电动吸引器开关(或安装中心吸引器)，检查吸引器性能，调节负压(成人40.0~53.3 kPa/300~400 mmHg，儿童<40.0 kPa/300 mmHg)，挂消毒液瓶	6	
	戴无菌手套	2	
	试吸：戴外层薄膜手套，连接吸痰管，在试吸罐中试吸少量0.9%氯化钠溶液	2	
	协助张口：指导清醒患者张口，昏迷患者用压舌板或开口器帮助张口	2	
	吸引口咽部：将吸痰管无负压插入口咽部10~15 cm，带负压吸尽口咽部分泌物；左右旋转向上提拉；每次吸痰<15秒	6	
	吸引气管深部：更换手套及吸痰管，试吸，无负压在患者吸气时顺势将吸痰管插入气管深部，遇阻力后退0.5~1 cm，左右旋转向上提拉，吸尽痰液	6	
	必要时经鼻吸痰：更换薄膜手套及吸痰管，试吸，将吸痰管轻而快地插入患者*右鼻腔*，并在患者吸气时沿着鼻腔壁向深处插入，吸净鼻腔和鼻咽部的分泌物	6	
	观察：患者反应、生命体征，评估吸出痰液的颜色、性状、量	2	
	吸引毕：丢弃吸痰管；0.9%氯化钠溶液抽吸冲洗；关闭负压吸引器，将接头插入消毒瓶中浸泡	3	
	清洁：清洁患者鼻面部，撤走治疗巾	2	
	检查：患者口鼻腔黏膜有无损伤，观察患者反应及生命体征，*再次听诊肺部呼吸音*，调节氧流量	2	

续表3-6-1

项目 （分）	具体内容和评分细则	满分 （分）	得分 （分）
操作 过程 （70）	整理：协助患者取舒适体位、整理床单位	2	
	洗手记录：脱手套、洗手，记录（痰液颜色、黏稠度、量、气味、患者有无不良反应）	2	
	健康教育：*①多喝水稀释痰液；②指导有效咳嗽、正确拍背的方法；③戒烟；④预防呼吸道感染；⑤心理护理*	5	
	垃圾分类处理	2	
评价 （20）	整体评价：规范、熟练、安全，按时完成；遵守无菌原则	10	
	评判性思维（*见斜体处*）		
	人文关怀：动作轻柔、隐私保护、拉好床栏、保暖	10	
共计		100	

注：表中斜体部分为临床思维点

3. 临床思维

（1）取下活动性假牙，不从左侧鼻腔吸引：评估患者口鼻腔时要仔细，有活动性义齿及时取下，防止吸痰过程中脱落引起窒息；该患者左侧鼻腔有息肉，避免从该侧鼻腔进行吸引。

（2）吸痰前后根据病情调高氧流量：该患者目前血氧饱和度偏低，吸痰前应调高氧流量，预防吸痰过程中低氧血症的发生。该患者诊断为慢阻肺，吸完痰后调回低流量持续给氧。

（3）吸痰前后进行肺部听诊：非紧急情况，吸痰前、后需进行肺部听诊，以明确痰液聚集部位，可先进行体位引流、拍背排痰的方法，必要时机械吸引。前后肺部听诊有利于对比排痰效果。

（4）健康教育：

①嘱患者多喝水，稀释痰液。

②鼓励患者做缩唇呼吸，指导患者有效咳嗽：取坐位或半卧位，屈膝，上身前倾，双手抱膝或在胸部和膝盖上置一枕头并用两肋夹紧，深吸气后屏气3秒（有伤口者，将双手压在切口的两侧），然后腹肌用力，两手抓紧支持物（脚和枕），用力做暴破性咳嗽，将痰液咳出。

③告知患者吸烟的危害，嘱亲属一起监督患者戒烟。

④预防呼吸道感染：a.保持室内合适的温度和湿度，开窗通风；b.天气变化时注意衣物的增减，防受凉；c.避免去人多聚集的地方，出门戴好口罩；d.适当的体育锻炼，增强体质；e.营养充分。

4. 吸痰的注意事项

（1）吸痰前，评估吸引装置性能是否完好，是否正确连接。

（2）严格执行无菌技术操作，一根吸痰管只限使用一次。

（3）吸痰时动作轻柔，调节合适负压，成人一般为40.0~53.3 kPa，儿童40.0 kPa。确保插管时不带负压，以免造成呼吸道黏膜损伤。

（4）痰液黏稠者可配合拍背、雾化吸入等操作。

（5）连续使用电动吸引器时间不宜过久；储液瓶内应放少量消毒液，使痰液不黏附于瓶底，便于清洁消毒。储液瓶内液体达2/3满时应及时倾倒，以免液体吸入马达内损坏机器。

（6）每次吸痰时间应<15秒，以防造成缺氧。

（7）吸痰前后如患者有明显的血氧饱和度下降，建议在吸痰前后提高氧浓度。

（8）有脑脊液鼻漏，或怀疑有颅底骨折患者禁止经鼻吸痰。

（9）吸痰顺序：先吸口咽部，再吸气道深部。若有人工气道者，先吸气道内痰液，再吸口鼻腔。

5. 知识拓展

吸痰深度的选择：根据患者的耐受情况选择合适的吸痰方式。深部吸痰是将吸痰管插入至有抵抗，再往外回提 0.5~2 cm 的深度；浅部吸痰是将吸痰管插入气管插管或气管切开导管末端。深部吸痰适用于咳嗽反射弱甚至没有咳嗽反射者（如昏迷患者），深部吸痰时吸痰管接触气道面积广，清除痰液多，加上深部吸痰可以刺激咳嗽反射，使小气道痰液排出到大气道，利于清除痰液；浅部吸痰对气道损伤小、安全，并发症少，故适用于耐受性较差的患者。

三、拓展案例

▷【案例导入——重症肺炎】

> **案例 2** 05 床，陈某，男，65 岁，住院号 1174325。因"重症肺炎、呼吸衰竭"入住 ICU，目前患者经口气管插管，痰多，白稠，咳嗽反应强烈，痰培养提示肺炎克雷伯杆菌感染。现呼吸机出现高压报警，可闻及痰鸣音，SpO$_2$ 90%，医嘱予以吸痰。

1. 用物准备及操作标准

用物准备及操作标准参考图 3-6-1 及表 3-6-1。

2. 临床思维

（1）接触隔离：肺炎克雷伯杆菌存在于人体上呼吸道和肠道，当机体抵抗力降低时，便经呼吸道进入肺内而引起肺部感染，是一种常见的成人肺部感染。患者痰培养检出肺炎克雷伯杆菌，应严格执行接触隔离措施，接触患者前行手卫生、穿隔离衣、戴手套，预防交叉感染。

（2）吸痰前后评估气管插管深度、气囊压力、系带松紧度：患者目前经口气管插管，在吸痰前应确认气管插管的深度是否到位，气囊压力是否足够（25~30 cmH$_2$O）、系带松紧是否合适（以插入一指为宜），并前后对比评估，防止气管插管脱出。

（3）吸痰前后，呼吸机予 2 分钟纯氧吸入：保证氧气供给，预防吸痰导致低氧血症发生。

（4）浅部吸痰：患者咳嗽反射强烈，应实施浅部吸痰，以促进舒适。

（5）加强湿化：该患者痰液黏稠，应充分加温加湿，必要时辅以雾化吸入。

3. 知识拓展

人工气道吸痰管大小和压力的选择：①新生儿吸痰管<70%气管导管内管腔，儿童和成人患者<50%；②关于吸引的压力：传统教科书中建议成人 40.0~53.3 kPa（300~400 mmHg），儿童<40.0 kPa（300 mmHg），而在最新的《气管插管拔管术（AARC）临床实践指南：人工气道吸痰（2022）》中提出，新生儿和儿童的吸痰压力应保持负压 120 mmHg 以下，成人患者为负压 200 mmHg 以内；不建议使用深部吸痰。

AARC 临床实践指南：
人工气道吸痰（2022）

▷【案例导入——颅脑外伤】

> **案例 3** 02 床，李某，男，48 岁，住院号 1174322。因被工地建筑 2 楼坠落物砸伤头部急诊入院，患者受伤后立即昏迷，后清醒一段时间，再次昏迷。CT 检查提示颅底骨折、左颞叶血肿。患者行开颅探查术+气管切开手术后返回病房，留置伤口引流管、导尿管各一根，已上心电监护、吸氧。现术后第 2 天，患者神志昏迷，鼻腔、耳道持续流出淡红色液体。患者频繁咳嗽，有痰鸣音，SpO$_2$ 90%。医嘱予以吸痰。

1. 用物准备及操作标准

用物准备及操作标准参考图 3-6-1 及表 3-6-1。

2. 临床思维

(1)先吸气管切开处，再吸口腔，禁止经鼻吸痰：①有痰液阻塞时，先吸尽患者气道内的痰液，保持呼吸道通畅；②若口腔内痰液较多，叫另一名护士帮忙用压舌板打开患者口腔进行负压吸引；③该患者颅底骨折，出现鼻漏，禁止经鼻吸痰，防止脑脊液逆流，造成颅内感染。

(2)吸痰前调高氧流量：患者血氧饱和度偏低，吸痰时有可能会进一步造成血氧的下降，所以吸痰前调高氧流量，保证充分的氧气供应，待吸痰完毕，患者血氧饱和度上升后再调回原氧流量。吸痰过程密切观察患者生命体征的变化，动作轻柔。

(3)观察气管切开处敷料情况：①若气管切开处敷料有渗血渗液或者痰液污染，应及时换药，以预防感染；②了解气切系带松紧是否合适，以插入一指为宜；③同时注意观察周围皮肤有无红肿、热、痛、皮下气肿，有感染迹象及时处理，吸痰前后都要进行评估。

(4)内套管痰液堵塞及时取出清洗：若气道内吸痰时阻力较大，吸出痰液黏稠，应考虑气切内套管痰液堵塞，应取出内套管进行清洗，并加强气道湿化。

3. 知识拓展

(1)脑脊液与血性渗液的鉴别：一是可将红色液体滴在白色滤纸上，在血迹外有较宽的月晕样淡红色浸渍圈则为脑脊液；二是可根据脑脊液中含糖而鼻腔分泌物中不含糖进行区分；三是观察并询问患者是否经常有腥味液体流至咽部，从而及时发现脑脊液漏.

(2)预防脑脊液逆流的护理：禁忌堵塞、冲洗、滴药入鼻腔和耳道，脑脊液鼻漏者，严禁经鼻腔置管(吸痰管、鼻胃管)，禁忌行腰推穿制。避免用力咳嗽、打喷嚏和擤鼻涕；避免挖耳，抠鼻；避免屏气排便，以免鼻窦或乳突气房内的空气被压入颅内，引起气颅或颅内感染。

▶【案例导入——支气管哮喘】

> 案例4　07 床，张某，男，48 岁，住院号 1174312。临床诊断为支气管哮喘，患者频繁咳嗽、喘息，痰液无法咳出，半小时前用硫酸沙丁胺醇溶液 5 mg+布地奈德混悬液 1 mg 雾化吸入。刚刚协助患者翻完身后，患者出现躁动不安、呼吸困难、出冷汗；心电监护示：P120 次/min，R 26 次/min，SpO$_2$65%。医嘱予紧急吸痰。

1. 用物准备及操作标准

用物准备及操作标准参考图 3-6-1 及表 3-6-1。

2. 临床思维

(1)立即吸痰，解除呼吸道梗阻：患者因雾化后痰液稀释、翻身后痰液松动，导致痰液窒息，最紧急的处理是立即吸痰，解除呼吸道梗阻，此时不应把时间花费在肺部、口腔的评估上，而应吸完痰后再仔细评估。

(2)选择大号吸痰管、调节最大负压：成人一般使用吸痰管的型号为 F12 和 F14，但在痰液窒息等紧急情况下，应选择最大号吸痰管，如 F16，以尽快解除阻塞。负压应调至允许范围内的最大负压，若患者耐受，可调至更高。

(3)吸痰前后调高氧流量：保证患者氧气供应，尤其是重要脏器如心脏、大脑的氧气充足，避免低氧血症的发生，必要时气管插管。

（4）病情观察：为患者复测生命体征，密切关注患者神志、心率、血氧饱和度等情况，了解疾病转归。

（5）健康教育：安慰患者情绪；若有痰液及时咳出，教会患者有效咳嗽的方法，必要时予机械吸痰。

3.知识拓展

窒息的常见原因及处理。①气道异物：使用海姆立克手法，或喉镜下取异物，若患者呼吸困难，难以用上述方法取出时，可用粗针头紧急行环甲膜穿刺或气管切开术；②分泌物或呕吐物：患者取平卧位，头偏向一侧，及时负压吸引，保持呼吸道通畅，积极病因治疗；③支气管扩张咯血：患者取头低足高俯卧位，及时促进积血排出；积极对症治疗和病因治疗；④气道黏膜损伤水肿：吸氧、激素雾化吸入、呼吸机辅助通气，积极行对症及病因治疗。

《支气管哮喘防治指南（2020 年版）》

第七节 氧气吸入

一、操作概述

氧气吸入术是指通过给患者吸入高于空气中氧浓度的氧气，以达到提高动脉血氧分压和氧饱度、增加组织含氧量的目的，临床上常用于纠正低氧血症，达到缓解组织缺氧、治疗疾病的目的。

【学而思政】

　　元素：沟通、辨证施护。

　　内涵：操作实践中自觉践行以患者为中心的理念，护患沟通中做到理性与感性的辩证统一；操作中做到融汇贯通理论，因情因景灵活应用。

　　任务：请你思考。

　　请问：你觉得护士长使了什么绝招？如果是你，该怎么做？

护士长给患者
讲了几句悄悄话

二、示范案例

▶【案例导入——慢性阻塞性肺疾病】

　　案例1　11床，孙某，男，65岁，住院号1369875。因反复咳嗽咳痰20年，加重伴活动后气促1个月入院。查体：T 36.7℃，R 22次/min，P 130次/min，BP 135/85 mmHg，SpO_2 90%。桶状胸，双下肢水肿。患者有吸烟史长达20年，血气分析：pH7.40，$PaCO_2$ 40 mmHg，PaO_2 58 mmHg。临床诊断为：慢性阻塞性肺疾病。遵医嘱给予吸氧。

1. 用物准备

吸氧用物摆放顺序如图3-7-1。

治疗车上层：氧气压力表、通气管、湿化瓶、鼻氧管、灭菌注射用水、纱布、棉签、小药杯(内盛冷开水)、弯盘、扳手、输氧卡、手电筒、速干手消毒剂，另备氧气筒、笔。

治疗车下层：生活垃圾桶、医用垃圾桶(图略)

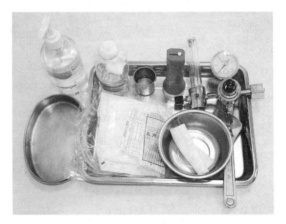

图3-7-1　氧气吸入操作用物摆放顺序

2. 操作标准

氧气吸入操作标准见表3-7-1。

表 3-7-1 氧气吸入操作评分标准（氧气筒法）

项目（分）	具体内容和评分细则	满分（分）	得分（分）
准备（10）	核对：医嘱、治疗卡并签名	2	
	自身准备：着装整洁、规范，洗手，戴口罩	2	
	用物准备：氧气筒、氧气压力表、通气管、湿化瓶、鼻氧管、灭菌注射用水、纱布、棉签、小药杯（内盛冷开水）、弯盘、扳手、输氧卡、手电筒、笔、速干手消毒剂	4	
	环境准备：环境安静，室温适宜，光线充足，远离火源	2	
操作过程（70）	上氧		
	患者评估：核对床号、姓名、手腕带，交代目的、注意事项、配合要点，**评估患者缺氧情况**	6	
	安置体位：协助患者取半坐卧位	4	
	清洁鼻腔：用湿棉签清洁双侧鼻腔并检查	2	
	检查氧气筒：是否挂"满"和"四防"标识，移除防尘罩	2	
	吹尘：打开总开关（逆时针转1/4周），使少量气体从气门处流出，随即迅速关上总开关，避免灰尘吹入氧气压力表	2	
	上表：将氧气压力表连接氧气筒，用手初步旋紧，再用扳手拧紧，使氧气压力表直立于氧气筒旁	2	
	开总开关：确认流量开关处于关闭状态，开总开关，检查氧气装置有无漏气	2	
	连接导管：接通气管和湿化瓶，开流量开关检查并关闭，将鼻氧管与氧气压力表相连接	2	
	开流量表：**根据病情调节氧流量2L/min**	6	
	湿润检查：湿润鼻氧管前端，放小药杯并检查鼻氧管通畅性	2	
	插管：将鼻氧管插入患者鼻孔1 cm	2	
	固定：固定好鼻氧管，松紧度适宜	2	
	观察：观察氧气装置是否通畅无漏气，患者缺氧症状、实验室指标是否改善以及有无肺不张、氧中毒、呼吸道分泌物干燥、呼吸抑制等氧疗不良反应	4	
	洗手记录：洗手，记录给氧时间、氧流量及患者反应	2	
	健康教育：①勿私自调节氧流量；②周围不吸烟、使用明火；③氧管勿打折	6	
	垃圾分类处理	2	
	停氧		
	核对医嘱：遵医嘱停氧	2	
	患者评估：核对患者信息，评估缺氧改善情况	4	
	拔管：拿两块纱布，一块纱布包裹鼻塞取下鼻氧管缠绕后丢弃，另一块纱布擦净鼻面部，取下湿化瓶和通气管	2	
	关开关放余气：关总开关，放余氧，关流量开关	2	

续表3-7-1

项目 (分)	具体内容和评分细则	满分 (分)	得分 (分)
操作 过程 (70)	卸表：卸氧气压力表，盖上防尘罩	2	
	整理：协助取舒适体位，整理床单位，拉好床栏	2	
	洗手记录：洗手，记录停氧时间和用氧效果	2	
	健康教育：①氧疗时间；②戒烟；③饮食清淡；④指导呼吸功能锻炼	4	
	垃圾分类处理	2	
评价 (20)	整体评价：规范、熟练、安全、按时完成、无并发症发生	10	
	评判性思维（*见斜体处*）		
	人文关怀：动作轻柔、保护隐私、沟通有效	10	
共计		100	

注：表中斜体部分为临床思维点

3. 临床思维

(1)评估患者：患者为慢性阻塞性肺病，吸氧前注意评估患者的缺氧严重程度，有无脉搏、呼吸加快、有无三凹征症状、口唇、面色、耳郭及双侧甲床有无发绀情况；患者有下肢水肿情况，注意评估尿量、水肿是否对称以及是否为凹陷性、皮肤是否完整。

(2)体位：患者呼吸困难，取半卧位，可借重力使膈肌下降，胸腔容积增大，可减轻心脏负担和肺部瘀血，利于气体交换。

(3)调节氧流量：该患者 $PaCO_2$ 40 mmHg，PaO_2 58 mmHg，长期反复发作呼吸困难，桶状胸，机体属于慢性缺氧的急性加重，应进行低流量持续给氧，氧流量应≤2 L/min，以免导致二氧化碳潴留加重诱发呼吸衰竭。

(4)用氧健康宣教：告知患者不要私自调节氧流量；告诫亲属不要在病房内吸烟或使用明火；在床上翻身活动时注意氧管不要扭曲打折；平时要戒烟戒酒，外出活动戴口罩，少去人多密集的地方；饮食要清淡，多吃水果及高蛋白质的食物，比如牛奶、鸡蛋等；指导患者练习缩唇呼吸等。

4. 吸氧注意事项

(1)严格遵守操作规程，注意用氧安全，切实做好"四防"，即防震、防火、防热、防油，氧气瓶搬运时要避免倾倒撞击。氧气筒应放阴凉处，周围严禁烟火及易燃品，距明火至少 5 m，距暖气至少 1 m，以防引起燃烧。氧气表及螺旋口勿上油，也不用带油的手装卸。

(2)氧气筒内氧勿用尽，压力表至少要保留 0.5 kPa，以免灰尘进入筒内，再充气时引起爆炸。

(3)对未用完或已用尽的氧气筒，分别悬挂"满""空"的标志，既便于及时调整，也便于急救时搬运，提高抢救速度。

(4)用氧过程中，应加强病情监测。

5. 知识拓展

(1)慢性阻塞性肺疾病(chronic obstructive pulmonary disease, COPD)：COPD 简称慢阻肺，是以持续气流受限致肺通气功能障碍为特征的慢性支气管炎和(或)肺气肿，可进一步发展为肺心病和呼吸衰竭，其气流受限多呈进行性发展。临床常表现为慢性反复发作的咳嗽咳痰、气短或呼吸困难。随着疾病的进展，可导致慢性呼吸衰竭、肺源性心脏病而出现一系列相应的临床表现。

(2)缩唇呼吸：缩唇呼吸的原理是通过缩唇形成的微弱阻力来延长呼气时间，增加气道压力，延缓气道塌陷。患者闭嘴经鼻吸气，然后通过缩唇(吹口哨样)缓慢呼气，同时收缩腹部。吸气与呼气时间比为1∶2或1∶3。缩唇的程度与呼气流量以能使距口唇15~20 cm处、与口唇等高水平的蜡烛火焰随气流倾斜又不至于熄灭为宜。

三、拓展案例

【案例导入——急性肺水肿】

> **案例2**　23床，李某，女，66岁，住院号1482631。因反复胸闷气促10余年，夜间憋醒2年，加重伴不能平卧2天，今晨突然出现咳粉红色泡沫痰急诊入院。查体：T 36℃，P 120次/min，R 34次/min，BP 100/58 mmHg，SpO₂ 88%，端坐呼吸，双下肢凹陷性水肿。临床诊断：高血压；冠心病；心功能Ⅳ级。医嘱：吸氧。

1.用物准备

吸氧用物摆放顺序如图3-7-2。

治疗车上层：氧气流量表、湿化瓶、通气管、氧气管、灭菌注射用水、75%乙醇、纱布、小药杯(内盛冷开水)、弯盘、棉签、手电筒、速干手消毒剂，另备输氧卡、笔。

治疗车下层：生活垃圾桶、医用垃圾桶(图略)。

(另备抢救车)

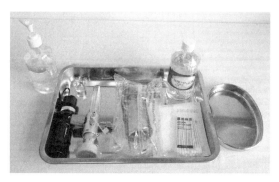

图3-7-2　氧气吸入术用物摆放顺序

2.操作标准

氧气吸入术操作标准见表3-7-2。

表3-7-2　氧气吸入术操作标准(中心管道吸氧)

项目(分)	具体内容和评分细则	满分(分)	得分(分)
准备(10)	核对医嘱：复述口头医嘱	2	
	自身准备：着装整洁，洗手，戴口罩	2	
	用物准备：氧气流量表、湿化瓶、通气管、鼻氧管、灭菌注射用水、75%乙醇、纱布、小药杯(内盛冷开水)、弯盘、棉签、手电筒、速干手消毒剂，(另备输氧卡、笔、抢救车)	4	
	环境准备：环境安静，室温适宜，光线充足，远离火源	2	

续表1-4-1

项目 (分)	具体内容和评分细则	满分 (分)	得分 (分)
操作 过程 (70)	吸氧		
	患者评估：快速核对患者身份、评估病情、有无乙醇过敏史，安慰患者	6	
	安置体位：*取端坐体位，双腿下垂(必要时四肢轮扎)*	4	
	清洁鼻腔：灭菌注射用水棉签清洁双侧鼻孔，检查有无偏曲、息肉等	2	
	准备湿化液：*湿化瓶内盛20%～30%乙醇*	4	
	插流量表：安装氧气流量表、通气管及湿化瓶，将流量表一端插入中心管道接口	2	
	检查氧气装置：开流量表，检查氧气装置无漏气后关闭	2	
	连接吸氧管：将鼻氧管与流量表相连	2	
	开流量表：根据病情调节*氧流量(6～8L/min)*	6	
	湿润检查：检查鼻氧管是否通畅，湿润前端	2	
	插管：将鼻氧管插入患者鼻孔1 cm	2	
	固定：固定好鼻氧管，松紧度适宜	2	
	观察：观察患者症状改善情况，配合医生施行其他抢救措施(遵医嘱吗啡镇静，快速强心利尿、必要时行无创呼吸机正压通气)	4	
	洗手记录：洗手，记录给氧时间，氧流量，患者反应	2	
	健康教育：吸氧期间防火，防油，室内禁止吸烟等	6	
	垃圾分类处理	2	
	停氧		
	核对医嘱：遵医嘱停氧	2	
	患者评估：核对患者信息，评估缺氧改善情况	4	
	拔管：拿两块纱布，一块纱布包裹鼻塞取下鼻氧管缠绕后丢弃，另一块纱布擦净鼻面部，取下湿化瓶及通气管	2	
	关开关：关氧气流量表开关	2	
	卸表：取下氧气流量表	2	
	整理：协助患者取舒适体位，整理床单位	2	
	洗手记录：洗手，记录停氧时间和效果	2	
	健康宣教：①卧床休息；②去除心衰的诱发因素	4	
	垃圾分类处理	2	
评价 (20)	整体评价：规范、熟练、按时完成、急救意识强	10	
	评判性思维(*见斜体处*)		
	人文关怀：动作轻柔、保护隐私	10	
共计		100	

注：表中斜体部分为临床思维点

3. 临床思维

(1)体位：该患者为急性肺水肿，应迅速取端坐位，双腿下垂，以减少下肢静脉血回流，必要时四肢轮扎，减少回心血量，从而减轻心脏负担，有助于缓解症状。

(2)湿化液：急性肺水肿患者湿化液应选用20%～30%乙醇湿化，可减低肺泡内泡沫的表面张力,从而改善通气。

(3)氧流量:给予高流量氧气吸入(6~8 L/min),以提高肺泡内氧分压,增加氧的弥散,改善低氧血症。在湿化瓶内盛20%~30%乙醇,以减低肺泡内泡沫的表面张力,使泡沫破裂、消散,从而改善肺部气体交换,减轻缺氧状态。使用前应询问有无乙醇过敏史。

4.知识拓展

急性肺水肿的处理

(1)正在输液者应立即停止输液,但需保留静脉通道,并迅速通知医生,进行紧急处理;未输液者应尽快建立静脉通道。

(2)端坐卧位,双腿下垂,以减少下肢静脉回流,减轻心脏负担。必要时四肢轮扎,适当加压四肢阻断静脉回流而动脉血可通过,5~10分钟轮流放松一个部位的止血带,减少回心血量。

(3)给予高流量氧气吸入(6~8 L/min),以提高肺泡内氧分压,增加氧的弥散,改善低氧血症。在湿化瓶内盛20%~30%乙醇,以减低肺泡内泡沫的表面张力,使泡沫破裂、消散,从而改善通气。必要时给予呼吸机辅助通气治疗。

(4)遵医嘱给予药物治疗,包括镇静、平喘、强心、利尿和扩血管药物,以加速液体排出。

(5)安慰患者,缓解紧张情绪。

【案例导入——心肌梗死】

案例3　04床,赵某,男,67岁,住院号18647。因突发心前区疼痛伴濒死感,自服药物后不缓解急诊平车入院。有冠心病病史10年,平素喜欢吃油炸、坚果类食物。查体:HR 114次/min,R 23次/min,BP 110/68 mmHg,SpO₂ 93%;实验室检查心肌肌钙蛋白I增高;心电图ST段弓背样抬高;临床诊断:冠心病,急性心肌梗死。医嘱:氧气吸入。

1.用物准备及评分标准

用物准备及评分标准参考表3-7-1及图3-7-1。

2.临床思维

(1)患者评估:患者为急性心肌梗死,目前生命体征平稳,应嘱患者取舒适卧位,绝对卧床休息,减少心肌耗氧量,继续严密观察病情,做好配合医生行介入治疗的术前准备。

(2)氧流量:该患者为心肌梗死患者,无肺部疾患,目的是提高血氧浓度,作为改善心肌缺氧的辅助措施,可予中等氧流量吸氧即可(2~4 L/min)。

(3)湿化液:用蒸馏水或灭菌注射用水湿化,预防呼吸道黏膜干燥不适。

3.知识拓展

缺氧分类:

(1)低张性缺氧:由于吸入空气氧分压过低、外呼吸功能障碍、静脉血分流入动脉等所致(如高山病、慢性阻塞性肺疾病、先天性心脏病等),氧疗对此种缺氧效果最好。

(2)血液性缺氧:由于血红蛋白的数量减少或性质改变所致(如贫血、一氧化碳中毒、高铁血红蛋白血症、输入大量库存血等)。

(3)循环性缺氧:组织血流量减少所致(如休克、心功能不全、血管意外等)。

(4)组织性缺氧:组织细胞利用氧异常,如氰化物、硫化物、砷化物等所致中毒;大量放射线照射、高温、严重缺乏维生素。

第八节　气管切开伤口护理

一、操作概述

气管切开伤口护理是一种特殊的伤口护理，是临床上一项常见的急危重症护理操作技术。通过对气管导管及其开口处周围皮肤进行清洁消毒护理，以达到维持导管的通畅和清洁、保护周围皮肤、预防感染和脱管等并发症的目的。规范熟练的操作在促进危重患者康复、减轻患者痛苦、保证安全、提高抢救成功率方面至关重要。

【学而思政】

　　元素：以人为本；共情能力；辨证思维。

　　内涵：操作实践中自觉践行减轻痛苦、维护尊严、促进舒适的理念；评判性思维习惯的养成。

　　任务：反思日记。

医务人员心中的纠结

二、示范案例

【案例导入——脑外伤术后气管切开状态】

　　案例1　监5床，李某，女，76岁，住院号37265。10天前上厕所时跌倒致颅脑外伤、颅内出血、左侧肋骨骨折伴肺挫伤，当天急诊行颅内血肿清除+开颅颅内减压术。术后机械辅助通气，无脱机条件，行气管切开机械辅助呼吸。患者于1天前停用呼吸机辅助呼吸，改为气管切开处给氧。查体：T 36.5℃，P 61 次/min，R 17 次/min，BP 113/58 mmHg，SpO_2 95%。神志清楚，被动体位。气管切开状态，颈部可见塑料气管导管，患者偶可发声，但较费力、不清晰。气管内闻及痰鸣音，能自主咳出痰液，听诊双肺呼吸音粗。气管切开导管周围皮肤微红，分泌物较多，请你为该患者行气管切开伤口护理。

1.用物准备

气管切开护理用物摆放顺序如图3-8-1所示。

治疗车上层：治疗盘1个、一次性无菌换药包(含镊子2把、弯盘1个、干棉球6个、聚维酮碘棉球5个、纱布5块、无菌巾1块)、无菌手套、无菌剪/气切纱布/皮肤保护贴、浸泡套管用治疗碗、0.9%氯化钠溶液500 mL、3%过氧化氢溶液、听诊器、气囊压力测量表、速干手消毒剂，必要时备吸痰装置、一次性吸痰管、套管系带。

治疗车下层：生活垃圾桶、医用垃圾桶、锐器盒(图略)。

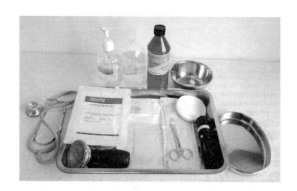

图3-8-1　气管切开护理用物摆放顺序

2. 操作标准

气管切开护理评分标准见表3-8-1。

表 3-8-1　气管切开护理评分标准

项目（分）	具体内容和评分细则	满分（分）	得分（分）
准备（10）	核对：医嘱、治疗卡并签名	2	
	自身准备：着装整洁、规范，洗手，戴口罩	2	
	用物准备：治疗盘1个、一次性无菌换药包（含镊子2把、弯盘1个、干棉球6个、聚维酮碘棉球5个、纱布5块、无菌巾1块）、无菌手套、无菌剪/气切纱布/皮肤保护贴、浸泡套管用治疗碗、0.9%氯化钠注射液500 mL、3%过氧化氢溶液、听诊器、气囊压力测量表、速干手消毒剂，必要时备吸痰装置、一次性吸痰管	4	
	环境评估：环境清洁、光线充足、调节室温，拉床帘	2	
操作过程（70）	患者评估：床号、姓名、手腕带，交代目的、注意事项、配合要点（患者发声困难时，指导其正确使用肢体语言交流），评估病情（意识、呼吸、血氧饱和度）、气管导管（种类、型号、气囊压力）、合作程度	10	
	听诊：肺部呼吸音，加大氧流量，必要时吸痰（此例不需要吸痰，鼓励自行将痰咳出）	4	
	开包准备：打开换药包，倾倒0.9%氯化钠溶液，治疗碗中倒入3%过氧化氢溶液	2	
	体位及铺巾：协助取平卧位或半卧位，头略后仰，颈下垫治疗巾、颈旁置弯盘	2	
	观察伤口：洗手，戴手套，移去污染敷料于弯盘、观察伤口皮肤有无红肿、分泌物及异味	6	
	取内套管：旋转内套管至外套管固定点，顺内套管弧度取出内套管	6	
	内套管处理（口述）：3%过氧化氢溶液浸泡内套管10分钟-流水刷洗-3%过氧化氢溶液再次浸泡内套管10分钟-0.9%氯化钠注射液冲洗	4	
	清洁消毒伤口：0.9%氯化钠注射液棉球清洗导管口及伤口，聚维酮碘棉球消毒伤口周围皮肤待干	10	
	覆盖敷料："Y"形纱布或专用敷料贴覆盖于外套管翼下皮肤，盖住全部伤口（此处用无菌剪剪成"Y"形纱布）	6	
	置入内套管：顺应内套管弧度套入消毒后的内套管并旋转到位固定	4	
	检查导管位置：检查气管导管位置及固定带松紧度（能容一横指为宜），必要时更换或重新调节	5	
	整理：调整回舒适体位，整理床单位	2	
	洗手记录：脱手套，洗手，记录气切伤口情况及患者反应	2	
	健康教育：给清醒患者行健康指导：①指导有效排痰；②适当多饮水；③告知和医护人员有效沟通的方式；④勿擅自拔管；⑤疾病相关宣教	5	
	垃圾分类处理	2	
评价（20）	整体评价：规范，熟练，安全无并发症，按时完成；患者感觉舒适	10	
	评判性思维（*见斜体处*）		
	人文关怀：动作轻柔、隐私保护、关注患者反应	10	
共计		100	

注：表中斜体部分为临床思维点

3. 临床思维

(1)肺部听诊：听诊的目的是判断支气管内分泌物情况，肺部听诊正常为清音，若闻及湿性啰音，则提示支气管内有液性分泌物(痰液)积聚。需要进行排痰措施。常用的方法有体位引流、翻身拍背、指导有效咳嗽、吸痰等。此例患者虽然痰多，但是能够自行咳出，故不需要吸痰。

(2)健康教育：

①指导有效排痰：a.有效咳嗽：深吸气，用一手捂住颈部气管套管双翼，将痰咳出，另一手持纸巾在气管导管口附近接住痰液；b.病情允许时鼓励患者经常更换体位，在床上坐起或尽早下床。

②适当多饮水：为保持气道内的湿润状态，防止痰液干燥结痂堵管，在提高环境湿度的同时(或采用持续雾化湿化气道)，指导患者每日保持足够的水分摄入。

③气管切开患者的沟通方式：因为气管切开会导致正常的发声受影响，此时与清醒的患者沟通可根据患者的实际病情采用不同的方式，例如当病情允许，可以嘱患者或医务人员帮助用专用软塞或清洁纱布盖住套管口发声或采用写字板沟通。

4. 气管切开伤口护理注意事项

(1)取放内套管动作要轻柔，应以非主力手固定外套管，主力手旋转内套管顺弧度取出；观察患者的不适反应，遇痰痂形成致套管难以拔出者，宜适当气管内滴药等待2~3分钟，待松解后拔出，禁止强行拔出。

(2)内套管每班消毒1次，根据伤口情况选用合适的敷料及换药频次。分泌物多者选用纱布敷料每班更换为宜；伤口较干燥者可选用新型皮肤保护贴每周更换1次。

(3)定期监测带气囊导管气囊的压力，防止误吸及气管黏膜损伤。

(4)严格无菌操作，做好消毒隔离。

(5)妥善固定，防止气管导管脱出。

(6)第1次更换套管应在气管切开术后1周进行，以免气管切开处窦道未形成而致套管难以重新插进。

(7)备急救设备于床旁，在更换内套管的前、中、后均要监测患者呼吸、面色及血氧饱和度情况，发现异常及时处理。

5. 知识拓展

气管切开套管的常见类型：

(1)金属类套管：常用的是钛合金材质的套管，硬度适中，有内套管便于取出清洗消毒，其缺点是不能连接机械通气、使用不当存在压伤气道黏膜的风险、不能阻止分泌物进入下呼吸道等。临床常用于短时间内正常呼吸排痰功能无法恢复的情况如昏迷、颅脑疾病及外伤导致的呼吸困难和分泌物阻塞、或大手术后、胸部外伤导致的咳嗽无力及下呼吸道分泌物阻塞。

(2)塑料类套管：此类套管又分为三类：①普通塑料套管：含内套管，可拆洗，不易堵管；②带气囊无内套管：套管末端有气囊相连，气囊充气后可以止血，防止分泌物进入下呼吸道。外端有卡口适合连接机械通气，缺点是在窦道未形成前不宜取出清洗，存在堵管的风险；③带气囊可冲洗套管：该类套管克服了上述无内套管不能拆洗的缺点，其余同带气囊无内套管类，因此，临床上也比较常用。需上呼吸机的昏迷患者推荐使用带内套管的且有机械通气接口的套管。口腔颌面手术、半喉切除手术早期建议使用带气囊的塑料套管。

(3)硅胶气管套管：该类材质的导管柔软无刺激，与人体组织相容性好，临床上广泛使用。其缺点是必须在气管切开窦道形成后才能使用，长时间使用有断裂的可能。此类套管主要适用于喉全切术出院后需长期带管改道呼吸的患者。

三、拓展案例

> 【案例导入——口腔癌术后气管切开状态】

> **案例2** 监1床，李某，男，50岁，住院号23912。口腔底部发现肿物伴张口受限2个月，病理切片示低分化鳞癌。1日前在全麻下行原发灶肿瘤切除+下颌骨切除术+颈淋巴结清扫。目前患者神志清楚，生命体征平稳。已行气管切开，颈部可见塑料气管套管。请为该患者施行气管切开术后护理。

1. 用物准备及操作标准

用物及操作标准参考本章表3-8-1和图3-8-1。

2. 临床思维

(1)卧位：全麻术后1天，口腔大手术后取平卧位，床头抬高45°，有利于减轻水肿；保持头部中立位，有利于避免气管套管移位导致不适及损伤黏膜。

(2)有效沟通方式：为患者准备写字板，或将此类患者经常可能要表达的需求以图片、文字、漫画的形式呈现，让患者指认；教会患者简单的交流手语，便于医患沟通。

(3)严密观察病情：口腔大手术后患者语言表达困难，护士应加强病情观察，及时发现处理可能发生的并发症。术后3天内是组织水肿、出血的高发时期，应重点观察手术部位有无水肿、出血、皮瓣颜色及紧张度、颈部皮下气肿等；及时吸痰，保持呼吸道通畅，根据需要更换气管切开处敷料。

3. 知识拓展

气管切开早期常见的并发症：

(1)皮下气肿：由于气管切开过程中需要进行皮下软组织分离，若分离范围过大、切口过长、缝合过紧、或因送入套管时刺激患者剧烈咳嗽等原因，术后24小时内可出现吸气时气体经切口软组织沿肌肉、筋膜、神经、血管扩散至皮下。轻者不需特殊处理，1周内自行吸收；重者需拆除缝线让气体逸出。

(2)纵隔气肿：剥开筋膜过多，气体顺气管而下进入纵隔。轻者无明显症状，重者出现呼吸困难，听诊心音遥远，需通知医生积极处理。

(3)气胸：暴露气管时过于向下分离所致，或因严重气道阻塞合并剧烈咳嗽致自发性气胸。

(4)出血：因手术切口过低损伤血管所致，相对发生较少。

> 【案例导入——颈部闭合性外伤气管切开状态】

> **案例3** 抢1床，张某，30岁，男，住院号13298，因车祸致颈部钝挫伤后1小时出现呼吸困难入院。查体：T 37℃，P 100次/min，R 24次/min，BP 120/70 mmHg，SpO_2 95%，神志清楚，不能言语，颈部瘀血。已行紧急气管切开，已行氧气吸入及心电监护。请你为该患者施行气管切开伤口护理。

1. 用物准备及操作标准

用物准备及操作标准参考本章表3-8-1和图3-8-1。

2. 临床思维

(1)卧位：取半坐卧位，理由：患者目前生命体征平稳，但是该患者为颈部挫伤后1小时，并且出现了呼吸困难，说明存在颈部组织水肿，此坐位有利于改善呼吸，减轻组织水肿，患者感觉舒适。

（2）保持呼吸道通畅：根据需要吸出气管内分泌物，观察有无气管内出血。暂不需要更换和清洗内套管和伤口敷料。

（3）严密监测生命体征：虽然目前生命体征平稳，但是该患者为颈部伤后24小时内，仍处于外伤水肿高峰期，且颈部组织疏松，早期少量出血可能症状不明显，容易被忽视，但不能完全排除深部组织或邻近其他部位组织的隐形出血和血肿继续增大而压迫邻近组织而出现相应的并发症。因此，应严密监测生命体征。

（4）主动与患者有效沟通，缓解紧张恐惧心理：气道受伤不能言语及对急诊气管切开手术的害怕是导致患者紧张恐惧的主要因素。因此，应重点关注患者的上述心理，做到主动解释、及时安慰、提供陪伴支持以及和患者约定适当的表达诉求的沟通方式等，能帮助缓解患者的这种情绪，有利于其积极配合。

3. 知识拓展

气管闭合伤的临床表现。①疼痛：以转动脖子和吞咽时加重；②咳嗽、咯血：由于气管壁损伤导致血液流入气管内所致；③呼吸困难：气管组织的肿胀、纵隔气肿是引起呼吸困难的常见原因，当并发气管环状软骨脱位时，可出现严重的呼吸困难，甚至窒息死亡；④气肿：气体通过撕裂的气管壁进入周围组织，最严重的是纵隔气肿和气胸；⑤声音嘶哑：由喉挫伤和喉返神经损伤导致。

第九节　全自动洗胃机洗胃

1、操作概述

洗胃是向胃内灌入和吸出一定量的溶液，以迅速排出胃内容物，减少毒物吸收、减轻胃黏膜水肿的一项护理技术。临床上常用于经胃肠途径急性药物中重度中毒。传统的洗胃形式包括漏斗胃管洗胃法、注射器洗胃法、电动吸引器洗胃法。随着医疗技术的进步，目前，有条件的医疗机构急救中心均采用全自动洗胃机进行洗胃，提高了洗胃效率，有利于将并发症降至最低。

【学而思政】

　　元素：珍爱生命、人文关怀。

　　内涵：在案例中感悟亲属的痛苦，反思要珍爱生命，树立正确的人生观；将人文关怀体现在操作环节中。

　　任务：针对小胡的案例进行课前讨论。

　　请问：谈谈你的感想，你认为这位女孩该怎样做？

你怎么看小胡轻生

二、示范案例

【案例导入——急性有机磷农药中毒】

> **案例1**　抢1床，张某，女，30岁，农民，2小时前与家人争吵，1小时前被亲属发现神志不清，现场可见敌百虫农药瓶，具体服用剂量不详。急诊入院时可嗅及明显的大蒜味，其亲属异常内疚悲伤。查体：T 36.9℃、P 60次/min、R 26次/min、BP 90/60 mmHg、SpO_2 90%。双侧瞳孔缩小，光反射欠灵敏，既往体健。急抽血查胆碱酯酶活性为34%，临床诊断为急性有机磷农药中毒。医嘱予以洗胃。

1.用物准备

全自动洗胃机洗胃用物如图3-9-1所示。

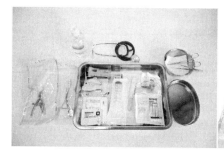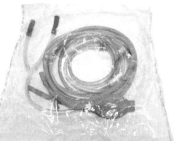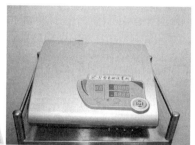

图3-9-1　全自动洗胃机洗胃用物

治疗车上层：一次性胃管、弯盘、治疗碗内盛镊子、血管钳和纱布、小杯盛石蜡油棉球、听诊器、手电筒、压舌板、别针、一次性50 mL注射器、一次性防水治疗巾、棉签、水温计、手套、标本容器、胃管固定器和牙垫、速干手消毒剂、开口器、舌钳。

治疗车下层：生活垃圾桶、医用垃圾桶、锐器盒(图略)。

其他：自动洗胃机装置套、有刻度的污水桶和装有洗胃液的清洁桶各1(图略)，根据医嘱准备洗胃溶液10000~20000 mL(本操作用35℃左右温开水)。

2.操作标准

全自动洗胃机洗胃评分标准见表3-9-1。

表3-9-1　全自动洗胃机洗胃评分标准

项目 (分)	具体内容和评分细则	满分 (分)	得分 (分)
准备 (12)	核对：医嘱、治疗卡并签名	2	
	患者评估：评估服用毒物的名称、剂量及时间；检查神志、瞳孔、有无洗胃禁忌症、鼻腔、口腔有无活动性义齿、配合程度，测量插胃管长度(前额发际至胸骨剑突)，签知情同意书	4	
	用物准备：一次性胃管、弯盘、治疗碗内盛镊子、血管钳和纱布、小杯盛石蜡油棉球、听诊器、手电筒、压舌板、别针、一次性50 mL注射器、一次性防水治疗巾、棉签、水温计、手套、标本容器、胃管固定器和牙垫、速干手消毒剂、漱口液、开口器	2	
	环境评估：环境宽敞，明亮，隐私保护	2	
	自身准备：着装整洁，规范，洗手，戴口罩	2	
操作 过程 (68)	核对解释：再次核对并向患者或亲属解释，取得合作	2	
	测试洗胃机：插电源——按"启动"键——观察进胃出胃循环——关"启动"键	2	
	连接装置排气：将进液管、胃管置入清水桶内，排污管置入污水桶内，按"启动"键排尽空气——关"启动"键	4	
	取平卧位，头偏向一侧	6	
	垫巾置盘：胸前、头下垫一次性治疗巾，弯盘置患者口角旁，牙垫置患者口中	2	
	检查润滑：准备一次性胃管及注射器，戴手套，检查胃管通畅并润滑前端，夹闭尾端	4	
	插胃管：左手持纱布托住胃管，右手用钳子夹住胃管前端经口轻稳插入，抽吸胃内容物，留标本，血管钳夹管	10	
	脱手套、固定牙垫，擦拭面部	2	
	连接胃管：连接胃管与洗胃机胃管端，别针固定胃管	2	
	洗胃：按"启动"键洗胃至洗出液无味、清亮，按"启动"键停止洗胃，洗胃过程中观察病情	10	
	拔出胃管：取别针-反折并分离胃管-松牙垫-戴手套-拔管并取出牙垫	8	
	擦净面部(清醒患者协助漱口)	2	
	整理：撤巾，取平卧位，头偏向一侧，整理床单位	2	
	清洁消毒：进液、排污、胃管连接管三管同时提起-进液管、胃管置入清水桶，排污管置入污水桶-按"启动"键，运转5次关"启动"键-三管置入含氯消毒液中按"启动"键运转30分钟(口述)-进液管、胃管连接管置入清水桶，排污管置污物桶中-按"启动"键直到清水排尽-同时提起三管排尽空气，晾干备用-关机拔电源-用含氯消毒液擦拭机器表面	8	
	用物分类处理，洗手，记录，标本送检	4	
评价 (20)	整体评价：规范，熟练，安全，按时完成，未出现并发症	10	
	评判性思维(*见斜体处*)		
	人文关怀：动作轻柔、隐私保护	10	
共计		100	

注：表中斜体部分为临床思维点

3. 临床思维

（1）患者及亲属评估：急性经消化道中毒患者的处理原则是尽快清除毒物，减少毒物的吸收，洗胃是最效的方法。准确评估服毒的时间、剂量、毒物名称、患者的意识状态及配合度、有无禁忌症是决定洗胃形式、洗胃液选择的重要环节。洗胃的时间越早越好，一般洗胃的最佳时机在服药后1小时，最长4~6小时，本例患者为口服敌百虫农药中毒2小时，且既往身体健康，无胃溃疡、胃食管静脉曲张等疾病病史，且服用毒物是敌百虫，根据明显的大蒜味及亲属描述可以初步判定，应积极洗胃；洗胃液首选35℃左右温开水，严禁使用碱性液体，以防敌百虫在碱性环境中生成毒性更强的敌敌畏；本例患者神志欠清，洗胃方式参照昏迷患者处理。由于胃管插入为微创操作，且洗胃过程中存在一定的风险，应详细告知患者亲属征得同意并签订知情同意书，注意安抚亲属的情绪。

（2）取平卧位，头偏向一侧：鉴于胃的形状及幽门开口位置，对于清醒患者洗胃时推荐左侧卧位，使液体积留在胃腔，尽量减少毒物经幽门进入肠腔。该患者神志不清，按昏迷患者取平卧位，头偏向一侧，防止误吸。

4. 全自动洗胃机洗胃注意事项

（1）心脏骤停者应先复苏，后洗胃。

（2）呼吸道分泌物多者应先吸痰，后洗胃。

（3）强酸强碱、腐蚀性药物中毒者禁止洗胃；患有消化性溃疡、食管胃底静脉曲张、食管阻塞者谨慎洗胃。

（4）当毒物不明时，应抽取胃内容物送检，选用温开水或等渗盐水洗胃，待毒物明确后选用毒物拮抗药洗胃。

（5）插管动作轻快，避免损伤黏膜；洗胃时，每次灌入量在300~500 mL，护士不得离开，确保进出胃内液体平衡，谨防急性胃扩张、胃穿孔、误吸等并发症发生。

5. 知识拓展

（1）洗胃清除消化道摄入毒物的研究进展：国外学者经循证研究认为：给中毒程度轻、药物毒性弱的消化道中毒患者洗胃，弊大于利，不推荐给此类患者洗胃；而我国学者认为洗胃能降低患者病死率，建议进一步循证研究；建议洗胃的原则为愈早愈好，一般在服毒后1小时内洗胃，但对某些毒物或有胃排空障碍的中毒患者也可延长至4~6小时；对无特效解毒治疗的急性重度中毒，患者就诊时即使已超过6小时，仍可酌情考虑洗胃；对于农药中毒，例如有机磷、百草枯等要积极洗胃；而对于药物过量，洗胃则要趋向于保守。

《急性中毒诊断与治疗中国专家共识》(2016年)

（2）洗胃液的温度：多数教科书推荐洗胃液温度控制在25~38℃之间。《急性中毒诊断与治疗中国专家共识》(2016)推荐洗胃液温度控制在35℃左右，温度过高会促使胃部血管扩张，加速毒物的吸收，而未对过低温度的洗胃液带来的弊端进行说明，是否与传统的温度范围有本质差别，还有待进一步的研究。

三、拓展案例

▶【案例导入——误食毒鼠强中毒】

案例2　抢4床，蒋某，女，50岁。因误服毒鼠强1小时，出现呕吐、抽搐入院，既往体健。查体：T 37.0℃、P 112次/min、R 22次/min、BP 100/70 mmHg。SpO₂ 95%，神志清楚，配合度较好，发现舌背损伤及血迹，心电图示窦性心动过速。医嘱予以洗胃。

1. 用物准备及操作标准

用物准备及操作标准参考表 3-9-1 及图 3-9-1。

2. 临床思维

(1) 患者评估：毒鼠强目前无解毒药，且对中枢神经系统产生强烈的兴奋作用，因此导致剧烈的阵发性惊厥抽搐，应迅速选用清水彻底洗胃，洗胃前气管插管保护呼吸道；患者有舌被咬伤的痕迹，为防止二次舌咬伤，应迅速在上下磨牙间垫压舌板；操作应尽量动作迅速轻柔，减少对患者的刺激。

(2) 协助患者取左侧卧位洗胃：该患者神志清楚，配合度较好，此卧位有利于减慢毒物的吸收，方便洗胃操作及呕吐物的排出。

(3) 妥善处理胃内排出液：毒鼠强属于毒性强烈且化学稳定性好的灭鼠药，容易导致二次中毒，应严格按要求处理胃内吸出物，防止污染周围环境。

3. 知识拓展

常用灭鼠药的临床救治要点：常用灭鼠药的临床救治要点见表 3-9-2。

表 3-9-2　常用灭鼠药中毒救治要点一览表

灭鼠药	综合救治手段	特殊疗法
毒鼠强	1. 迅速清水洗胃，抽搐患者应先气管插管保护气道 2. 洗胃后胃管内注入 50~100 g 活性炭吸附毒物；从胃管内注入 20%~30% 硫酸镁导泻 3. 保护心肌细胞药物的使用，如 1,6 二磷酸果糖、极化液等	1. 巴比妥类与地西泮类联用抗惊厥，禁用阿片类 2. 血液净化治疗加速药物的清除
氟乙酰胺	1. 1:5000 高锰酸钾溶液洗胃，抽搐患者应先气管插管保护气道 2. 活性炭吸附 3. 对症支持治疗	1. 使用特效解毒剂乙酰胺 2. 重度中毒者行血液净化治疗
溴鼠隆	1. 清水洗胃，催吐、导泻 2. 胃管内注入活性炭吸附 3. 胃管内注入硫酸镁导泻	1. 应用维生素 k 对抗 2. 严重出血者给予输注同型血液 300~400 mL
磷化锌	1. 迅速脱离毒物环境 2. 口服中毒者慎重洗胃并酌情先行气管插管，注意观察，若出现黏膜糜烂则不宜洗胃 3. 对症支持治疗	无特效药，采用支持对症治疗

▶【案例导入——口服百草枯中毒】

　　案例 3　抢 1 床，徐某，女，36 岁，因 2 小时前口服百草枯约 30 mL，出现恶心、呕吐少许咖啡色液体、腹泻多次入院。患者既往有支气管哮喘病史 10 余年，每年发作 1~2 次。查体：急性病容，神志清楚，瞳孔反射灵敏，自动体位。T 37.0℃、P 92 次/min、R 24 次/min、BP 120/78 mmHg。SpO₂ 90%。临床诊断为急性百草枯中毒；支气管哮喘。医嘱予以洗胃。

1. 用物准备及操作标准

用物准备及操作标准参考表 3-9-1 及图 3-9-1。

2. 临床思维

（1）患者评估：

①评估是否适合洗胃：中毒药物为百草枯，毒性强，无特异性解药，服用约 30 mL，已达致死量，若不紧急处理，会导致严重并发症，因此必须尽快去除胃内毒物。服药时间为 2 小时以前，在洗胃的最佳时机，故首选洗胃。

②是否存在洗胃禁忌症：毒药可导致胃肠黏膜糜烂溃疡，该患者有呕吐咖啡色液体病史，提示有上消化道出血，但并非大量的新鲜出血，评估患者既往体健，考虑药物所致的局部损伤，暂不考虑胃穿孔，故该患者不存在洗胃的禁忌症，但插管操作要轻柔，避免进一步损伤食管和胃内黏膜。

③洗胃液的选择：百草枯在碱性环境中容易破坏，中毒后推荐 1%~2% 碳酸氢钠溶液洗胃，考虑该患者有上消化道出血，可以酌情加用去甲肾上腺素冰盐水洗胃。

（2）健康教育与心理护理：

①和亲属一道针对性地对患者进行心理疏导，例如帮助患者改变认知，指导患者学会调节情绪、珍爱生命等。

②做好农药管理的健康宣教，在农药的储存、使用中加强风险管理，避免同类事件的发生。

③疾病相关宣教：指导患者行肺功能锻炼；严重消化道损伤者予禁食，观察消化道有无呕血、黑便。

3. 知识拓展

（1）急性百草枯中毒氧疗新进展：虽然百草枯中毒损伤机制还未完全明了，但目前认为与炎症反应、氧化损伤有关。百草枯中毒导致肺损伤的过程中，巨噬细胞参与的早期肺组织炎性反应及后期的肺间质纤维化可能是其主要机制。近期研究认为，对于百草枯中毒的患者应避免常规盲目氧疗，认为早期吸氧可能会促进氧自由基的形成，加重肺损伤。建议严格控制氧流量、浓度和给氧时机，当 PaO_2 降至 40 mmHg 以下或出现 ARDS 时才作为氧疗指征。

《急性百草枯中毒诊治
专家共识(2013)》

（2）急性百草枯中毒消化道护理新进展：经口途径百草枯中毒患者常出现口腔、食管、胃肠黏膜损伤及疼痛，严重者出现溃疡。做好口腔护理、保护消化道黏膜非常重要。临床采用碳酸氢钠溶液漱口+局部涂抹十六角蒙脱石混悬液保护口腔；在彻底洗胃后口服十六角蒙脱石混悬液+药用炭（白加黑）口服保护胃肠黏膜，吸附残余毒物。口服后经常更换体位促进药物与胃黏膜接触。

▶【案例导入——误食毒蘑菇中毒】

　　案例 4　32 岁的张某与其 4 位同事（小胡、小黄、老杨、郭姐）是一家建筑公司的员工，几天前被公司评为优秀员工，张某非常开心，故今日晚餐特在其宿舍设宴请客。晚餐由他和同事一道自己买菜、自己烹饪。菜品种类主要有鸡肉、猪肉、牛肉、白菜、蘑菇、凉拌黄瓜等。张某和同事们各自喝了一瓶啤酒。晚餐后不久，5 人纷纷出现恶心呕吐、腹痛、乏力等症状被救护车送来急诊科。现场嗅及较强的酒味。5 人中有张某、小胡、小黄能行走，衣服被呕吐物污染；老杨和郭姐躺在担架上，表情痛苦，你是今晚的值班护士，请你立即组织抢救处理。

1. 用物准备及操作标准

用物准备及操作标准参考表 3-9-1 及图 3-9-1。

2. 临床思维

（1）患者评估：这是典型的群体食源性疾病的案例，5 人共同聚餐后同时出现症状，首先考虑与食物有关，应迅速作如下评估：

①评估食物的种类：筛出可能的致病食材，本案例可能的原因为毒蘑菇中毒？乙醇中毒？其他食物中毒？

②评估出现症状的时间：评估症状出现的时间，以此来判断潜伏期，推断食物中毒的种类。

③评估各自的临床症状及病情程度：评估有无器官功能损害，为现场组织急救处理提供参考。

（2）正确组织抢救：

①报告科室领导，告知群体中毒事件，寻求支援。

②根据进食蘑菇史及症状考虑有可能为毒蘑菇中毒，首先可按蘑菇中毒救治流程处理，迅速评估后考虑催吐、洗胃清除胃内毒物，并留取胃内容物送检。

③按病情轻重积极救治，张某、小胡、小黄先行催吐；老杨、郭姐病情较重，优先抢救，迅速建立静脉通道，严密监测生命体征，洗胃。

④根据毒物分析结果，遵医嘱行后续救治措施。

3. 知识拓展

毒菌中毒救治流程：

（1）阻止毒物的吸收。①尽早彻底洗胃：误食后 6 小时内推荐常规洗胃，其中 1 小时内洗胃效果最佳；②活性炭吸附毒素：入院第一个 24 小时内以 20~50 g 的活性炭灌胃，根据病情重复应用；③导泻：对于无明显腹泻的中毒患者，可予硫酸镁、甘露醇等药物导泻。

《中国蘑菇中毒诊治临床专家共识，2019》

（2）初始评估与再评估识别致死性蘑菇中毒。①初始"HOPE"评估：病史（history，H）、器官损伤（organ damage，O）、视图与形态辨认毒菇种类（picture identification，P）、症状出现时间（eruption of symptom >6 小时，E6）；②"TALK"再评估：对初始评估无法确认为毒蘑菇中毒者，进行"TALK"再评估。毒物检测（toxicant identification，T）、是否出凝血障碍（APTT extension，A）、是否肝功能损害（liver dysfunction，L）、是否肾功能损害（kidney dysfunction，K）。

（3）集束化治疗：若判断为致死性蘑菇中毒，则入重症监护病房行集束化治疗，包括血液净化治疗、解毒药物应用、全身及器官功能支持治疗，有条件者进行肝移植；对于判断为非致死性蘑菇中毒，则行支持对症治疗为主并动态监测器官功能。

第十节　止血、包扎、固定

一、操作概述

止血、包扎、固定是外伤急救的基本技术,实施院前急救时应先排险后施救、先重伤后轻伤、先施救后运送、急救与呼救并重、转送与监护急救相结合、紧密衔接、前后一致。有效地止血、包扎和固定可以挽救患者生命。

【学而思政】

　　元素:"时间就是生命"的意识;急救应变思维。

　　内涵:操作实践中自觉践行生命至上的理念;训练紧急救援的思维。

　　任务:请你点评。

　　请问:如果在突发事故现场你会上前施以援手吗? 你会如何进行施救?

小月月受伤了

二、示范案例

▶**【案例导入——下肢创伤现场救护】**

　　案例1　王某,男,56岁,因骑电动车与小汽车相撞,相撞后王某倒地不起,右下肢小腿后侧可见 10 cm×1 cm×2 cm 伤口,伤口涌出大量鲜红色血液,疑似骨折,患者意识清楚,表情淡漠,脸色苍白,四肢厥冷,脉搏细速,你随救护车抵达现场后立即予以急救措施。

1.用物准备

止血、包扎、固定用物摆放顺序如图 3-10-1 所示。

急救箱:内含止血带、棉垫、绷带、无菌纱布、标记卡、笔、胶布、手套,另备速干手消毒剂。生活垃圾桶、医用垃圾桶(图略)。

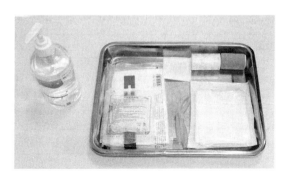

图 3-10-1　止血、包扎、固定用物摆放顺序

2.操作标准

止血、包扎、固定评分标准见表3-10-1。

表 3-10-1　止血、包扎、固定评分标准（下肢创伤现场救护）

项目（分）		具体内容和评分细则	满分（分）	得分（分）
准备（8）		自身准备：着装整洁、规范，洗手，戴口罩	2	
		用物准备：止血带、棉垫、绷带、无菌纱布、标记卡、笔、胶布、手套、速干手消毒剂、生活垃圾桶、医疗垃圾桶	2	
		环境评估：现场环境安全，光线充足，相对清洁	4	
操作过程（72）		患者沟通：表明身份，稳定患者情绪	2	
		患者评估：评估意识、血压等生命体征、受伤部位、肢体活动、骨折情况、出血量，交代目的、注意事项、配合要点	10	
		体位：协助取中凹卧位，嘱助手尽快建立静脉通道	4	
		戴手套	2	
	止血	扎止血带：先用棉垫包裹皮肤，再用止血带止血，止血部位应扎在大腿的中上部	4	
		检查效果：以出血停止、远端摸不到动脉搏动为宜	2	
		记录时间：记录止血带使用时间（24小时制）	2	
		标记明显：用胶布将记录卡固定于伤者所扎止血带明显处，以便后期继续处理	2	
		定时松放：每隔0.5~1小时放松一次，每次放松2~3分钟，连续使用时间不能超过5小时	4	
	包扎	覆盖：将敷料覆盖于创面上，覆盖面积要超过伤口周边至少3 cm	4	
		包扎：取绷带先在敷料远端环形包扎两圈使其牢固	4	
		螺旋包扎：螺旋形向上包扎，每一圈适度加压压住上一圈的1/2~1/3，使绑带卷边缘保持整齐，最后环形包扎一圈，胶布固定，用力均匀、适度	6	
	固定	选择夹板：选择合适的夹板2块，内侧从腹股沟到足底，外侧从髋关节到足底	4	
		填塞：在骨突出和有缝隙处填塞棉垫	4	
		固定：骨折上下两端、髋部、大腿、踝关节，五处固定，足底"8"字固定使之处于功能位	6	
		检查：检查止血包扎固定的效果、趾端皮温及末梢循环情况	2	
		洗手记录：脱手套，洗手、记录	2	
		健康教育：*①稳定患者情绪；②转运至医院；③安全宣教*	6	
		垃圾分类处理	2	
评价（20）		整体评价：遵循急救技术，熟练、迅速，急救意识强	10	
		评判性思维（*见斜体处*）		
		人文关怀：有效沟通	10	
共计			100	

注：表中斜体部分为临床思维点

3.临床思维

(1)环境安全:环顾四周评估环境是否安全,发生车祸伤时在病情允许的情况下应转移至路边进行急救,当病情不允许时应进行交通管制,避免第二次伤害。

(2)患者评估:评估患者意识、生命体征、受伤部位、肢体活动、出血量。了解患者的循环情况,在急救现场当急救设备有限时可采用手触动脉法,如可触及到桡动脉、股动脉或颈动脉的搏动,则收缩压分别在 80 mmHg、70 mmHg、60 mmHg。患者右下肢涌出鲜红色血液可判断为动脉出血,临床表现提示出现失血性休克,估计失血量在 800~1600 mL 之间。

(3)体位:出现失血性休克,应立即取中凹卧位(头和躯干抬高 20~30°,下肢抬高 15~20°),使膈肌下移有利于呼吸,同时增加肢体回心血量,改善重要脏器的血液循环。

(4)其他救治操作:在进行止血、包扎、固定的同时维持有效的循环血容量也是至关重要的,应迅速建立多条静脉通路进行补液,转运途中补液不可中断。因患者是右下肢损伤,所以禁止在右下肢进行静脉输液、输血,以免加重出血。

(5)健康教育:

①表明身份,稳定患者情绪。

②为避免骨折移位和加重出血应限制肢体活动。

③为了进一步的治疗,现在需要转入就近医院。

④嘱患者深呼吸,避免情绪紧张和肢体活动而加重出血。

4.止血、包扎、固定注意事项

(1)止血带使用的注意事项:

①部位准确:使用止血带止血时部位要准确,应扎在伤口近心端但不靠近伤口。

②压力适当:上肢为 33.3~40.0 kPa(250~300 mmHg),下肢为 40.0~66.7 kPa(300~500 mmHg),无压力表时以刚好使远端动脉搏动消失为宜。

③平整扎带:止血带不能直接扎在皮肤上,应先用棉垫、三角巾、毛巾或者衣服等垫平。

④扎带时间:止血带的使用时间不能超过 5 小时(冬季可适当延长),每隔 1 小时放松 2~3 分钟,放松时用手压迫出血点上方血管临时止血,再次扎止血带时应扎在稍高的平面,不可在同一平面反复扎止血带。

⑤标识明显:在止血带处做明显标识,注明止血带时间,以便后续处理。

(2)包扎的注意事项:

①包扎前应简单清创并盖上消毒纱布,不可用手和脏物接触伤口,除化学伤外不可用水冲洗伤口,不可轻易取出伤口内的异物,不可直接回纳脱出的内脏。

②包扎要牢固,松紧适宜。过紧会影响局部的血液循环,过松会使敷料脱落或移动。

③应从远心端向近心端进行包扎,促使静脉血回流,四肢包扎时为观察血液循环,应将指(趾)端外露。

④包扎时要使伤者保持体位舒适,抬高肢体时应予以扶托物,包扎的肢体应保持功能位。

⑤绷带固定时严禁在伤口、骨隆突处或容易受压的部位打结,可打结在肢体外侧面。

(3)固定的注意事项:

①夹板固定时,夹板的长度与宽度要与骨折的肢体相适应,长度必须超过骨折上、下两个关节;固定时除骨折部位上、下两端外还要将上、下两个关节进行固定。

②夹板不可与皮肤直接接触,要用棉垫或者其他软织物衬垫。

③固定时松紧适宜、牢固固定。

④固定后避免不必要的搬动,伤者减少不必要的活动。

5.知识拓展

常用的止血方法：

(1)指压法：用手指、手掌或者拳头压迫伤口近心端动脉经过骨骼的表面部位，以阻断血流达到止血的目的。适用于中等、较大动脉的出血或者较大范围的静脉和毛细血管出血。

(2)加压包扎法：用于体表或四肢出血，大多可用加压包扎和抬高肢体来达到暂时止血的目的。适用于小动脉或者小静脉出血。

(3)填塞止血法：将无菌敷料填入伤口内压紧，外用敷料加压包扎。填塞止血法应用局限，仅在腋窝、肩部、大腿根部出血。

(4)屈曲肢体加垫止血法：用于肘关节或者膝关节以下的出血，有疑似骨折或者骨关节损伤时不可使用。此方法痛苦较大，且可能会压迫神经、血管且不利于搬运，所以不宜首选。

(5)止血带止血法：适用于四肢较大的动脉出血，用于加压包扎或其他方法不能有效止血而且有生命危险的情况。

三、拓展案例

▶【案例导入——手指创伤】

> **案例2**　张某，26岁，某木工厂工人，患者因操作不当被切割器切断右手示指后拨打120求诊，接诊时可见患者手指断端完整，伤口疼痛，流血不止但出血量不大，约80 mL。患者极度恐慌，不停呻吟。查体：T 36.3℃，P 98 次/min，R 22 次/min，BP 147/89 mmHg，请予以紧急处理。

1.用物准备及操作标准

用物准备及操作标准参考表3-10-1及图3-10-1。

2.临床思维

(1)患者评估：评估患者意识清楚、生命体征平稳、受伤部位明确、出血量不多，但极度紧张。首先紧急止血同时，妥善处理断指，安慰患者。

(2)体位：患者生命体征平稳，手指受伤，可采取患者舒适的体位，手指避免下垂。

(3)断指固定：案例中患者右手食指受伤，可将断指临时固定在右手中指，有效的固定可以减少断指活动，减轻疼痛，防止进一步的损伤。

(4)健康宣教：

①普及安全知识，加强安全防范措施，避免受伤。

②普及急救措施，一旦发生创伤，如何进行急救和呼叫。

③防止伤口感染：指导患者保护受伤手指，避免浸湿伤口。

④受伤后48小时内保持受伤肢体适当制动和抬高，减轻水肿。

3.知识拓展

(1)手指受伤常用紧急止血方法：手指受伤者，可以采用压迫止血法：用手指、手掌或拳头压迫伤口近心端动脉经过骨骼表面的部分，阻断血液流通从而达到止血效果。用手指压迫手腕横纹稍上处尺动脉和桡动脉，将动脉分别压向尺骨、桡骨。

(2)断指(趾)院外保存：完全断离的肢体院前急救时原则上不做任何的无菌处理，禁忌使用任何液体冲洗、浸泡或者涂药。保存方法根据转送距离分为两种情况：

①运送距离近的：用无菌敷料或者清洁布料包好断离的肢体，同患者一起转送至医院。

②运送距离远的：对断指(趾)进行干燥冷藏保存法，具体方法如下，无菌或清洁包裹→放入塑料袋内→标记→放入加盖容器→容器外放水和冰块各一半。避免断指(趾)冻伤应禁止与冰块直接接触。

(3)断指(趾)院内处理：检查断指(趾)→刷洗消毒→肝素盐水从动脉端灌注冲洗→无菌敷料包好→放入无菌盘内→4℃冰箱冷藏。禁忌冷冻，以免冻伤肢体影响再植。

【案例导入——胸部创伤】

案例3 刘某，45岁，因从建筑工地脚手架坠落半小时，救护车抵达现场后患者诉胸痛、胸闷、呼吸困难。查体：左侧胸部可听见"嘶嘶"声，疑似肋骨骨折并发开放性气胸，左侧腋中线第5肋间有一处2 cm伤口，胸壁吸气时内陷、呼气时外凸，测T 36.3℃，P 108次/min，R 32次/min，BP 90/58 mmHg。

1. 用物准备及操作标准

用物准备及操作标准参考表3-10-1及图3-10-1。

2. 临床思维

(1)环境安全：迅速将患者安全地从坠落的建筑物中抢救出来，动作轻稳。

(2)患者评估：评估患者意识、生命体征、受伤部位、肢体活动、出血量。患者左胸发出"嘶嘶"声且有一处伤口，胸壁吸气时内陷、呼气时外凸(反常呼吸运动)，可判断为肋骨骨折并发开放性气胸。

(3)体位：采取半卧位，使膈肌下降，有利于呼吸。

(4)首优处理：开放性气胸应立即使用无菌纱布或干净衣物在患者深呼气末覆盖住伤口，变开放性气胸为闭合性气胸，防止气体继续进入胸腔。之后胸带固定，预防肋骨的错位和减轻疼痛。

(5)健康宣教：

①表明身份，告知患者正在处理伤口，取得患者信任。

②告知各项操作的注意事项，取得患者的配合。

③转入医院进行进一步的治疗。

3. 知识拓展

(1)开放性气胸：有的教科书称为交通性气胸，是指胸部受伤后存在伤口与外界相通，空气自伤口处进出，有时候能在伤口处听到空气进出的"嘶嘶"声。

(2)反常呼吸运动：是指胸部受伤后导致多处的肋骨骨折，使胸壁因失去了完整的肋骨支持而软化所导致。正常呼吸状况下，吸气的时候胸廓抬高，使胸廓的容积增大，负压增加，有助于气体进入到肺内，呼气的时候胸壁下降，胸廓的容积减小，负压减小，有助于肺内气体的呼出。反常呼吸运动与这种情况相反，在吸气的时候会使胸廓下降，反而负压增加，呼气的时候胸腔内的负压减小，使压力增大影响到正常的呼吸。

参考文献

[1]李俊杰，冯艳，孙德峰.日间手术麻醉新进展[J].华西医学，2022，37（2）：295-300.

[2]腰椎间盘突出症诊疗指南[J].中华骨科杂志，2020（08）：477-487.

[3]蔡雪，李菲.麻醉术后体位护理的研究进展[J].护理学报，2016，23（20）：28-31.

[4]兰莹.麻醉恢复室全麻术后患者并发症的观察与护理[J].航空航天医学杂志，2019，30（5）：639-641.

[5]孙欣，赵丽萍，邓艳红，等.气垫床防治压疮效果的Meta分析[J].护理学杂志，2015，30（16）：103-107.

[6]蔡壮，许冬梅，高静，等.精神科保护性约束实施及解除专家共识[J].中华护理杂志，2022，57（02）：146-151.

[7]高健，华小雪，徐军.急诊危重症患者院内转运共识——标准化分级转运方案[J].中华急诊医学杂志，2017，26（05）：512-516.

[8]湖南省卫生和计划生育委员会.湖南省常用护理操作技术规范[M].长沙：湖南科学技术出版社，2017，10.

[9]杨博，张芳，杨宁，等.耳源性脑脓肿14例临床分析[J].中国耳鼻咽喉头颈外科，2019，26（10）：548-552.DOI：10.16066/j.1672-7002.2019.10.008.

[10]雾化吸入在咽喉科疾病药物治疗中应用专家共识[J].中国耳鼻咽喉头颈外科，2019，26（05）：231-238.DOI：10.16066/j.1672-7002.2019.05.001

[11]李明远，徐志凯.医学微生物学[M].北京：人民卫生出版社，2015，6.

[12]田勇泉.耳鼻咽喉头颈外科学（第8版）[M].北京：人民卫生出版社，2014，5.

[13]葛均波，钟南山，陆再英.内科学（第8版）[M].北京：人民卫生出版社，2017.

[14]中华医学会儿科学分会新生儿学组，中华儿科杂志编辑委员会.《新生儿高胆红素血症诊断和治疗专家共识》[J].中华儿科杂志，2014，52（10）：745-748.

[15]赵玉沛，陈孝平.全国高等学校教材：外科学（上册）[M].北京：人民卫生出版社，2016，4.

[16]赵先美，王花芹.拯救呼吸——海姆立克急救法拯救气道异物梗阻[M].长沙：中南大学出版社，2020.

[17]中国新生儿复苏项目专家组，中华医学会围产医学分会新生儿复苏学组.《中国新生儿复苏指南》（2021年修订）[J].中华围产医学杂志，2022.25（01）：4-12.

[18]范玲.新生儿护理规范[M].北京：人民卫生出版社，2019.

[19]陈建军.婴幼儿护理操作指南[M].北京：人民卫生出版社，2018.

［20］崔焱，仰曙芬. 儿科护理学［M］. 第 6 版. 北京：人民卫生出版社，2018.

［21］邵肖梅，叶鸿瑁，丘小汕. 实用新生儿学［M］. 第 5 版. 北京：人民卫生出版社，2019.

［22］范玲，张大华. 新生儿专科护理［M］. 北京：人民卫生出版社，2020.

［23］章晓幸，邢爱红. 基本护理技术［M］.（第二版）北京：高等教育出版社，2018.

［24］李小寒，尚少梅. 基础护理学［M］.（第六版）北京：人民卫生出版社，2019.

［25］李乐之，路潜. 外科护理学［M］.（第五版）北京：人民卫生出版社，2012.

［26］谢幸，苟文丽. 妇产科学［M］. 北京：人民卫生出版社，2013.

［27］夏海鸥. 妇产科护理学［M］. 北京：人民卫生出版社，2019.

图书在版编目(CIP)数据

护理临床思维实训手册／欧尽南, 杨波, 肖有田主编.
—长沙: 中南大学出版社, 2022.9(2024.1重印)
ISBN 978-7-5487-5061-1

Ⅰ. ①护… Ⅱ. ①欧… ②杨… ③肖… Ⅲ. ①护理学
—手册 Ⅳ. ①R47-62

中国版本图书馆 CIP 数据核字(2022)第 149513 号

护理临床思维实训手册
HULI LINCHUANG SIWEI SHIXUN SHOUCE
欧尽南　杨波　肖有田　主编

□出 版 人	林绵优	
□策划编辑	潘庆琳	
□责任编辑	谢新元	
□责任印制	唐　曦	
□出版发行	中南大学出版社	
	社址: 长沙市麓山南路	邮编: 410083
	发行科电话: 0731-88876770	传真: 0731-88710482
□印　　装	长沙雅鑫印务有限公司	

□开　　本	889 mm×1194 mm 1/16	□印张 21.25	□字数 650 千字
□版　　次	2022 年 9 月第 1 版	□印次 2024 年 1 月第 2 次印刷	
□书　　号	ISBN 978-7-5487-5061-1		
□定　　价	68.00 元		

图书出现印装问题, 请与经销商调换